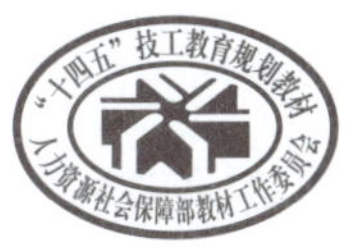

技工院校工学一体化课程教学资源
技工院校中药专业工学一体化教材

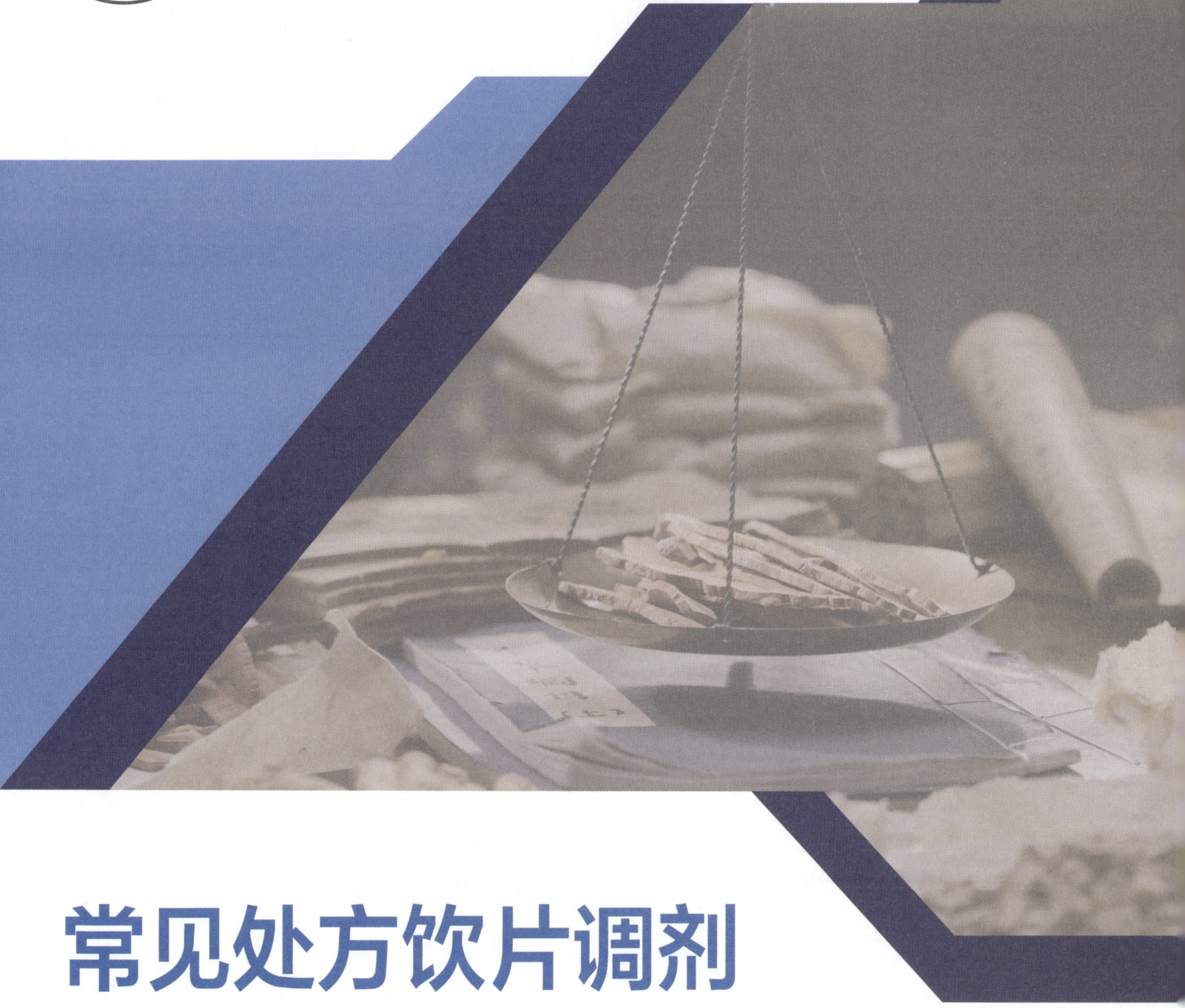

常见处方饮片调剂

信息页

主编◎张晓军

中国劳动社会保障出版社

简介

本书为技工院校中药专业“常见处方饮片调剂”工学一体化课程的信息页，依据《中药专业国家技能人才培养工学一体化课程标准》编写，供各地技工院校开展工学一体化教学使用。

图书在版编目（CIP）数据

常见处方饮片调剂信息页 / 张晓军主编 . -- 北京 : 中国劳动社会保障出版社，2025. -- ISBN 978-7-5167-7009-2

Ⅰ. R283

中国国家版本馆 CIP 数据核字第 2025P8S406 号

常见处方饮片调剂信息页

CHANGJIAN CHUFANG YINPIAN TIAOJI XINXI YE

中国劳动社会保障出版社出版发行

（北京市惠新东街 1 号　邮政编码：100029）

*

北京市艺辉印刷有限公司印刷装订　新华书店经销

880 毫米 ×1230 毫米　16 开本　15.25 印张　371 千字

2025 年 8 月第 1 版　2026 年 2 月第 3 次印刷

定价：39.00 元

营销中心电话：400-606-6496

出版社网址：https://www.class.com.cn

技工院校工学一体化课程教学资源
技工院校中药专业工学一体化教材

开发院校

牵头院校：杭州第一技师学院

参与院校：河南医药健康技师学院　山东医药技师学院
江西省医药技师学院　苏州市电子信息技师学院

指导专家

张晓梅　胡青玲　蒋玲霞

本书编审人员

主　　编：张晓军

副 主 编：张　晶　费　娜　胡　杰

参　　编：丁晓娟　刘　燕　刘子越　汤　丽　李　键　吴旭萍
辛艳梅　邵淑媛　罗玲英　郝　晶　焦文静

主　　审：季火英

序

技工教育的本质是就业教育，其最显著的特征是职业性，其最好的培养模式就是“在工作中学习、在学习中工作”。培育大批高技能人才，既要适应新一轮科技革命和产业变革的需要，也要遵循技能人才成长发展规律，创新技能人才培养方式。推进工学一体化技能人才培养模式改革是推进校企融合、提质培优的重要途径，是技工院校服务制造业和实体经济发展的务实举措。

2009 年，人力资源社会保障部办公厅印发了《技工院校一体化课程教学改革试点工作方案》，分三批在部分技工院校试点开展工学一体化课程教学改革工作，到 2021 年已经覆盖 31 个专业 191 所部级试点院校。经过十多年的发展，理念得到认同、试点不断扩大、学生学习兴趣明显提高，取得了显著成效。2022 年 3 月，人力资源社会保障部印发《推进技工院校工学一体化技能人才培养模式实施方案》，提出在全国技工院校大力推进工学一体化技能人才培养模式，实现百个专业、千所院校、万名教师的“百千万”工作目标，以促进技工院校人才培养模式变革、提升技能人才培养质量、带动形成技工院校改革创新新局面。

新一轮工学一体化课程教学改革开展聚焦“课程标准”“课程资源”“教师培养”三项重点工作，为持续推进技工院校工学一体化技能人才培养模式实施奠定了坚实基础。印发《〈国家技能人才培养工学一体化课程标准〉开发技术规程》，出版《工学一体化课程开发指导手册》，分三阶段指引完成 103 个专业国家技能人才培养工学一体化课程标准与课程设置方案开发；编制《工学一体化课程教学资源开发指南》，开发第一批 14 个专业 37 门课程工学一体化课程教学资源；印发《技工院校工学一体化教师培训标准》，出版《工学一体化教师培训指导手册》，依托工学一体化教师培训基地培育师资队伍；印发《技工院校工学一体化课堂、课程、专业、院校建设标准》，出版《工学一体化课程教学实施指导手册》，指引 1 000 所技工院校对标开展工学一体化优质课堂、精品课程、示范专业、骨干院校的建设工作，实现以评促建的目标。

教材建设是教学改革成果固化的重要载体。本次工学一体化课程教学资源按照工作逻辑呈现实践、理论知识和素养，遵循工作过程六步法，从工作向“工作 + 学习”融合，通过引导问题层层递进，实现“输入—内化—输出—考核”的学习闭环，突出学生心智技能和思维的培养，强调学生个人成长的积累。近年来，通过指导专家、几百位试点院校的骨干教师以及编辑团队共同努力，产出了教学指导用书、工作页及答案、信息页及数字资源等形式的系列教材学材，以满足技工院校的教学使用需求。

本系列教材及配套资源的出版，不仅是对本轮技工院校工学一体化技能人才培养模式改革工作的阶段性总结，也是打通从课程标准到课堂实施最后一公里的全新尝试，意义深远。希望全国技工院校将推行工学一体化技能人才培养模式作为创新人才培养模式、提高人才培养质量的重要抓手，为加快培养具有良好工作思维与习惯、自主学习意识与能力、精湛专业技艺与技能的复合型技能人才作出新的更大贡献！

技工教育和职业培训教学指导委员会

2025 年 4 月

目　录

第一章 常见处方的接收与审核

处方的接收与审核是调剂工作的第一个关键环节，是确保用药安全、有效的药学服务措施，是阻断用药安全隐患最重要的一道防线，主要包括合法性、规范性和用药适宜性审核。中药调剂员不仅要对执业医师所开处方负责，更要对患者的用药安全有效负责，因此对处方所写各项内容必须详细审阅，在审核过程中如果发现问题应及时解决，只有确认处方书写清楚、完整、准确，才能进行计价和调配工作，避免发生差错。

第1节　接 收 处 方

一、中药处方的概念、意义以及处方的类型、格式

（一）中药处方的概念和意义

1. 中药处方的概念

处方是指由注册的执业医师在诊疗活动中为患者开具的，由取得药学专业技术职务任职资格的药学专业技术人员审核、调配、核对，并作为患者用药凭证的医疗文书。处方包括医疗机构病区用药医嘱单。

中药处方一般包括中成药（含医疗机构中药制剂）处方和中药饮片处方。中成药和西药可以分别开具处方，也可以开具一张处方，中药饮片应当单独开具处方。相较于西药处方，中药饮片处方的书写有着较为明显的特色，一般应当按照“君、臣、佐、使”的顺序排列；调剂、煎煮的特殊要求注明在药品右上方，并加括号，如布包、先煎、后下等；对饮片的产地、炮制有特殊要求的，应当在药品名称之前写明。本书后文所提“处方”（未明确标明西药处方或中成药处方的）专指中药饮片处方。

2. 处方的意义

处方是药学专业技术人员为患者调配、发药的凭据，是处方开具者与处方调配者之间的书面依据，具有法律、技术和经济上的意义。

（1）法律性

执业医师具有诊断权和处方权，但无处方调配权。执业药师具有审核、调配处方权，但无诊断权和处方权。因开具处方不正确所造成的医疗差错或事故，由有关执业医师承担相应的法律责任。因调配处方不正确所造成的医疗差错或事故，由有关执业药师承担相应的法律责任。处方是用药和发药凭

证，是追究责任人的有效凭证。

（2）技术性

开具和调配处方需要很强的专业技术，需由经资格认定的专业技术人员进行。经注册的执业医师具有独立的处方权，执业助理医师在特定条件下也具备处方权，均可以为患者开具处方；而处方的调配必须由具备资质的药学专业技术人员进行。

（3）经济性

处方是药房药品消耗及药品经济收入结账的凭证和原始依据，也是患者用药的真实凭证。

（二）处方的类型

根据不同时期或处方正文内容的来源不同，处方分为古方、经方、时方、法定处方、协定处方、单方和验方（偏方）、秘方和医师处方八类。

1. 古方

古方泛指古医籍中所记载的处方。

2. 经方

经方是指《伤寒论》《金匮要略》《黄帝内经》等经典著作中所记载的处方。

3. 时方

时方泛指从清代至今出现的处方。

4. 法定处方

法定处方是指《中华人民共和国药典》及局颁标准、部颁标准中所收载的处方，具有法律约束力。

5. 协定处方

协定处方是指由药师和医师根据临床需要协商，经药事管理委员会批准所制定的处方。协定处方药剂的制备须经上级主管部门批准，并只限于在本单位使用，可大量配制成制剂，既可缩短患者取药等候的时间，还可减少忙乱造成的差错，提高工作效率，保证配方质量。

6. 单方和验方（偏方）

单方是指用单味药或简单的药味组成的方剂。验方（偏方）是指民间积累的经验处方，简单有效。

7. 秘方

秘方是指有一定的独特疗效，但秘而不传的处方。

8. 医师处方

医师处方是指执业医师根据辨证论治临时拟定的处方。

（三）处方的格式

处方由处方前记、处方正文和处方后记三部分组成。

1. 处方前记

处方前记也称处方的自然项目。包括医院名称、费别、患者姓名、性别、年龄、门诊或住院病历号、科别或病区和床位号、临床诊断、开具日期等。可添列特殊要求的项目。

2. 处方正文

处方正文是处方的主要部分，以 Rp 或 R（拉丁文 Recipe“请取”的缩写）标识。汤剂的处方正文包括中药饮片名称、剂量、剂数、用法用量及脚注。中成药的处方正文包括药品名称、剂型、规格、数量和用法用量。

3. 处方后记

处方后记包括执业医师签名、药品金额以及审核、调配、复核、发药人员签名或者加盖专用签章。

（四）电子处方的要求

执业医师利用计算机开具、传递普通处方时，应当同时打印出纸质处方，其格式与手写处方一致。打印的纸质处方经签名或者加盖签章后有效。中药调剂员核发药品时，应当核对打印的纸质处方，无误后发给药品，并将打印的纸质处方与计算机传递处方同时留存备查。

执业医师在手写处方时，根据个人习惯，在处方剂数的书写方式上，可能会使用汉字的大写，如壹、贰、叁、肆、伍、陆、柒、捌、玖、拾、零等。而在执业医师利用计算机开具电子处方时，处方剂数往往以阿拉伯数字表现方式居多。

二、常用法律法规概述

（一）《中华人民共和国药典》

《中华人民共和国药典》通常 5 年修订一次，现行版本为 2025 年版，由一部、二部、三部和四部构成，收载品种共计 6 385 种。一部收载中药 3 069 种；二部收载化学药 2 776 种；三部收载生物制品 153 种；四部收载药用辅料品种共计 387 种。本版药典收载通用技术要求共计 410 个，指导原则共计 72 个。对于中药饮片调剂的工作内容来说，最常参考的是一部的内容。常用电子查阅途径为《中华人民共和国药典》（2025 年版在线），网址为 https://ydz.chp.org.cn。

（二）《处方管理办法》

《处方管理办法》（以下简称《办法》）是为规范处方管理，提高处方质量，促进合理用药，保障医疗安全，根据《执业医师法》《中华人民共和国药品管理法》《医疗机构管理条例》《麻醉药品和精神药品管理条例》等有关法律、法规制定。现行《办法》分为总则、处方管理的一般规定、处方权的获得、处方的开具、处方的调剂、监督管理、法律责任、附则，共八章63条，于2006年11月27日经中华人民共和国卫生部部务会议讨论通过，2007年2月14日发布，2007年5月1日起施行。对于中药饮片调剂的工作内容来说，最常参考的是其中的“处方管理的一般规定”内容（《办法》第二章）和“处方的调剂”内容（《办法》第五章）。

（三）《中华人民共和国药品管理法》

现行版本为2019年版，本法规定了药品研制和注册、生产、经营、使用和监督管理的基本原则、制度和责任，保证药品质量，保障公众用药安全和合法权益，保护和促进公众健康。

第2节　审 核 处 方

一、处方审核的要点

处方审核是保证患者安全、有效、合理用药的第一关，要求从事处方审核的人员要有较全面的药学知识与技能。处方审核要具有执业药师以上专业技术职务任职资格的人员负责。经审核不合格的处方不能调配。

处方审核的要点包括并开药名、别名、重名、特殊处理品种、用药禁忌、毒性中药超剂量等的审核。

处方审核的主要内容有以下几点。

（一）处方的合法性

1. 执业医师必须具有处方权，并在处方权限内开具药品。没有中药饮片处方权的执业医师不得开具中药饮片处方。

2. 执业医师不得为本人开具处方。

3. 每张处方只限开一名患者所需的药品。

4. 处方当日有效。特殊情况下，由开具处方的执业医师注明有效期限，但最长不得超过3天。过期处方不予调配。要告知患者处方已过期，需找原执业医师更改日期，并重新签字后方可调配。

审核不规范处方或不能判定其合法性的处方不予调配。

（二）处方书写的规范性

1. 处方前记

执业医师填写要完整无缺，规范正确，字迹清楚。否则为不合格处方，不予调配，应退还执业医师更正。

（1）患者姓名要填写全名，且必须是患者的真实姓名。忌用张氏、李氏等简写、缩写。

（2）执业医师必须填写性别项，否则对妇女用药的特殊性（如妊娠期、哺乳期、月经期等）往往被忽略，容易导致不良后果。

（3）年龄要写实足年龄，勿用“成人”“成”“小儿”“老人”等模糊年龄。特别是婴幼儿要写实足月龄、日龄，必要时要注明婴幼儿体重，以便于执业药师审方。

（4）除特殊情况外必须注明临床诊断，以便于执业药师审核处方。

2. 处方正文

（1）中成药、中药饮片要分别开具处方。

（2）中成药处方每一种药品须另起一行，每张处方不得超过五种药品。中药饮片处方的书写要按君、臣、佐、使的顺序书写。对中药饮片调配、煎煮有特殊要求的要在药名的右上方加括号注明，如包煎、先煎、后下等。对中药饮片产地、质地、炮制等有特殊要求的写在药名之前，如杭白芍、明天麻、酒黄连等。

（3）开具处方的空白处应画一斜线，以示处方开具完毕。

（4）药品名称应当使用规范的中文名称书写，没有中文名称的可以使用规范的英文名称书写；执业医师、执业药师不得自行编制药品缩写名称或者使用代号；凡不规范药名需退回执业医师处进行更正。

（5）药品剂量与数量用阿拉伯数字书写。剂量应当使用法定剂量单位，如中药饮片以克（g）为单位，紧随数量之后。中药饮片剂数应以“剂”为单位。

3. 处方后记

执业医师的签名式样和专用签章应当与在院内药学部门留样备查的式样相一致。执业医师签名要完整，字迹应清楚。否则为不合格处方，不予调配，应退回执业医师更正。

4. 其他

医院处方现多为电脑打印，如果手写处方，必须用钢笔、不褪色的碳素笔或毛笔书写。处方不得涂改，确实需要修改的，应当在修改处签名并注明修改日期，中药调剂员方可调配。

（三）处方用药的合理性

1. 处方限量应符合有关规定，特别是毒性中药的剂量要严格审核。对于毒性中药超剂量的处方，应当拒绝调配；必要时，经执业医师更正或者重新签字，方可调配。

2. 重复用药。中药饮片处方常有并开药名、别名等情况，有时会导致重复用药现象，应认真审核。例如，处方开二术（苍术、白术）、白术，即白术重复用药；处方开益母草、坤草（益母草别名），即益母草重复用药。

3. 药物配伍禁忌和不合理用药的审核。主要是审查“十八反”“十九畏”、妊娠禁忌及证候禁忌。对有配伍禁忌或者妊娠禁忌、证候禁忌的处方，应当拒绝调配；必要时，经执业医师更正或者重新签字后，方可调配。

4. 对特殊管理药品，按相关管理办法执行。

5. 处方用药必须与临床诊断相符合。

6. 对处方所列药品或短缺品种不得擅自更改或者代用，需与执业医师确认后再行调配。

（四）签名

审核合格后，审核人员在处方后记“审核”处签名，以示负责。执业药师审核处方后，认为存在安全问题时，应告知执业医师，请其确认修改或重新开具处方，并记录在处方调剂问题专用记录表上，经办执业药师应当签名，同时注明时间。

目前，大多数医院已采用电子处方系统，具有处方开具及审核功能。执业医师在电脑上开具的处方，“处方审核”系统会自动审核，并传到药房由执业药师网上审核，审核通过后，执业医师才能打印出处方，同时处方传到收费处，并自动计价。审核不合格的处方将被拦截，处方不能打印。所以，患者在执业医师处拿到的处方都是经过审核合格的处方，患者（或取药人）可直接拿处方到收费处缴费，无须到药房审方。

二、中药处方应付

（一）中药饮片处方的常用术语

执业医师为了表达用药意图和要求，在中药处方中常用不同的术语，对中药饮片的产地、炮制、质量、调剂和煎煮等特殊要求加以注明。

1. 与药名有关的术语

（1）炮制类

炒白术、蜜炙甘草、盐附子、煅龙骨等。

（2）修治类

山茱萸去核、远志去心、巴豆去油等。

（3）产地类

怀山药、杭白菊、杭白芍、广藿香等。

（4）品质类

落水沉香、明天麻、浮水青黛等。

（5）采时、新陈类

绵茵陈、冬桑叶、鲜芦根、鲜茅根等。

（6）颜色、气味类

紫丹参、红茜草、香白芷、苦杏仁等。

2. 与调剂有关的术语

（1）中药调剂

中药调剂是指在中医基础理论的指导下，根据执业医师处方，将中药饮片或中成药调配给患者使用的一项专业操作技术。

（2）脚注

脚注是指执业医师在处方中某味药的右上角加的注解，又称旁注。脚注是执业医师对处方中某味中药的煎煮方法或用法提出的特殊要求，指示中药调剂员在调配时要采用特定的处理方法。脚注属于特殊医嘱，一般包括制法、煎法、服法等内容。要求特殊煎服的常见脚注主要有先煎、后下、包煎、另煎、冲服、烊化等；要求临时加工的脚注主要有碾碎、捣碎等；另外还有单包、配方用等脚注。脚注应写在药名右上方，并加括号，如砂仁（后下）、石决明（先煎）、阿胶（烊化）等。中药调剂员要按执业医师注明的要求，认真执行医嘱。

（二）处方炮制品应付常规

由于中药调剂应付在全国缺乏统一的规定，2009 年 3 月国家中医药管理局下发了《关于中药饮片处方用名和调剂给付有关问题的通知》。通知要求各医疗机构应当执行本省（区、市）的中药饮片处方用名和处方给付（炮制品应付）的相关规定；没有统一规定的，各医疗机构应当制定本单位中药饮片处方用名与调剂给付规定；制定中药饮片处方用名与调剂给付规定应符合国家有关标准和中医药理论。所以处方应付的统一有待于逐步规范化。

现将具有多地共识的处方应付（炮制品应付）常规介绍如下。

1. 常见的处方应付实例

（1）处方写药名（或炒）即付清炒品

主要有紫苏子、莱菔子、谷芽、麦芽、苦杏仁、桃仁、山楂、王不留行、酸枣仁、苍耳子、牛蒡子、决明子、牵牛子、鸡内金（或砂烫）等。

（2）处方写药名（或炒）即付麸炒品

主要有僵蚕、白术、枳壳、枳实、苍术、神曲等。

（3）处方写药名（或炙）即付烫制品

砂烫的品种主要有龟甲（醋淬）、鳖甲（醋淬）、狗脊、骨碎补、马钱子等。滑石粉烫的品种主要有水蛭等。

（4）处方写药名（或炙）即付蜜炙品

主要有罂粟壳、枇杷叶、马兜铃、桑白皮、槐角等。

（5）处方写药名（或炙）即付酒炙品

主要有肉苁蓉、女贞子、山茱萸、熟大黄、黄精、乌梢蛇、蕲蛇等。

（6）处方写药名（或炙）即付醋炙品

主要有乳香、没药、延胡索、莪术、青皮、香附、甘遂、芫花、京大戟、商陆、五味子等。

（7）处方写药名（或炙）即付盐炙品

主要有补骨脂、小茴香、车前子、益智、杜仲等。

（8）处方写药名（或煅）即付煅制品

主要有龙骨、珍珠母、磁石、赭石、自然铜等。

（9）处方写药名即付炭制品

主要有艾叶、炮姜、地榆、蒲黄、棕榈、侧柏叶等。

（10）处方写药名即付炮制品

主要有川乌、草乌、附子、半夏、天南星、吴茱萸、何首乌、远志、厚朴、淫羊藿、肉豆蔻、斑蝥、蟾酥、硫黄、藤黄等。

2. 处方注明炮制要求的，按要求调配

（1）处方药名写炙，应调配蜜炙品

主要有炙麻黄、炙甘草、炙黄芪、炙紫菀、炙款冬花、炙百部、炙前胡、炙白前、炙百合、炙桑叶等。

（2）处方药名注焦，应调配炒焦品

主要有焦麦芽、焦山楂、焦栀子、焦神曲、焦槟榔、焦白术、焦苍术等。

（3）处方药名注酒炙，应调配酒炙品

主要有酒大黄、酒黄芩、酒黄柏、酒白芍、酒当归、酒川芎等。

（4）处方药名注醋炙，应调配醋炙品

主要有醋大黄、醋柴胡、醋当归、醋白芍、醋川芎等。

（三）正名和常见别名应付

1. 正名

正名是中药的规范化名称，以《中华人民共和国药典》（现行版）为标准，或以地方药品标准或炮制规范为依据。一药一名，一般都是最为习惯、最具代表性的名称，大多有一定的来历和解释，如大黄、金银花、黄连、防风等。

2. 别名

别名，即正名以外的名称。由于历史原因，许多中药除正名外，还有一至几个别名。中药别名一般也有一定的来历和解释，具有较为广泛的共识。如黄连的别名有川连、味连、鸡爪连等；金银花的别名有二花、双花、忍冬花等。

中药历史悠久，品种繁多，中药名称是在长期的历史实践过程中沉积而得，由于地域差异、历史沿袭、书写习惯等多种原因，常出现同物异名、同名异物、名称相似等现象。为了保证安全正确用药，《处方管理办法》规定，药品名称应当使用规范的中文名称书写。《中华人民共和国药典》（现行版）收载的药名为规范化名称，即正名。但是，由于历史原因，有些老中医已经用惯了某些别名，所以，中药调剂员除必须掌握中药的正名外，还应掌握中药常用别名，做到正确的处方应付。常见处方正名和别名应付表见表1–2–1。

表1–2–1 常见处方正名和别名应付表

正名	别名	正名	别名
防风	口防风、软防风、屏风	郁金	玉金、川郁金、广郁金、黑郁金、黄郁金
葛根	柴葛、野葛	牛膝	怀牛膝

续表

正名	别名	正名	别名
知母	肥知母、毛知母、知母肉	北沙参	辽沙参、莱阳沙参、东沙参
芦根	苇根	南沙参	泡参、空沙参
白茅根	茅根、二茅根	延胡索	元胡、元胡索、玄胡索
黄连	味连、川连、川黄连、雅连、云连	山药	怀山药、淮山药
玄参	元参、黑参	川贝母	川贝、松贝、炉贝
白芷	香白芷、杭白芷、川白芷	浙贝母	大贝、象贝、元宝贝
柴胡	北柴胡、南柴胡、硬柴胡、软柴胡	三棱	荆三棱
天花粉	花粉、瓜蒌根、栝楼根	大黄	将军、川军、生军、锦纹
山豆根	广豆根、南豆根	香附	香附子、莎草根
黄芩	枯芩、条芩、子芩、片芩	麦冬	麦门冬、寸冬、杭麦冬、杭寸冬
丹参	紫丹参、赤参	天冬	天门冬
甘草	粉甘草、国老	罂粟壳	米壳
白芍	杭白芍	紫苏叶	苏叶
续断	川断、川续断、接骨草	紫苏梗	苏梗
防己	粉防己、汉防己	紫苏子	苏子、黑苏子
苍术	茅苍术	桑椹	黑桑椹
细辛	北细辛、辽细辛	桑叶	冬桑叶、霜桑叶
茜草	红茜草、茜草根、活血丹、血见愁、地血	桑枝	嫩桑枝
独活	川独活、香独活	菊花	白菊花、黄菊花、甘菊花、杭菊、滁菊、贡菊、亳菊
大血藤	红藤、血藤、活血藤	野菊花	苦薏
首乌藤	夜交藤	辛夷	辛夷花、木笔花、望春花、毛辛夷
忍冬藤	金银藤、银花藤	金银花	忍冬花、双花、二花、银花
火麻仁	麻子仁、麻仁、大麻仁	西红花	番红花、藏红花
陈皮	橘皮、广橘皮、新会皮、广陈皮	红花	草红花
砂仁	缩砂仁、缩砂、广砂仁、阳春砂、春砂仁、西砂仁	荆芥	荆芥咀、假苏
豆蔻	白豆蔻、白蔻仁、蔻仁、紫豆蔻、紫蔻仁	鱼腥草	蕺菜
草豆蔻	草蔻	蒲公英	公英、黄花地丁

续表

正名	别名	正名	别名
肉豆蔻	肉蔻、肉果、玉果	广藿香	藿香
川楝子	金铃子	益母草	坤草
吴茱萸	吴萸	淫羊藿	仙灵脾
槟榔	大腹子、海南子	肉苁蓉	大芸
沙苑子	潼蒺藜、沙苑蒺藜	墨旱莲	旱莲草
山茱萸	山萸肉、萸肉、枣皮	黄柏	川黄柏
牵牛子	黑丑、白丑、黑白丑、二丑	牡丹皮	丹皮、粉丹皮
苦杏仁	杏仁	桑白皮	桑皮
牛蒡子	大力子、牛子	土鳖虫	地鳖虫、土元、蟅虫
决明子	草决明	海螵蛸	乌贼骨
酸枣仁	枣仁	全蝎	全虫
薏苡仁	薏仁、苡仁、苡米	蝉蜕	蝉衣
补骨脂	破故纸	芒硝	朴硝、皮硝、牙硝
五味子	辽五味子、北五味子、五梅子	玄明粉	元明粉、风化硝
瓜蒌	全瓜蒌、栝楼	赭石	代赭石
栀子	山栀子、山栀	茯苓	云茯苓、云苓、白茯苓、赤茯苓
莱菔子	萝卜子	天竺黄	竺黄

（四）常见并开药名应付

并开药名，又称一名多药，是将 2～4 种经常配伍使用的中药名称缩写在一起而成的药名。如二术（白术、苍术）、苏子叶（紫苏子、紫苏叶）、焦三仙（焦山楂、焦麦芽、焦神曲）等。并开药的剂量有两种表示方法，如果在并开药名后直接写剂量，该剂量表示并开药的总剂量，各单味药的剂量为总剂量的平均值。如二术 30 g，表示白术和苍术总量 30 g，二药剂量均分，即白术 15 g、苍术 15 g；焦三仙 30 g，表示焦山楂、焦麦芽、焦神曲三药的总量是 30 g，三药剂量均分，即焦山楂 10 g、焦麦芽 10 g、焦神曲 10 g。如果在剂量前加“各”字，该剂量表示并开药中各药的剂量。如二术各 20 g，表示白术、苍术各 20 g，即白术 20 g、苍术 20 g。

中药调剂员应掌握常用中药饮片并开药名，在审方时注意查看处方中有无并开药名，并根据处方书写准确计价与调配。常见中药并开药名应付表见表 1-2-2。

表 1-2-2　常见中药并开药名应付表

处方药名	调配应付	处方药名	调配应付
二冬	麦冬、天冬	苏子叶	紫苏子、紫苏叶
二门冬	麦冬、天冬	金银花藤	金银花、忍冬藤
二术	麸炒苍术、麸炒白术	忍冬花藤	金银花、忍冬藤
二母	知母、贝母	荆防	荆芥、防风
二芍	赤芍、白芍	知柏	知母、黄柏
二地	生地黄、熟地黄	炒知柏	盐知母、盐黄柏
二活	羌活、独活	盐知柏	盐知母、盐黄柏
二乌	制川乌、制草乌	青陈皮	青皮、陈皮
二地丁	紫花地丁、蒲公英	谷麦芽	炒谷芽、炒麦芽
二决明	生石决明、决明子	龙牡	煅龙骨、煅牡蛎
二苓	茯苓、猪苓	桃杏仁	桃仁、杏仁
生熟地	生地黄、熟地黄	猪茯苓	猪苓、茯苓
生熟麦芽	生麦芽、炒麦芽	棱术	三棱、莪术
生龙牡	生龙骨、生牡蛎	乳没	醋乳香、醋没药
生熟枣仁	生酸枣仁、炒酸枣仁	芦茅根	芦根、茅根
生熟薏米	生薏苡仁、麸炒薏苡仁	腹皮子	大腹皮、槟榔
苍白术	苍术、白术	冬瓜皮子	冬瓜皮、冬瓜子
赤白芍	赤芍、白芍	全紫苏	紫苏子、紫苏梗、紫苏叶
羌独活	羌活、独活	炒三仙	炒山楂、炒麦芽、炒六神曲
砂蔻仁	砂仁、蔻仁（白豆蔻）	焦三仙	焦山楂、焦麦芽、焦神曲
全荆芥	荆芥、荆芥穗	焦四仙	焦山楂、焦麦芽、焦神曲、焦槟榔

三、中药处方的组成与应用

（一）中药组方原则

中药组方的原则是在中医药理论指导下，执业医师根据患者病情需要，在辨证论治的基础上，选择适宜的药物和剂量，将其配伍组织成方，包括君、臣、佐、使四个部分。中药组方原则源于《素问·至真要大论篇》，主病之谓君，佐君之谓臣，应臣之谓使，即以封建朝廷中的等级君、臣、佐、使来说明组方中药物配伍的主次关系。

1. 君药

君药即主药或主治药，是针对主病或主症起主要治疗作用的药物，也是组方中不可缺少且药力居首的药物。

2. 臣药

臣药即辅药或辅助药。一是辅助君药加强治疗主病或主证作用的药物；二是针对兼病或兼证起治疗作用的药物。其药力小于君药。

3. 佐药

佐药有三种意义。一是佐助药，能协助君、臣药以加强治疗作用，或直接治疗次要兼证的药物；二是佐制药，即制约君、臣药的峻烈之性，或用以消除或减缓君、臣药毒性的药物；三是反佐药，即根据病情需要，配伍少量与君药性味或作用相反而又能在治疗中起相成作用的药物。其药力小于臣药，一般用量较轻。

4. 使药

使药有两种意义。一是引经药，即能引组方中诸药直达病所，起导向作用的药物；二是调和药，即具有调和诸药作用的药物。其药力较小，用量亦轻。

方剂中药物的君、臣、佐、使，主要根据药物所起的作用而定。每一方剂中君、臣、佐、使药是否齐全及具体药味的多少，须根据病情和治疗需要，以及所选药物的功效来决定，如病情比较单纯，用一两味药即可奏效。一般而言，每个方剂中君药是不可或缺的，而臣、佐、使药三者则不一定均有，如独参汤，仅人参一味君药。而有些方剂的君药或臣药本身就兼具佐、使药的作用。

（二）常见处方的组成与应用

1. 加减六味地黄丸处方的组成与应用

加减六味地黄丸

【组成】熟地黄 24 g，山茱萸 12 g，山药 12 g，牡丹皮 9 g，泽泻 9 g，茯苓 9 g。

【功效】滋阴补肾。

【主治】肾阴虚证。用于肾阴亏损，头晕耳鸣，腰膝酸软，骨蒸潮热，盗汗遗精，消渴。

【方解】方中重用熟地黄滋阴补肾，填精益髓，为君药。山茱萸补益肝肾，并能涩精；山药补益脾阴，亦补肾固精，共为臣药。三药相配，肾肝脾三阴并补，谓之“三补”。凡补肾之法，必当泻其“浊”方可存其“清”，而使阴精得补。且肾为水火之宅，肾虚则水泛，阴虚而火动。故以泽泻利水渗湿而泄肾浊，并能减熟地黄之滋腻；茯苓淡渗脾湿，助山药之健运，与泽泻共泄肾浊；牡丹皮清泻相火，并制山茱萸之温涩。三药合用，谓之“三泻”，共为佐药。六药合用，三补三泻，补中有泻，寓泻于补，相辅相成，补大于泻，诸药合用，共奏滋补肝肾之效。

2. 加减四物汤处方的组成与应用

加减四物汤

【组成】熟地黄 12 g，当归 9 g，白芍 9 g，川芎 6 g。

【功效】补血调血。

【主治】冲任虚损，月水不调，少腹疼痛，崩中漏下；血瘕块硬，时发疼痛；妊娠胎动不安，血下不止；产后恶露不下，结生瘕聚，少腹坚痛，时作寒热；面色萎黄，唇爪无华，舌质淡，脉弦细或细涩。

【方解】本方证为营血亏虚，血行不畅所致。血虚无以养心，则心悸失眠；无以上荣，则头晕目眩，面色无华；肝血不足，冲任亏虚，则月经不调，量少或经闭；血行虚滞，不通则痛，故脐腹作痛。君药熟地黄甘温，养血滋阴。臣药当归辛甘温，补血活血，调经止痛。佐药白芍养血柔肝止痛；川芎活血行气，调畅气血。方中地、芍与归、芎相配，则补血而不滞血，活血而不伤血，温而不燥，滋而不腻。共奏补血、活血之功。

3. 加减保和丸处方的组成与应用

加减保和丸

【组成】炒三仙 30 g，竹茹 5 g，茯苓 9 g，陈皮 3 g，连翘 3 g，炒莱菔子 3 g。

【功效】消食，导滞，和胃。

【主治】食滞胃脘证。用于食积停滞，脘腹胀满，嗳腐吞酸，不欲饮食。

【方解】本方证为饮食不节，暴饮暴食，食滞胃脘所致。暴饮暴食，脾运不良，食滞内阻，则脘腹痞满胀痛，嗳腐吞酸，恶食呕逆，大便泄泻。君药炒山楂酸甘性温，消一切饮食积滞，长于消肉食油腻之积。

炒六神曲辛甘性温，善于健胃消食，能化酒食陈腐所导致的积滞；炒莱菔子辛甘而平，可消食除胀，善于消麦面痰气所导致的积滞；炒麦芽行气消食、健脾开胃，三者共为臣药，配伍使用能消除各种饮食积滞。

并佐以竹茹、陈皮以健胃消食、行气化滞、和胃止呕；茯苓发挥健脾利湿，和中止泻的功效。且食积易于化热，故又佐之以连翘，其味苦微寒，既能散结以助消积，又可清解食积所生之热。诸药合用，使食积得化，脾胃调和，热清湿去，共奏消食、导滞、和胃之效。

4. 加减桂枝汤处方的组成与应用

加减桂枝汤

【组成】桂枝 9 g，芍药 9 g，甘草 6 g，生姜 9 g，大枣 6 g。

【功效】解肌发表，调和营卫。

【主治】外感风寒表虚证。头痛发热，汗出恶风，鼻鸣干呕，苔白不渴，脉浮缓或浮弱者。

【方解】本方证为风寒伤人肌表，腠理不固，卫气外泄，营阴不得内守，肺胃失和所致。治疗以解肌发表调和营卫为主。本方证属表虚，腠理不固，且卫强营弱，所以既用桂枝为君药，解肌发表，散外感风寒，又用芍药为臣药，益阴敛营。桂、芍相合，一治卫强，一治营弱，合则调和营卫，是相须为用。生姜辛温，既助桂枝解肌，又能暖胃止呕。大枣甘平，既能益气补中，又能滋脾生津。姜、枣相合，还可以升腾脾胃生发之气而调和营卫，所以并为佐药。炙甘草之用有二：一为佐药，益气和中，合桂枝以解肌，合芍药以益阴；一为使药，调和诸药。所以本方虽只有五味药，但配伍严谨，散中有补，正如柯琴在《伤寒论附翼》中赞桂枝汤，为仲景群方之魁，乃滋阴和阳，调和营卫，解肌发汗之总方也。

5. 加减银翘散处方的组成与应用

加减银翘散

【组成】金银花 10 g，连翘 10 g，桔梗 5 g，薄荷 5 g，淡豆豉 6 g，淡竹叶 6 g，牛蒡子 10 g，荆芥 2 g，芦根 15 g，浮萍 6 g，甘草 2 g。

【功效】辛凉透表，清热解毒。

【主治】温病初起，症见发热，微恶风寒，无汗或有汗不畅，头痛口渴，咳嗽咽痛，舌尖红，苔薄白或薄黄，脉浮数。

【方解】方中金银花、连翘清热解毒，疏散风热，芳香辟秽，为君药。薄荷、牛蒡子疏散风热，清利头目，解毒利咽；荆芥、淡豆豉解表散邪，四者俱为臣药。芦根、竹叶清热生津；桔梗开宣肺气而止咳利咽，浮萍宣散风热同为佐药。甘草调和药性，护胃安中，又合桔梗利咽止咳，为佐使药。诸药共奏辛凉解表、清热解毒之功。

附：四君子汤处方的组成与应用

四 君 子 汤

《太平惠民和剂局方》

【组成】人参 9 g，白术 9 g，茯苓 9 g，炙甘草 6 g。

【功效】益气健脾。

【主治】脾胃气虚证。面色萎白，语声低微，气短乏力，食少便溏，舌淡苔白，脉虚弱。

【方解】四君子汤证由脾胃气虚，运化乏力所致。脾胃为后天之本，气血生化之源，脾胃气虚，运化失常，则饮食减少，大便溏薄；脾虚化源不足，脏腑组织器官失养，则面色萎白，语声低微；脾主肌肉，脾胃气虚，四肢肌肉无所禀受，故四肢乏力；舌淡苔白，脉虚弱皆为气虚之象。治宜补益脾胃之气，以复其运化受纳之功。方中人参大补元气，健脾养胃，为君药。脾喜燥恶湿，脾虚不运，则易生湿，故用甘苦温的白术，健脾燥湿以助运化，为臣药。茯苓渗湿健脾，为佐药。炙甘草补气和中，调和诸药，为使药。四药配伍，共奏益气健脾之功。

四、常见脚注术语及特殊处理方法

（一）先煎

先煎是指入汤剂的一些中药饮片需在未入其他药前，先行煎煮。目的是增加中药饮片的溶出度，降低或缓解中药饮片的毒性。

1. 贝壳类、矿物类、动物角甲类等

（1）贝壳类

生海蛤壳、生珍珠母、生瓦楞子、生紫贝齿、生牡蛎、生石决明等。

（2）矿物类

生赭石、生龙骨、生龙齿、生磁石、生石膏、生紫石英、生寒水石、生自然铜、青礞石、花蕊石等。

（3）动物角甲类

生龟甲、生鳖甲、穿山甲等。

因此类中药饮片质地坚硬，成分难以煎出，应打碎先煎，经武火煮沸后，改文火煎煮 20 ~ 30 min 后，投入其他浸泡好的中药饮片同煎。

2. 毒性中药饮片

有些毒性中药饮片，如制川乌、制草乌、附子等，可经过先煎 0.5 ~ 2 h，以达到能降低或消除毒性的目的。如有毒成分为乌头碱的川乌和草乌，经过煎煮 0.5 ~ 2 h，乌头碱水解为乌头次碱，进一步水解为乌头原碱，从而大大降低了毒性。

（二）后下

后下是指在其他中药饮片快要煎好前才下，稍煎即可。中药饮片后下的目的是减少挥发性成分的损耗或防止有效成分被破坏。

1. 气味芳香、含挥发性成分的中药饮片，如薄荷、青蒿、鱼腥草、砂仁、豆蔻、降香、沉香等，煎煮时间不宜太久，以免有效成分散失，一般在其他中药饮片煎好前 5 ~ 10 min 加入共煎。

2. 久煎破坏有效成分的中药饮片，应在其他中药饮片煎好前 5 ~ 10 min 加入共煎，如苦杏仁、钩藤、徐长卿、番泻叶、大黄等。钩藤中的降压成分钩藤碱，煎煮 20 min 以上，成分易被破坏，降压效果减弱；苦杏仁含苦杏仁苷，久煎则水解一部分，产生氢氰酸而减弱止咳作用；大黄、番泻叶泻下成分久煎易被破坏。

（三）包煎

包煎是指将中药饮片装入专用包煎袋或用纱布包裹后，再与其他中药饮片同煎。

1. 富含绒毛的中药饮片宜包煎，以免脱落的绒毛混入药汁后刺激咽喉，引起咳嗽，如旋覆花、辛夷等。

2. 花粉等粉粒状中药饮片，宜包煎，避免漂浮于液面上，影响有效成分的煎出，如蒲黄、滑石粉、海金沙、六一散、蛤粉等。

3. 含黏液质、淀粉较多的中药饮片，在煎煮过程中容易煳锅底、焦化，宜包煎，如葶苈子、车前子等。

（四）另煎

1. 某些贵重中药饮片，为使其有效成分充分煎出及减少有效成分被其他药渣吸附引起的损失，需要先在另一容器中单独煎煮取汁，再将药渣并入其他群药中，最后将前后不同煎煮的药液混匀分服，如人参、红参、西洋参、西红花、冬虫夏草等。

2. 质地坚硬的贵重中药饮片，应先单独煎煮 2 ~ 3 h 取汁，再将药渣并入群药中同煎，最后将前后不同煎煮的药液混匀分服，如羚羊角片、水牛角片、鹿茸片、鹿角片等。

（五）烊化（溶化）

一些胶类、蜜膏类中药饮片，可使煎液黏稠而影响有效成分煎出或结底糊化，不宜与群药同煎，可采用烊化（溶化）的方法。即取其他群药煎液，将需烊化（溶化）的中药饮片放入其中，微火煎煮，同时不断搅拌，待药溶解即可。也可将此类药先置于其他容器内，加适量水或黄酒，隔水炖至溶化后，再与其他群药煎液混匀分服。烊化的药物主要指胶类、蜜膏类中药饮片，如阿胶、龟甲胶、鳖甲胶、鹿角胶、龟鹿二仙胶、饴糖、蜂蜜等。溶化的药物主要指芒硝、玄明粉等。

（六）煎汤代水

其目的是使中药饮片充分煎出，发挥药效。将需要煎汤代水的中药饮片先煎 15 ~ 25 min，去渣、过滤，取其汁，再按照汤剂的类型，分头煎、二煎的用水量和其他中药饮片同煎，如伏龙肝、葫芦壳等。

（七）冲服

一些用量少的贵重或成分易被破坏的中药饮片，宜研磨成粉末用药液冲服，避免有效成分被其他药渣吸附影响药效，如牛黄、三七、鹿茸、羚羊角、紫河车、蕲蛇、金钱白花蛇、琥珀、雷丸、沉香等。

（八）兑服

液体类中药饮片，放入其他药中同煎，会影响其他成分，所以应先待其他药物煎煮去渣取汁后，再进行兑入服用，如竹沥、黄酒、姜汁、梨汁、藕汁、酸石榴汁等。

第二章 常见处方的计价

常见处方的计价环节主要包括计价流程概述、计算机软件计价、医保系统计价三个工作步骤。计价流程概述主要包括顾客取药形式的确认、计价的内容及注意事项；计算机计价软件的使用能够提高工作效率、减少错误，使药店能够更好地应对日常业务需求；医保系统计价为医疗机构和顾客提供了更加高效、准确、便捷的医学服务。

第 1 节 计价流程概述

在中药调剂过程中，计价环节又称“划价”，是确保药材价格透明、公正的关键步骤。根据国家的物价政策和相关法规，中药的计价必须遵循一定的标准和程序。调剂部门需要根据药材的种类、质量、产地、规格等因素，结合市场价格波动情况，对每一味药材进行精确计价。此外，计价是调剂部门收费的基础，当顾客前来抓药时，中药调剂员会根据处方中的药材种类和数量计算出总金额，并开具收费单据。这样，顾客就能清楚地了解到自己所购买药材的费用构成，确保收费的准确性和透明度。

一、顾客取药形式的确认

顾客取药形式的确认，需要中药调剂员与顾客之间进行充分的沟通与交流。当顾客前来取药时，中药调剂员应主动询问顾客的取药需求，并提供多种取药形式供顾客选择，如自取、邮寄和代煎等。对于自取方式，调剂部门应提供明确的取药地点和取药时间，并提醒顾客携带必要的证件和核对药品信息。对于邮寄方式，调剂部门需要准确记录顾客的邮寄地址和联系方式，确保药品能够安全送达，并及时通知顾客查收邮件。对于代煎方式，调剂部门应确保煎药过程的规范性和药品质量的稳定性，并提供方便的取药时间和地点，以满足顾客的需求。同时，中药调剂员还应详细解释每种取药形式的特点、费用和注意事项，以便顾客能够根据自己的实际情况和需求做出合适的选择。

二、计价的内容及注意事项

（一）中药饮片处方计价方法

1. 计算单味药的价格

按照中药饮片处方所列药味顺序，将单味药剂量和单价相乘，得出单味药价。

单味药价 = 单味药剂量 × 单价

2. 计算单剂药的价格

将处方中单味中药饮片的价格相加，得出单剂药价。

单剂药价 = ∑单味药价

3. 计算处方总价

将单剂药价与剂数相乘，得出处方总价。

处方总价 = 单剂药价 × 剂数

（二）计价注意事项

1. 按照物价管理规定的价格计价，不得任意估价和改价，做到计价准确无误。

2. 单味药价的尾数不得进位或舍去，单剂药价的尾数按四舍五入的规定计算到“分”，误差小于 0.05 元 / 剂。

3. 计价中要注意剂数、新调价、自费药品、“药引”等自备中药饮片项目。处方中药味若有不同规格或细料贵重药，应在药名的顶部注明单价，俗称“顶码”，以免调配时错付规格。处方中若有自费中药饮片，应通知顾客，并在收据中注明自费字样。

常见可自备中药饮片范畴包括常用药食同源药物及药引。

根据《卫生部关于进一步规范保健食品原料管理的通知》《关于当归等 6 种新增按照传统既是食品又是中药材的物质公告》和《关于党参等 9 种新增按照传统既是食品又是中药材的物质公告》，目前发布的常见药食同源名单有三批，共 102 种物质，见表 2–1–1。

表 2–1–1　常见药食同源名单

出处	物质名单	品种数
《卫生部关于进一步规范保健食品原料管理的通知》	丁香、八角茴香、刀豆、小茴香、小蓟、山药、山楂、马齿苋、乌梢蛇、乌梅、木瓜、火麻仁、代代花、玉竹、甘草、白芷、白果、白扁豆、白扁豆花、龙眼肉（桂圆）、决明子、百合、肉豆蔻、肉桂、余甘子、佛手、杏仁（甜、苦）、沙棘、牡蛎、芡实、花椒、赤小豆、阿胶、鸡内金、麦芽、昆布、枣（大枣、酸枣、黑枣）、罗汉果、郁李仁、金银花、青果、鱼腥草、姜（生姜、干姜）、枳椇子、枸杞子、栀子、砂仁、胖大海、茯苓、香橼、香薷、桃仁、桑叶、桑椹、橘红、桔梗、益智仁、荷叶、莱菔子、莲子、高良姜、淡竹叶、淡豆豉、菊花、菊苣、黄芥子、黄精、紫苏、紫苏籽、葛根、黑芝麻、黑胡椒、槐米、槐花、蒲公英、蜂蜜、榧子、酸枣仁、鲜白茅根、鲜芦根、蝮蛇、橘皮、薄荷、薏苡仁、薤白、覆盆子、藿香	87 种
《关于当归等 6 种新增按照传统既是食品又是中药材的物质公告》	当归、山柰、西红花（在香辛料和调味品中又称“藏红花”）、草果、姜黄、荜茇	6 种
《关于党参等 9 种新增按照传统既是食品又是中药材的物质公告》	党参、肉苁蓉（荒漠）、铁皮石斛、西洋参、黄芪、灵芝、山茱萸、天麻、杜仲叶	9 种

药引子，又被称为药引。一张中药处方，往往由多味中药饮片组合而成，一般来说，药引实际上也是一味中药，与方剂中其他药味并无本质区别。药引可以引导其他药物的药力达到病变部位或某一经脉，发挥增效、解毒、护胃、矫味等作用。例如，用淡盐水作为药引送服六味地黄丸，咸味入肾，引导药效到达肾脏部位发挥治疗作用；在治疗风寒感冒的方剂中，用生姜和葱白作为药引，能增强发汗解表的作用；在含有乌头、附子的药方中加入饴糖为引，可以降低药物毒性；大米在白虎汤中作为药引，可以护胃扶正，以防过寒伤胃；黄酒作为药引，可以提高九分散、小活络丸中有效成分的溶解和吸收，提高疗效等。方剂中是否需要添加药引、需要添加几味、药引的剂量大小以及使用方法，都应谨遵医嘱，方能达到预期的效果。患者切不可盲目自行使用。治疗疾病一定要去正规医院，接受正规治疗。

自备药计价需要注意以下几点：

（1）计价之前需耐心地询问顾客，处方中常见可自备中药饮片，顾客家中是否已有，是否自己准备。

（2）顾客如需自备，计价时则无须再对该中药饮片进行计价。

（3）计价完成后，需打印小票明细，交由顾客确认后，方可收费。

4. 计价时需预先明确中药处方中的药味应付，即别名、并开药名和炮制品的药味应付，注意应按处方实际应付的药味进行计价，以避免在计价时因错付药味出现差错。

5. 原方复配时，因药价或中药饮片等级可能有变动，应重新核算价格，不得随原价。

6. 开票收款时必须写明姓名、剂数、单价、总价，金额大小写要相符，收、找款唱收、唱付。

7. 签字使用蓝色或黑色钢笔、签字笔或圆珠笔，不可使用红色笔或铅笔。

第 2 节　计算机软件计价

通常各医疗机构和药品经营企业已将中药饮片名称、规格、产地、单价、数量及运算程序录入电脑，计价员需掌握中药饮片名称、医保名录的分类等知识，并具有熟练的电脑操作技能，以便准确快速地完成计价工作。计算机软件计价操作步骤包括打开计算机计价软件、录入药名和剂量、录入剂数、打印并交付票据四步。

一、打开计算机计价软件

点击计算机计价软件（以某医院使用的某公司开发的计价系统为例，见图 2–2–1）。进入系统前，进行登录操作，输入用户名和密码，确保只有授权人员能够访问系统。

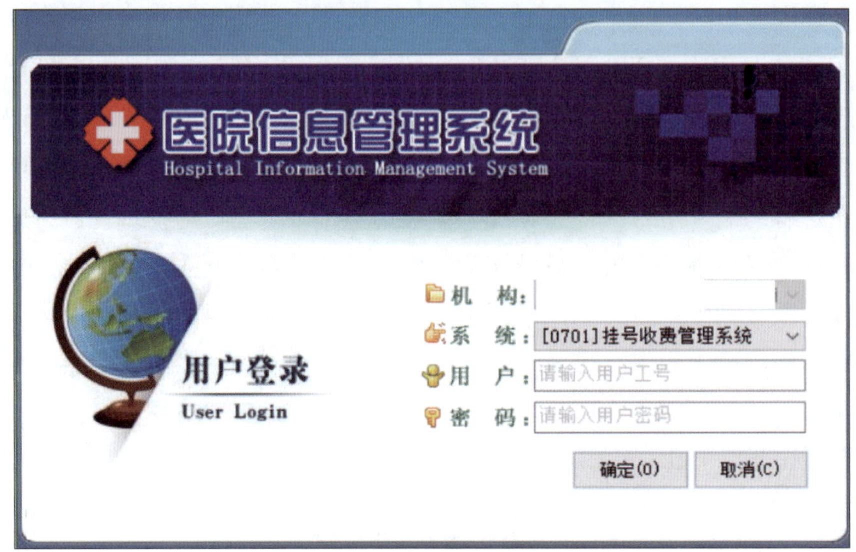

图 2-2-1　计算机计价软件

二、录入药名和剂量

计价员将处方中药名和剂量正确输入软件相应位置（见图 2-2-2）。若同一中药饮片有不同规格时，计价员需与顾客及中药调剂员沟通，以便确定要给付的中药饮片价格。

中药饮片的剂量以克（g）为单位，个别中药饮片以“条”“只”为单位，计价时需注意中药饮片的剂量单位。目前中药饮片计价有“元/10 克”或“元/克”两种单价形式，需注意其计价单位，以防出错。

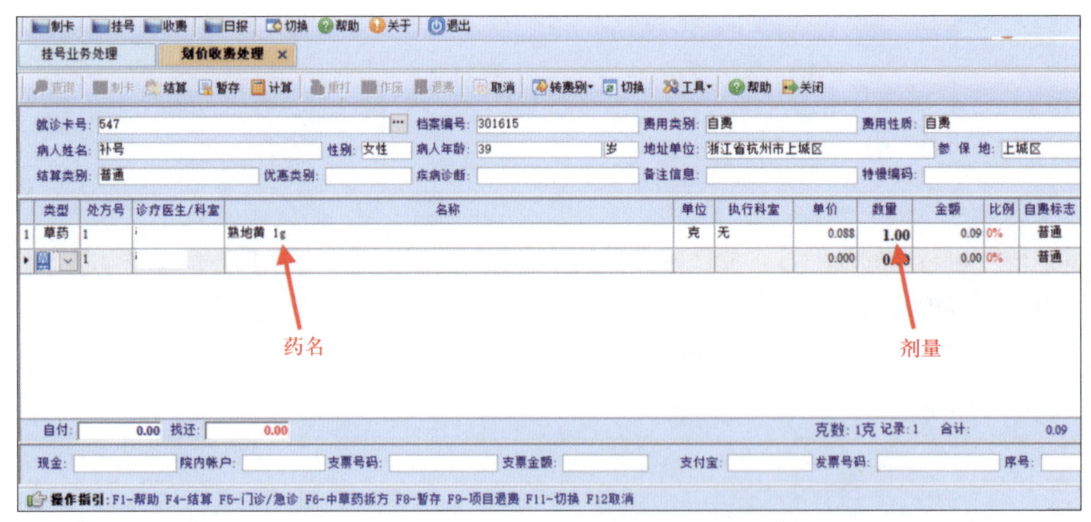

图 2-2-2　录入药名和剂量

三、录入剂数

计价员将处方剂数正确输入软件相应位置（见图 2-2-3），按照已设置好的运算程序，计算机将自动计算出总金额。

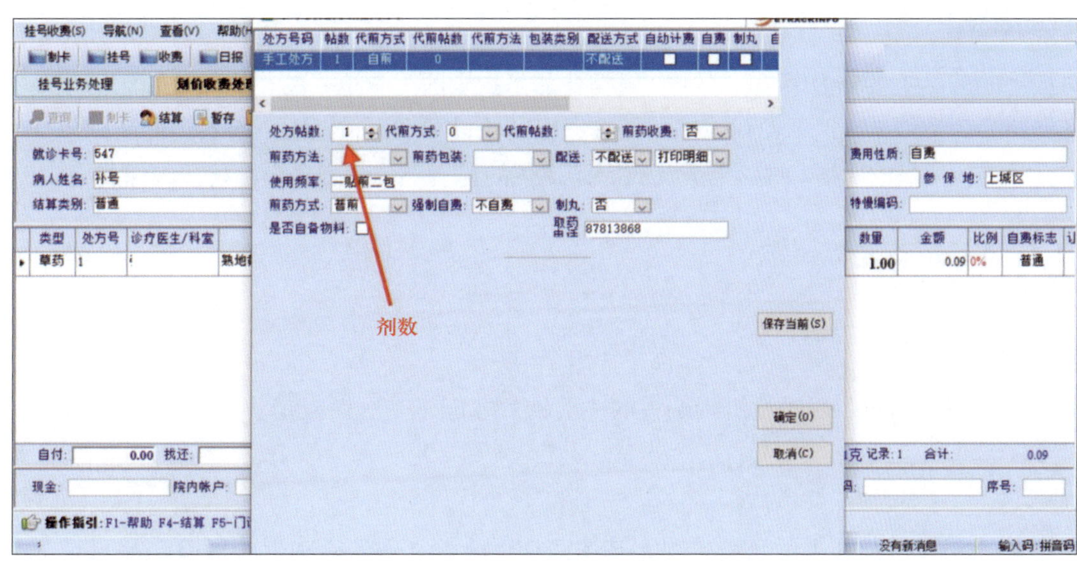

图 2–2–3　录入剂数

四、打印并交付票据

通常医疗机构和药品经营企业的计价部门完成计价工作后，会出具统一的缴费收据交予顾客，以供顾客留存与取药使用。该收据内容主要包括发票号、患者姓名、日期、药味明细、药费总金额、计价员编号等。

目前，大多医院都使用电子处方管理系统，执业医师在电脑上开具的处方，自动传到收费处，自动计价。所以，顾客从执业医师处拿到的打印处方，可直接到收费处缴费。有些社区医院和药店没有使用处方管理系统，药品计价工作由药房或收费处负责。顾客缴费后凭处方及缴费凭证到药房或中药调剂柜台取药。

第 3 节　医保系统计价

一、医保结算的内容及注意事项

（一）医保结算的内容

1. 医保类型确认

在医疗服务前，需要确认顾客所属的医保类型，以便在结算时选择正确的结算方式。

2. 医保卡信息校验

在结算流程中，必须仔细核对顾客的医保卡信息，包括姓名、性别、出生日期及医保卡号等。一旦发现信息有误，应立即进行更正。

3. 药品分类识别

医保报销的药品主要分为甲类和乙类。甲类药品是指全国基本统一的、能保证临床治疗基本需要的药物。这类药品的费用纳入医保给付范围，并按医保的给付标准支付费用。而乙类药品则包括一些非基本药物或有一定替代品的药物，顾客需先支付一定比例的自费部分，剩余金额再按医保规定比例报销。

（二）医保结算的注意事项

1. 医保卡定点使用

只有在医保定点的药店或医疗机构购买的中药饮片才能享受医保报销。

2. 药品目录限制

医保中药饮片报销范围主要涵盖《国家基本医疗保险、工伤保险和生育保险药品目录》中的中药饮片、中医诊疗项目中的中药饮片以及特殊疾病的中药饮片。但并非所有中药饮片都能享受医保报销，具体需查看《国家基本医疗保险、工伤保险和生育保险药品目录》，处方中若有自费药品，应通知顾客，并在收据中注明自费字样。自费中药饮片品种参考表见表 2–3–1。

表 2–3–1　自费中药饮片品种参考表

类别	名称
不得纳入基金支付范围的中药饮片[注]	阿胶、白糖参、朝鲜红参、穿山甲（醋山甲、炮山甲）、玳瑁、冬虫夏草、蜂蜜、狗宝、龟鹿二仙胶、哈蟆油、海龙、海马、猴枣、蜂胶、羚羊角尖粉（羚羊角镑片、羚羊角粉）、鹿茸（鹿茸粉、鹿茸片）、马宝、玛瑙、牛黄、珊瑚、麝香、天山雪莲、鲜石斛（铁皮石斛）、西红花（番红花）、西洋参、血竭、燕窝、野山参、移山参、珍珠、紫河车
	各种动物脏器（鸡内金除外）和胎、鞭、尾、筋、骨

备注："不得纳入基金支付范围的中药饮片"包括药材及炮制后的中药饮片。

3. 报销比例和限额

中药医保饮片的报销比例和限额因地区和政策而异。一般而言，报销比例为 50%～80%，但通常会有最高限额，超出限额的部分需自费支付。医保结算时，若顾客医保账户余额充足，系统将自动从医保账户中扣除相应费用；若余额不足，系统将提示顾客支付差额部分。

二、医保系统的操作规程（以加减保和丸手写处方为例）

（一）医保系统的使用

1. 接收审核无误的处方

2. 启动医保系统

点击计算机计价软件（以某医院使用的某公司开发的计价系统为例），启动医保管理软件（见图 2–3–1）。进入系统前，进行登录操作，输入用户名和密码，确保只有授权人员能够访问系统。

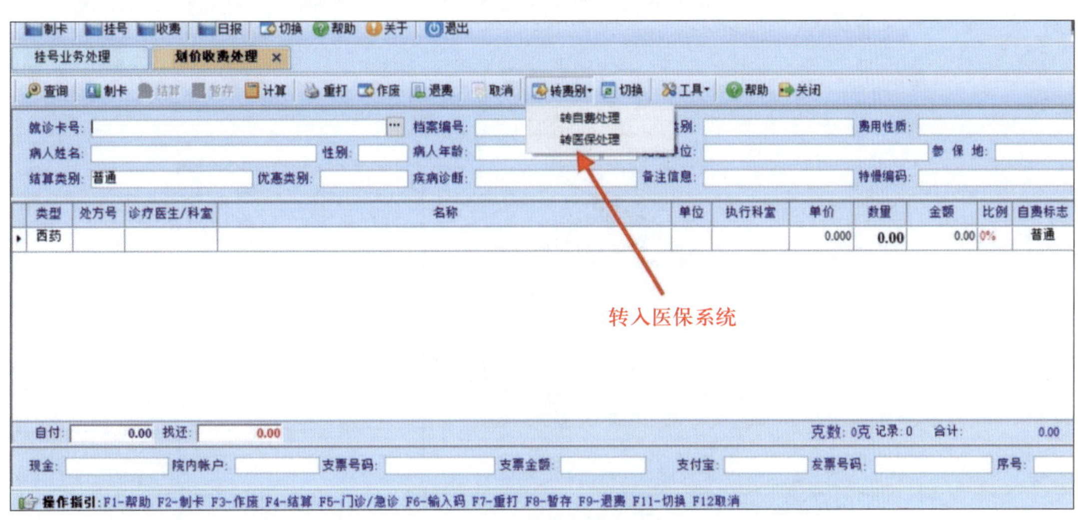

图 2-3-1　医保管理软件

3. 医保卡信息读取

将顾客的医保卡插入到计算机连接的读卡器中。读卡器读取医保卡内的信息，如姓名、身份证号、医保账户余额等，并显示在医保系统界面上。

4. 录入处方中药名和剂量

计价员准确无误将处方中药名和对应的剂量（炒山楂 10 g、炒六神曲 10 g、炒麦芽 10 g、竹茹 5 g、茯苓 9 g、陈皮 3 g、连翘 3 g、炒莱菔子 3 g）录入到系统相应位置。

5. 处方中总价计算

医保系统会根据中药饮片、剂量和剂数自动计算处方中的总价，总价 =（炒山楂 0.02 元 / 克 ×10 g+ 炒六神曲 0.12 元 / 克 ×10 g+ 炒麦芽 0.016 元 / 克 ×10 g+ 竹茹 0.03 元 / 克 ×5 g+ 茯苓 0.1 元 / 克 ×9 g+ 陈皮 0.03 元 / 克 ×3 g+ 连翘 0.42 元 / 克 ×3 g+ 炒莱菔子 0.04 元 / 克 ×3 g）×7 剂。

6. 医保结算

计算完处方总价后，医保系统将自动进入结算环节。系统会根据顾客的医保类型和账户余额，自动计算医保支付部分和个人支付部分。结算完成后，系统会生成结算单，显示医保支付金额、个人支付金额等信息。

7. 处方和处方票据的交接

医保结算完成后，计价员将处方和处方票据正式交予顾客，顾客需妥善保管处方票据，以便日后查询或报销。

（二）医保系统使用的流程图

以加减保和丸手写处方为例的医保系统使用的流程图，见图 2-3-2。

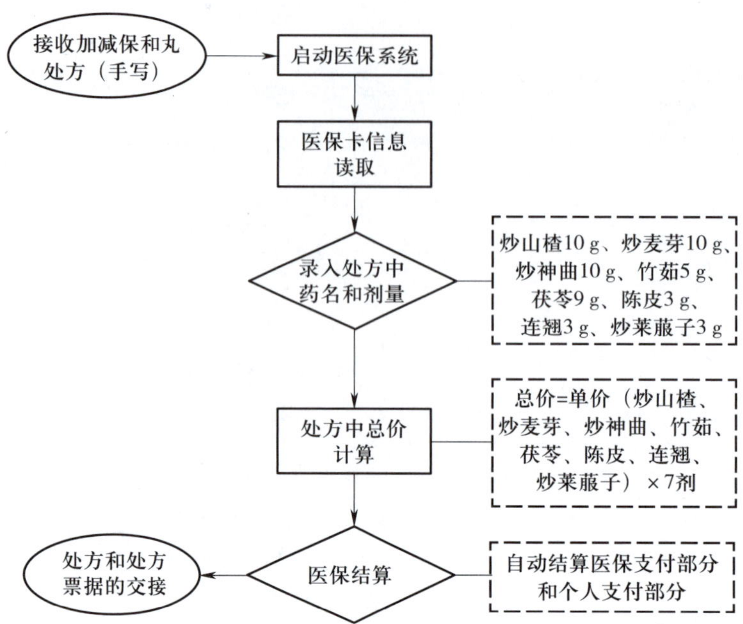

图 2-3-2　医保系统使用的流程图（以加减保和丸手写处方为例）

第三章 常见处方的调配

处方的调配环节主要包括调配前准备、识别处方饮片、调配处方三个工作步骤。首先，有序的准备是处方调配工作顺利开展的前提，主要包括中药调剂员的职业形象、取药凭证的填写、熟悉斗谱的编排原则、调剂设备和用具的准备、调剂台及用具的整理与清洁等；其次，识别处方中需要调配的中药饮片也是保证处方正确调配的关键一步；最后，需要按照中药饮片处方调配操作规程及注意事项调配处方。

第 1 节　调配前准备

一、中药调剂员职业形象

中药调剂员每天上岗前必须整理自己的外表，做到仪容仪表端庄、整洁、热情、大方。

（一）工作步骤

1. 穿好整洁的工作服，佩戴胸卡。
2. 修饰好自己的容貌和仪表。
3. 规范站姿，准备微笑迎接顾客。

（二）基本要求

1. 上岗前应做好个人卫生，包括头发、面部、颈部、手部、指甲的清洁等，同时清除口腔及身体异味，禁止留长指甲。男士应不留胡须，勤剪鼻毛，保持面容洁净。

2. 头发要清洁，发型应自然大方，长度要适宜，男士要求前不遮眉，旁不遮耳，后不及衣领，不留大鬓角及胡须；女士避免怪异的发型和发色，应将头发整齐束起，以免头发挡住眼睛，上岗前需整理好自己的头发。

3. 仪表要求。

（1）上岗前应穿着企业统一制服，保持制服整洁、熨烫平整、纽扣统一齐全，不应将衣袖或裤脚卷起，在左胸前佩戴好胸卡。不可穿着过于休闲的鞋子甚至拖鞋上岗。

（2）尽管《药品经营质量管理规范》没有明确禁止佩戴饰物，但是对可能影响中药质量的岗位不宜佩戴饰物。

二、取药凭证的填写

取药凭证示例（见图 3–1–1）是顾客取药的重要凭证，内容主要包括顾客姓名、取药时间、剂数、自煎或代煎、联系电话、相关提示等内容。

计价缴费以后，根据收费票据（加减保和丸收费票据见图 3–1–2），查看相关信息后，在取药凭证上填写顾客姓名、取药时间、剂数等相关内容，中药调剂员将取药凭证的顾客联交于顾客后，顾客可凭取药凭证在规定时间取药。

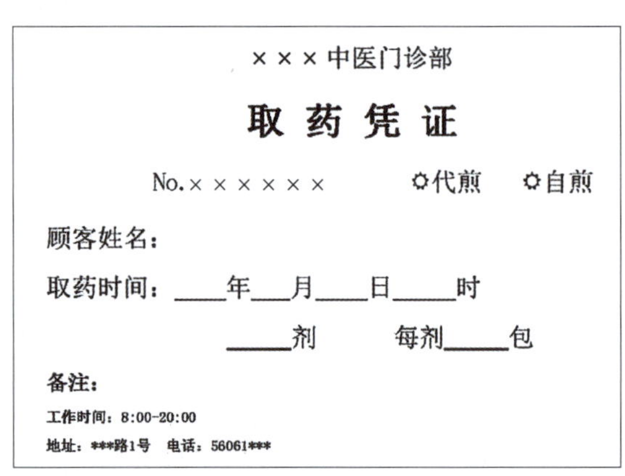

×××中医门诊部

取 药 凭 证

No.×××××× ☼代煎 ☼自煎

顾客姓名：

取药时间：____年___月____日_____时

_____剂 每剂_____包

备注：

工作时间：8:00-20:00

地址：***路1号 电话：56061***

图 3–1–1 取药凭证示例

×××中医门诊部

×××医疗门诊收费票据

姓名：刘某某		性别：男		人员类别
社会保障号码：		门诊类别：普通门诊		
项目/规格	类	数量	金额	自付比例%
山楂（炒）1g	（甲）	70g	1.4	0%
六神曲（炒）1g	（甲）	70g	8.4	0%
麦芽（炒）1g	（甲）	70g	1.12	0%
竹茹1g	（甲）	35g	1.05	0%
茯苓1g	（甲）	63g	6.3	0%
陈皮1g	（甲）	21g	0.63	0%
连翘1g	（甲）	21g	8.82	0%
莱菔子（炒）1g	（甲）	21g	0.84	0%
合计（大写）：贰拾捌元伍角陆分			￥：28.56	
结算信息				
个人账户	个人账户支付：28.56元			
基金支付				
收款单位（章）：	收款人：丁某			
开单医生：刘某				

图 3–1–2 加减保和丸收费票据

三、斗谱的编排原则

药斗是盛放中药饮片必不可少的容器。斗谱就是药斗中中药饮片存放顺序的规律，通常以本地区、本单位用药的特点来编排。斗谱编排是否科学、合理，直接影响配方效率和质量，但一般都是根据用药的不同频率以及药物的性质来安排。不论是药品经营企业还是医院药房，都要重视科学编排斗谱。实际上中医处方遣药多以历代传统名方为基础，根据患者病情加减，因此在中药饮片摆放时尽量将处方中经常配伍应用的中药饮片存放在一起，方便调剂，提高工作效率。

1. 处方中经常配伍应用的，如“相须”“相使”配伍的中药饮片、处方常用的“药对”，以及同一中药的不同炮制品可同放于一个药斗中。处方中经常配伍应用的，如荆芥、防风；金银花、连翘等。同一中药的不同炮制品，如生栀子、炒栀子；生黄芪、炙黄芪等。

2. 为便于称取，通常将常用药物放在中药饮片斗架的中上层，如桂枝、荆芥、防风、菊花、柴胡、黄芩、栀子、金银花、连翘、当归、白芍、川芎、甘草、桔梗、党参、白术等。

3. 质地较轻且用量较少的药物应放在中药饮片斗架的高层，如木贼、卷柏、密蒙花、谷精草、月季花、梅花、佛手花、代代花、九香虫、苦楝皮等。

4. 质地沉重类中药饮片（如矿石、化石、贝壳等）和易于造成污染的药物（如炭药），多放在中药饮片斗架较下层，如磁石、赭石、石膏、寒水石、蛤壳、藕节炭、槐花炭、茅根炭、地榆炭、棕榈炭等。

5. 质地松泡且用量较大的药物，多放在中药饮片斗架最底层的大药斗内或单独的容器内，如竹茹、茵陈、荷叶、通草、丝瓜络、夏枯草、灯心草、蒲公英、白花蛇舌草等。

中药饮片分类表和常用斗谱排列表分别见表 3-1-1 和表 3-1-2。

表 3-1-1　中药饮片分类表

分类	斗谱排列
经常配伍应用的中药饮片	麻黄和桂枝、桑叶和菊花、石膏和知母、金银花和连翘、麦冬和天冬、北沙参和南沙参、石菖蒲和远志、荆芥和防风、枳实和枳壳、陈皮和青皮、人参和黄芪、附子和干姜、桃仁和红花、猪苓和茯苓、杜仲和牛膝、龙骨和龙齿、龙骨和牡蛎、大黄和芒硝、黄芪和茯苓、猪苓和泽泻等
同一中药的不同炮制品	生白术和炒白术、生白芍和炒白芍、生栀子和炒栀子、生黄芪和炒黄芪、生地黄和熟地黄、山楂和焦山楂、生牡蛎和煅牡蛎、生龙骨和煅龙骨、生知母和盐知母、鳖甲和醋鳖甲、柴胡和炒柴胡、石膏和煅石膏、赭石和煅赭石等
常用中药饮片	白术、苍术、白芍、黄芪、白芷、党参、当归、丹参、山药、太子参、玄参、川芎、赤芍、茯苓、泽泻、猪苓、续断、补骨脂、甘草、桔梗、菊花、黄芩、黄连、黄柏、浙贝母、郁金、天花粉、牡丹皮、鸡内金、香附、牛膝、杜仲、山茱萸、五味子、桑白皮、红花、狗脊、制何首乌、细辛、徐长卿、柴胡、桑寄生、熟地黄、牛蒡子、金银花、连翘、忍冬藤、山楂、炒山楂、炒麦芽、焦神曲、酸枣仁、钩藤、桑叶、防风、前胡、巴戟天、肉苁蓉、锁阳等
质地较轻且用量较少的中药饮片	木贼、卷柏、密蒙花、谷精草、月季花、梅花、佛手花、代代花、九香虫、苦楝皮、凤凰衣、花生衣、蛇蜕、蝉蜕、丁香、侧柏叶、蔓荆子、降香、沉香、橘络、胡黄连、绿豆衣、木蝴蝶等
质地沉重的中药饮片或炭药	磁石、赭石、石膏、石决明、炉甘石、紫石英、寒水石、龙骨、牡蛎、珍珠母、鳖甲、龟甲、自然铜、瓦楞子、蛤壳、花蕊石、紫贝齿、藕节炭、槐花炭、茅根炭、地榆炭、棕榈炭、血余炭、灯心草炭等
质地松泡且用量较大的中药饮片	竹茹、茵陈、荷叶、通草、丝瓜络、夏枯草、灯心草、蒲公英、紫花地丁、白花蛇舌草、半枝莲、蜂房、淡竹叶、垂盆草、王不留行、仙鹤草、淫羊藿等

表 3-1-2　常用斗谱排列表

佛手花 月季花	代代花 玫瑰花	木贼 卷柏	密蒙花 谷精草	生麻黄 炙麻黄	木蝴蝶 凤凰衣	花生衣 生姜皮
生栀子 炒栀子	紫苏叶 紫苏梗	肉桂 沉香	桃仁 红花	白前 前胡	桔梗 白薇	徐长卿 白鲜皮
荆芥 防风	桂枝 香附	菊花 柴胡	生黄芩 酒黄芩	金银花 连翘	砂仁 豆蔻	杜仲 续断
当归 白芍	党参 太子参	川芎 白术	黄芪 玄参	茯苓 猪苓	山药 炒山药	丹参 茜草
何首乌 制何首乌	泽泻 牡丹皮	白芷 细辛	姜半夏 法半夏	瓜蒌皮 瓜蒌子	陈皮 青皮	牛蒡子 板蓝根
浙贝母 知母	南沙参 北沙参	枳壳 枳实	羌活 独活	黄精 玉竹	牛膝 川牛膝	天冬 麦冬
生石决明 煅石决明	生牡蛎 煅牡蛎	生石膏 煅石膏	醋鳖甲 醋龟板	生龙骨 煅龙骨	生龙齿 煅龙齿	煅赭石 煅磁石
丝瓜络	灯心草	荷叶	竹茹	通草	白花蛇 舌草	夏枯草

四、查斗与装斗

查斗与装斗是指检查药斗内中药饮片的剩余量，对短缺品种进行登记，及时补充中药饮片的操作。主要关注日间消耗量、有无窜斗、有无质量变异等情况。装斗前要确保包装上的药名与药斗上的药名一致，装斗时首先将剩余中药饮片倒出，然后清洁药斗内灰屑，补充新药，再将筛去药渣碎末后的中药饮片倒在新药之上，且装量不宜过满，最后填写中药饮片清斗与装斗记录表（见表 3–1–3）。查斗与装斗操作可见视频 3–1–1。

视频 3–1–1
查斗与装斗操作

表 3–1–3 中药饮片清斗与装斗记录表

序号	药名	规格	生产企业	清斗日期	操作人	装斗日期	装斗数量	批号	质量状况	操作人	复核人

五、中药调剂用具的种类及结构

（一）中药饮片调剂设施

中药饮片调剂用到的设施主要包括中药饮片斗架、调剂柜台、贵细中药柜、毒性中药柜、冷藏柜等。其中，日常工作中最为常用的是中药饮片斗架和调剂柜台。

1. 中药饮片斗架（见图 3–1–3）

中药饮片斗架也称“百药斗”“百眼橱”“药斗柜”，是众多药斗抽屉的组合柜，主要用于盛装中药饮片，供调剂处方使用，也是中药饮片调剂室的主要设施。

一般中药房可配备此类中药饮片斗架 3 ~ 5 架，多按“一”字型排列。中药饮片斗架封闭严，可防虫蛀、鼠咬，防串味、防潮，且美观。

药斗分为大小两种，小药斗隔为两格或三格，可装两种或三种中药饮片，可按“横七竖八”或“横八竖八”排列；大药斗设在斗柜最下层，通常为 3 ~ 4 个，宜装体积大而质轻泡的中药饮片，也可盛装用量大的中药。

2. 调剂柜台（见图 3–1–4）

调剂柜台又称“栏柜”，是中药调剂员调配处方的操作台。其规格可以根据调剂室大小而定，材料多选用木料制作，要求台面光滑，便于调配。调剂柜台内侧上层装有大抽屉，多用于放置中药饮片调剂常用工具和包装物品，下层设有小抽斗，多用于存放部分常用中药饮片。调剂柜台和中药饮片斗架通常配套。

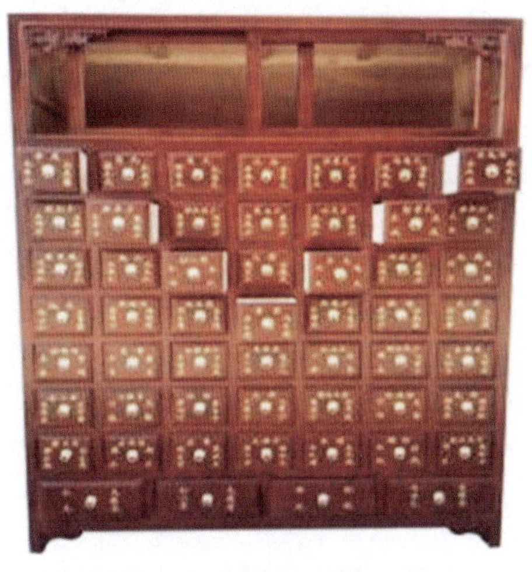

图 3-1-3　中药饮片斗架

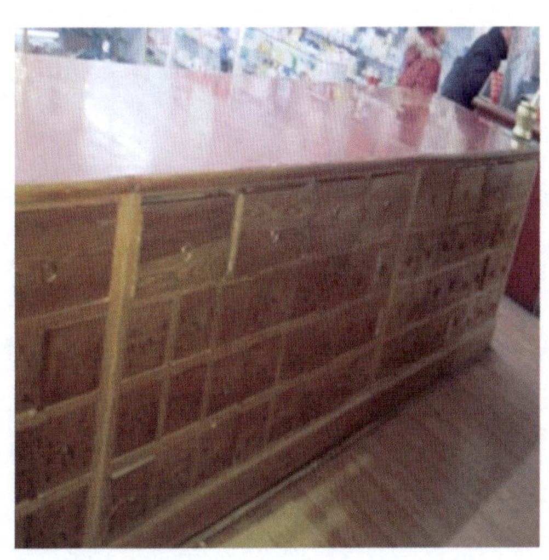

图 3-1-4　调剂柜台

（二）中药调剂工具

中药饮片调剂工具主要包括计量工具、碎药工具、洁净工具、盛药工具和包装工具五类。

1. 计量工具

（1）戥秤（见图 3-1-5）

戥秤俗称药戥子、戥子，是中药饮片调剂最常用的称量工具。戥秤根据称重大小不同分为不同规格，一般的中药零售部门使用 250 g 戥秤，如称取 1 g 以下的贵细药或毒性中药，需选用毫克戥，其构造及使用方法与戥秤相同。

戥秤主要由戥杆（上有戥星）、戥纽、戥砣、戥盘四部分组成。其工作的原理就是杠杆原理，戥纽是支点，戥盘是重点，戥砣是力点。

戥盘是放置中药饮片的器皿，戥盘与戥砣均为金属制成。每个戥秤的戥盘与戥砣是配套的，不可随意换用。戥砣的重量是固定的，如果在使用过程中出现碰损，就会导致戥秤称量不准确，因此使用时要尽量避免戥砣摔落。戥盘与戥杆连接的三根线绳（或金属链）长短相同，全部展开时戥盘应呈水平状态，否则影响称量的准确性。

戥杆可用木质、金属或骨质制成。戥杆应平直光滑，一端较粗，一端略细。粗端固定着两个可供手提的短线绳，称为“戥纽”，俗称“毫”。靠近戥砣的戥纽称为“里纽”或“前毫”，用来称取较轻的中药饮片；靠近戥盘的戥纽称为“外纽”或“后毫”，用来称取较重的中药饮片。

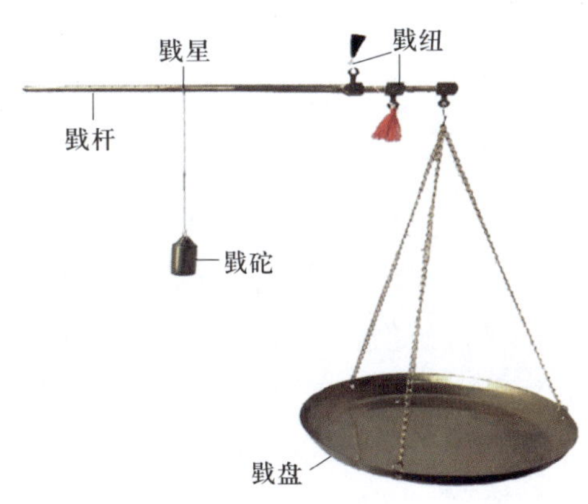

图 3-1-5　戥秤

戥杆上有两排铜或铅嵌成的小点，用于指示所称中药饮片的重量，称为“戥星”。以 250 g 戥秤为例，提前毫时，戥杆内侧的戥星从右向左，第一颗星为“定盘星”，表示 0 g，每移动一粒星增加 1 g，以此类推，至杆梢为 50 g；提后毫时，戥杆上表面的戥星从右向左，第一粒星为 50 g，每移动一粒星表示

2 g，以此类推，至杆梢为 250 g。毫克戥与上同理，提前毫时，每粒戥星表示 0.2 g，提后毫时，每粒戥星表示 0.5 g，最大称量至 50 g。

戥杆粗端与戥盘绳（或金属链）连接处的金属挂件为“刀口”。如果戥秤使用太久，出现刀口磨损，可能会出现称量不准确，因此使用戥秤时要尽量减少刀口受力，以延长戥秤使用寿命。

戥秤的使用规范包含以下几方面。

1）检查：检查戥盘内外是否清洁、无药物残留，戥盘和戥杆之间的细绳有无缠绕、打结。

2）持戥：用左手虎口和示指、中指挟持戥杆，无名指、小指从戥杆下方拢住戥绳；右手拇指和示指捏住戥纽，其余三指自然弯曲，提起戥杆使戥盘悬空。

3）校戥：将砣弦放至定盘星上（第一颗戥星），右手提起前毫，将戥杆举至与双目齐平，放开左手，检视戥杆是否平衡。如有偏差，不得使用，应及时送有关部门修理。

（2）电子秤（见图 3-1-6）

由于传统戥秤的戥盘体积较小，碰到剂量大或体积松泡的品种（如葫芦壳、通草等）时需要分多次称量，既影响工作效率，也会造成药物的洒落，浪费资源。此时宜选用电子秤进行称量，其药盘的大小可根据需要任意更换，调剂时能顺畅、快速地将中药饮片装入或取出药盘，从而减少损耗。除此之外，电子秤还具有反应灵敏、计量数据自动置零、减少中药调剂员视线角度等个人操作误差等优势，因此电子秤是中药饮片调剂和复核中比较常用的计量工具之一。

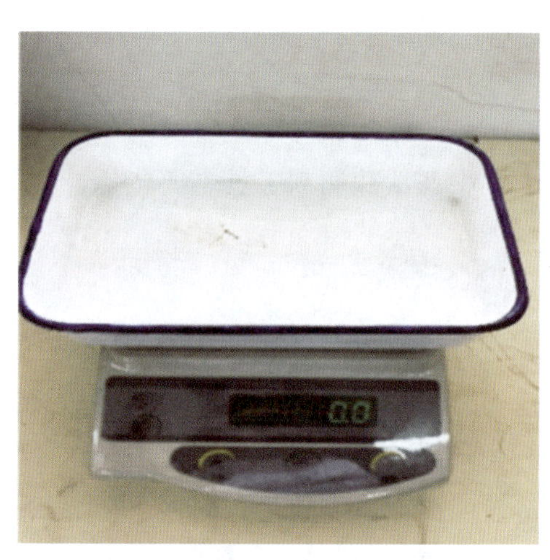

图 3-1-6　电子秤

电子秤的正确使用步骤如下。

1）开机：找到电子秤的电源开关，通常位于秤的侧面或底部。将开关拨到“ON”或类似的位置，电子秤开始启动。等待几秒钟直至屏幕显示“0”或“—”。

2）校准：在进行测量之前，有些电子秤需要进行校准操作。具体的校准步骤可能因不同品牌和型号而异，一般可以在电子秤的说明书中找到相应的信息。校准通常先将秤上的标准重物放置在秤上，然后按下校准按钮或按键进行校准。

3）放置物体：确保电子秤的秤面清洁，无任何杂物。将待测量的物体放置在秤面上，尽量让物体的重心位于秤面的中央，以确保测量精准度。

4）读取重量：等待片刻，电子秤将自动测量物体的重量，并将结果显示在屏幕上。在读取重量后，可以先将物体从秤面上取下，然后关闭电子秤的电源。

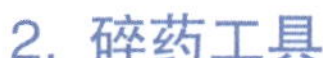

2. 碎药工具

（1）冲筒（见图 3-1-7）

冲筒又称捣筒、捣药罐、铜缸子，是中药调剂工作中临时捣碎药物用的工具，多为铜制成。处方中的某些矿物类、贝壳类、果实种子类和根及根茎类等质地坚硬的中药饮片，如不破碎，不易煎出有效成分；若预先破碎，在存放过程中易导致药材气味散失、泛油等变异现象，故需临时捣碎。

冲筒由筒体、筒锤和筒盖组成（有的无盖）。铜制者质佳，筒体内部要求光滑无毛刺，下面中央微凹，筒锤下端膨大，上端有柄，用于手持上下锤击捣碎药物。

调配中需要临时捣碎的品种有延胡索、黄连、半夏、丁香、母丁香、肉桂、肉豆蔻、红豆蔻、豆蔻、砂仁、甜瓜子、黑芝麻、荔枝核、郁李仁、苦杏仁、蓖麻子、木鳖子、莱菔子、草果、没食子、瓜蒌子、榧子、牛蒡子、芥子、使君子、预知子、酸枣仁、蕤仁、桃仁等。

冲筒的使用规范包含以下几方面。

1）清洁冲筒。用干净软布或鬃刷将冲筒内壁和筒锤擦拭或刷干净。

2）将需要捣碎的药物放入筒体内，注意药物不可放入太多，以占筒体内容积 1/5 ~ 1/4 为宜。

3）放入筒锤，盖好筒盖。左手扶持筒体，右手提起筒锤，四指环握筒锤柄上部，拇指扣压筒锤柄顶端，用手腕的“甩劲”上下捣动，将中药饮片捣碎至需要程度。筒锤头进入筒体时应与筒底垂直。

（2）小型粉碎机（见图 3–1–8）

小型粉碎机又称打粉机，能快速粉碎各种较硬药物，比冲筒操作简单、省时省力。目前一般中药店、医院中药房的销售柜台都配备了小型粉碎机用于代客加工。

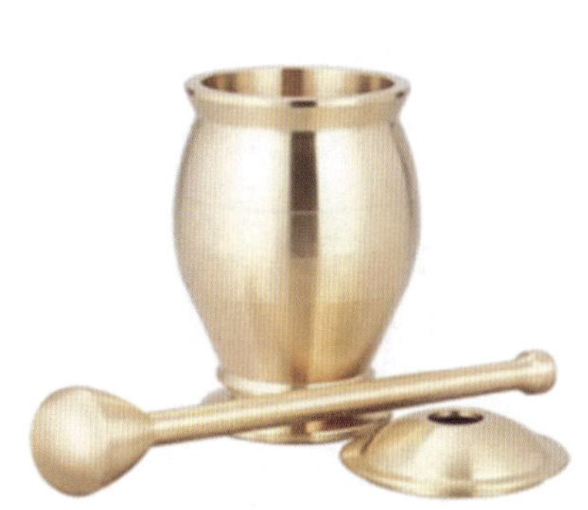

图 3–1–7　冲筒

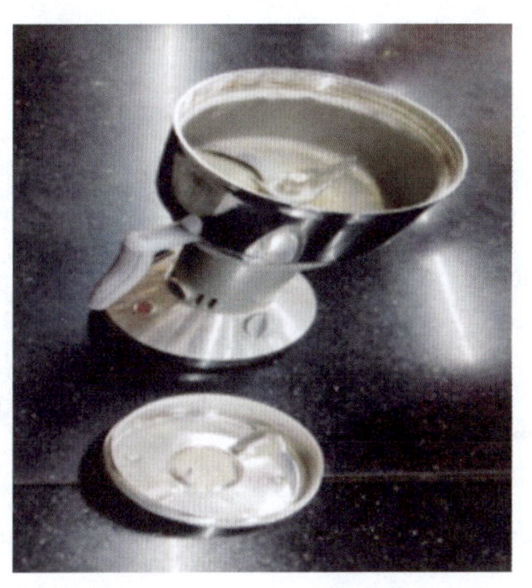

图 3–1–8　小型粉碎机

3. 洁净工具

（1）药刷（见图 3–1–9）

用于清洁装斗前药斗底部的余药、药柜的灰尘以及冲筒内残留药物等。

（2）清洁工具

中药房中还备有抹布（见图 3–1–10）、鸡毛掸子（见图 3–1–11）、扫把、拖把等清洁工具。

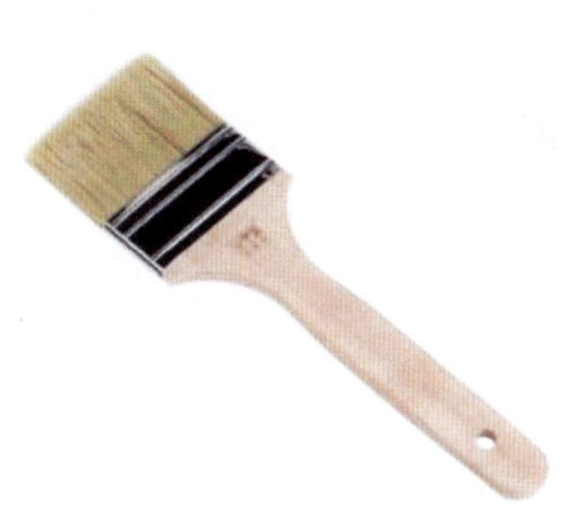

图 3–1–9　药刷

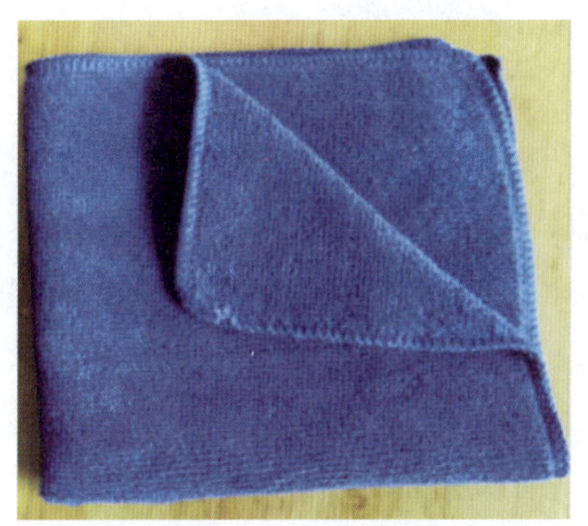

图 3–1–10　抹布

4. 盛药工具

大部分药房在调配中药饮片时往往使用盛药盘，是较常用的盛药工具。盛药盘的规范使用可见视频 3–1–2。

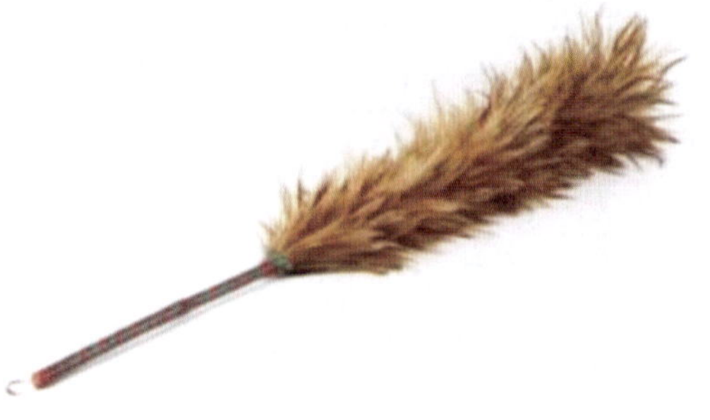

图 3–1–11　鸡毛掸子

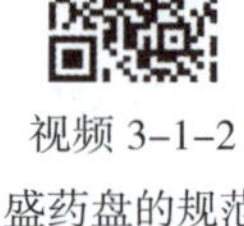

视频 3–1–2 盛药盘的规范使用

5. 包装工具

（1）包药纸（见图 3–1–12）

包药纸，俗称“门票”，多印有药店名称、煎药方法及经营范围等。粉末药、贵细药用二层包药纸包装，以免散漏。根据剂量多少、松泡程度、质地轻重等选择适宜的包药纸，以方便包装使用，特殊处理药物可选择小包药纸。双纸包法内层可选用质地稍软的衬纸，鲜药或带油黏性药物可选用油纸或蜡纸。小部分药房在调配中药饮片时会选择将合适的包药纸直接铺于调剂台上进行调配。

（2）包煎袋（见图 3–1–13）

包煎袋多采用纱布或无纺布等材质，用于包煎一些细小种子、花粉、带绒毛类的药物，包煎袋材质应符合药用或食用要求（对人体无害），并有滤过功能。

（3）装药袋（见图 3–1–14）

装药袋又称中药袋，部分中药房及中药店会选择大小适宜的纸袋盛装中药饮片，纸袋上印有患者姓名、煎法、服法等内容，但成本较高。封口时要注意严密不漏药，并确保患者姓名露在外面。

（4）塑料袋（见图 3–1–15）

用于盛放包装好的药物，其大小根据剂量选择，袋上多印有药店名称、经营范围、汤剂煎法、服法、地址、联系电话等。

（5）捆扎绳

中药饮片包装捆扎绳种类较多，常见有塑料绳（见图 3–1–16）和纸绳（见图 3–1–17）。塑料绳具有结实、耐用、经济实惠等特点。纸绳是经过裁切、对接、染色、晾干等工艺加工制作而成，具有柔软性佳、耐温、无毒环保等特点。

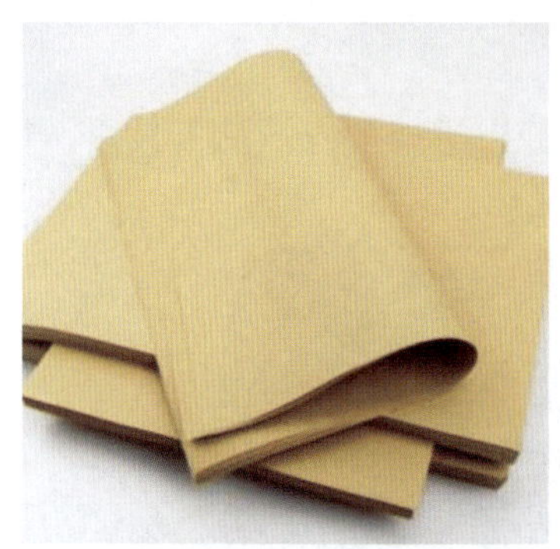

图 3–1–12　包药纸

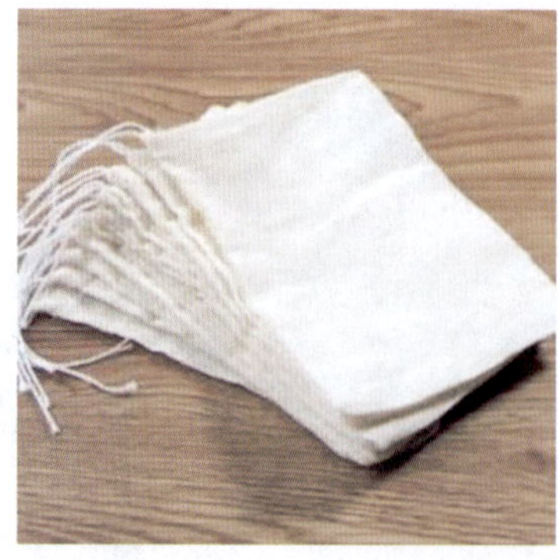

图 3–1–13　包煎袋

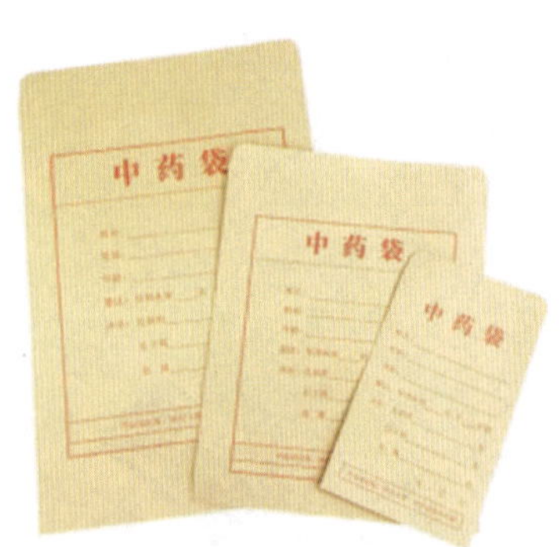

图 3–1–14　装药袋

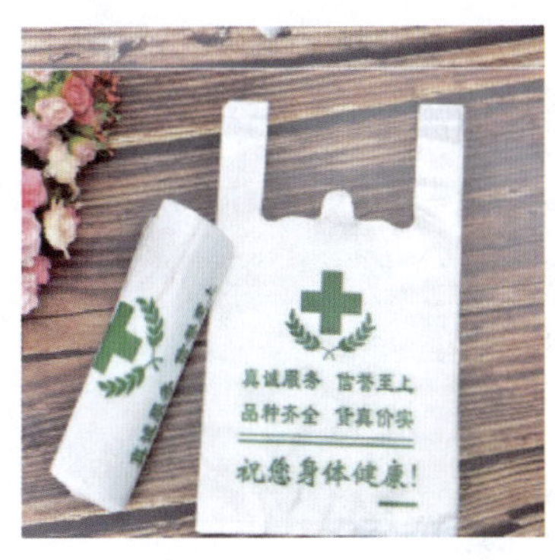

图 3-1-15　塑料袋

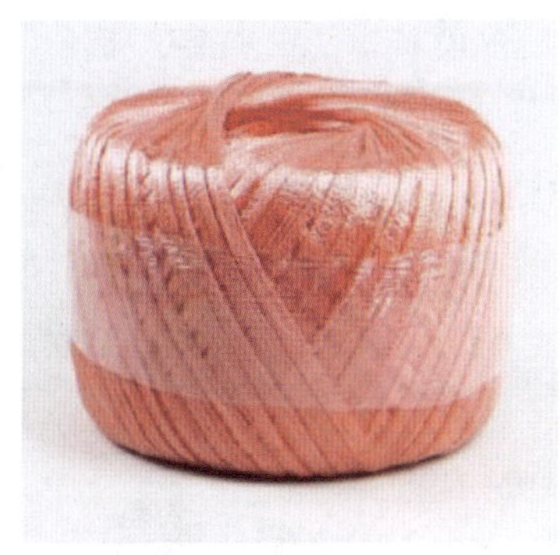

图 3-1-16　塑料绳

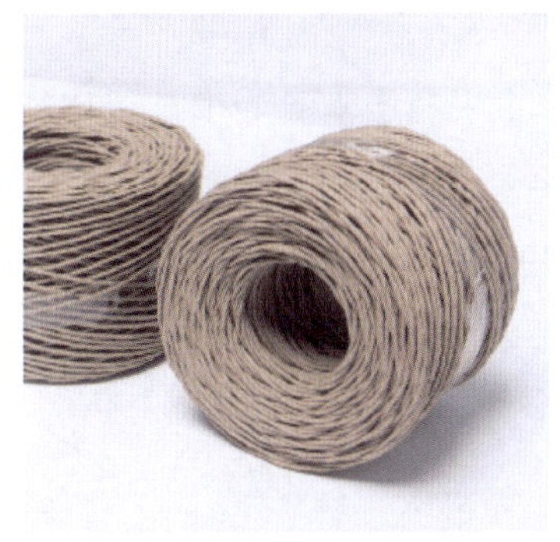

图 3-1-17　纸绳

六、调剂台及用具的整理与清洁

1. 准备好盛药盘、不同规格的包药纸、捆扎绳、剪刀、冲筒、戥秤等调剂用具。
2. 使用抹布或专用刷洁净戥秤（戥砣放戥盘内）和冲筒，将所有物品摆放整齐。
3. 用抹布擦拭调剂台，并将抹布归位。

第 2 节　识别处方饮片

一、加减六味地黄丸处方饮片的性状鉴别

熟地黄（见图 3-2-1）

【来源】本品为生地黄的炮制加工品。

【饮片性状】本品为不规则的块片、碎块，大小、厚薄不一。表面乌黑色，有光泽，黏性大。质柔软而带韧性，不易折断，断面乌黑色，有光泽。气微，味甜。

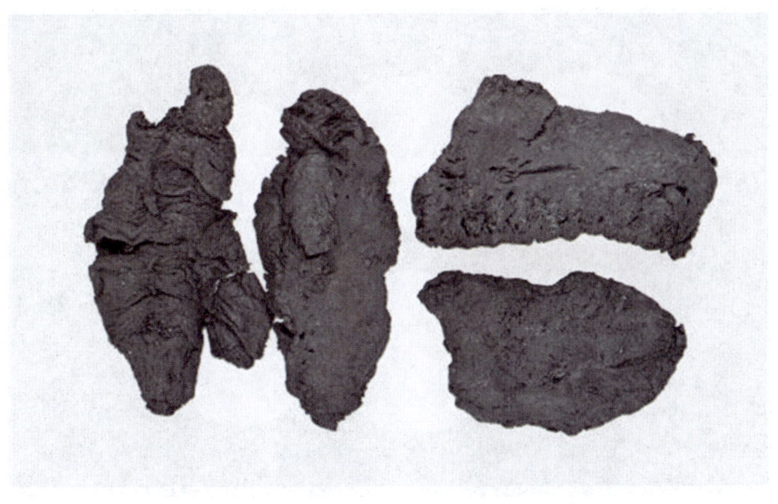

图 3-2-1　熟地黄

酒萸肉（见图 3–2–2）

【来源】本品为山茱萸科植物山茱萸的干燥成熟果肉（除去杂质和残留果核）的炮制加工品。

【饮片性状】山茱萸　本品呈不规则的片状或囊状，长 1 ~ 1.5 cm，宽 0.5 ~ 1 cm。表面紫红色至紫黑色，皱缩，有光泽。顶端有的有圆形宿萼痕，基部有果梗痕。质柔软。气微，味酸、涩、微苦。

酒萸肉　本品形如山茱萸，表面紫黑色或黑色，质滋润柔软。微有酒香气。

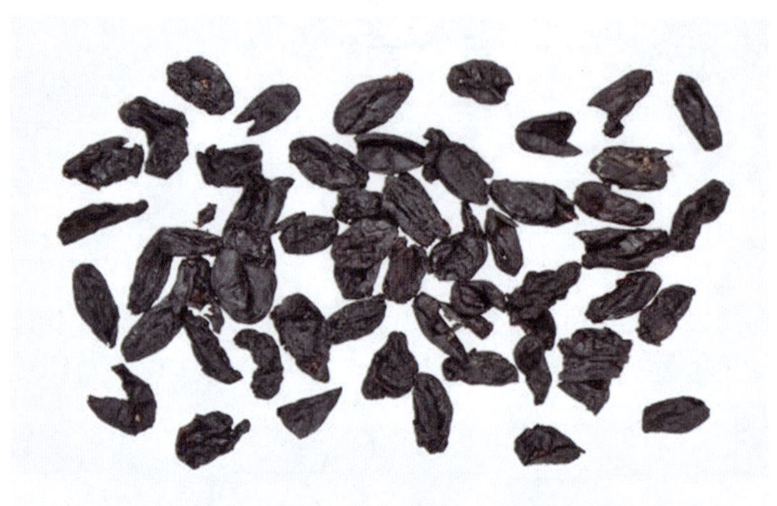

图 3–2–2　酒萸肉

山药（见图 3–2–3）

【来源】本品为薯蓣科植物薯蓣的干燥根茎。冬季茎叶枯萎后采挖，切去根头，洗净，除去外皮和须根，干燥，习称“毛山药”；或除去外皮，趁鲜切厚片，干燥，称为“山药片”；也有选择肥大顺直的干燥山药，置清水中，浸至无干心，闷透，切齐两端，用木板搓成圆柱状，晒干，打光，习称“光山药”。

【饮片性状】本品为类圆形、椭圆形或不规则的厚片。表面类白色或淡黄白色，质脆，易折断，切面类白色，富粉性。气微，味淡、微酸，嚼之发黏。

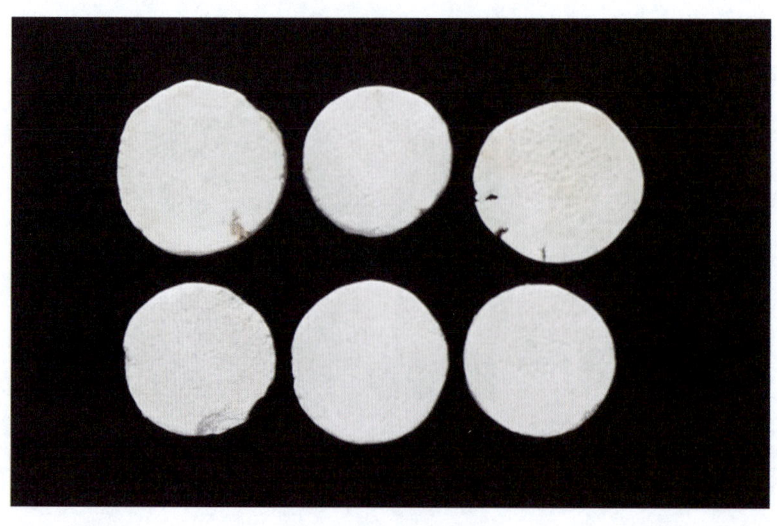

图 3–2–3　山药

牡丹皮（见图 3-2-4）

【来源】本品为毛茛科植物牡丹的干燥根皮。秋季采挖根部，除去细根和泥沙，剥取根皮，晒干；或刮去粗皮，除去木心，晒干。前者习称“连丹皮”，后者习称“刮丹皮”。

【饮片性状】本品呈圆形或卷曲形的薄片。连丹皮外表面灰褐色或黄褐色，栓皮脱落处粉红色；刮丹皮外表面红棕色或淡灰黄色。内表面有时可见发亮的结晶。切面淡粉红色，粉性。气芳香，味微苦而涩。

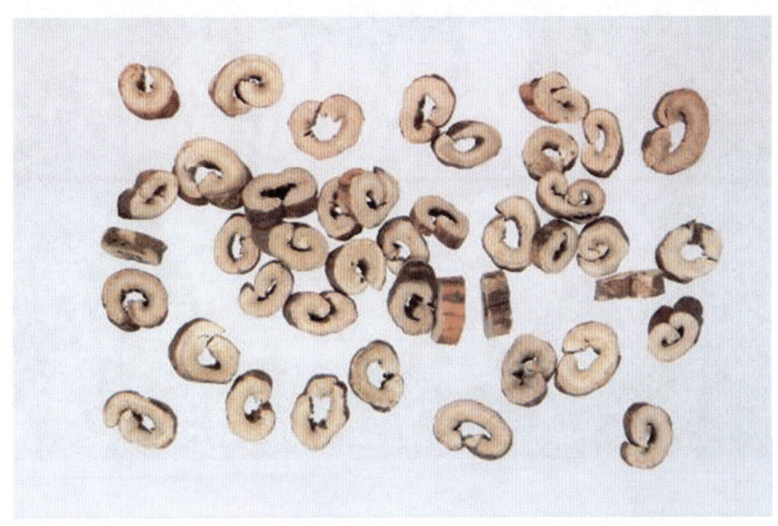

图 3-2-4　牡丹皮

泽泻（见图 3-2-5）

【来源】本品为泽泻科植物东方泽泻或泽泻的干燥块茎。冬季茎叶开始枯萎时采挖，洗净，干燥，除去须根和粗皮。

【饮片性状】本品呈圆形或椭圆形厚片。外表皮淡黄色至淡黄棕色，可见细小突起的须根痕。切面黄白色至淡黄色，粉性，有多数细孔。气微，味微苦。

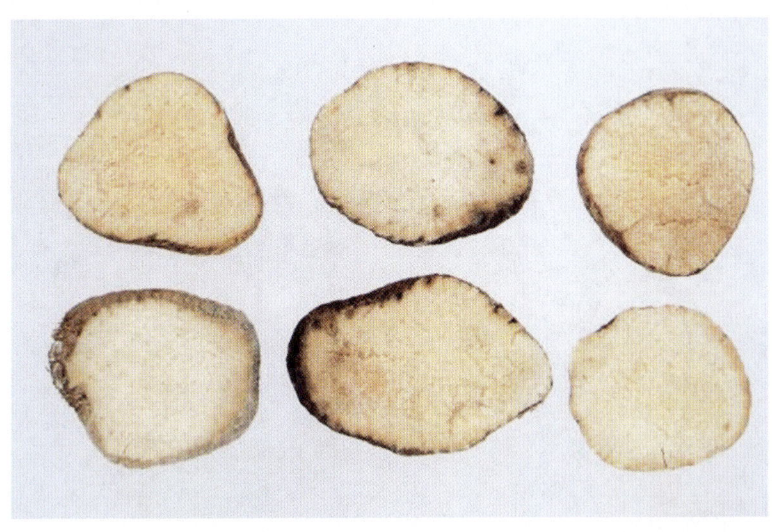

图 3-2-5　泽泻

茯苓（见图 3–2–6）

【来源】本品为多孔菌科真菌茯苓的干燥菌核。多于 7 ~ 9 月采挖，挖出后除去泥沙，堆置“发汗”后，摊开晾至表面干燥，再“发汗”，反复数次至现皱纹、内部水分大部散失后，阴干，称为“茯苓个”；或将鲜茯苓按不同部位切制，阴干，分别称为“茯苓块”和“茯苓片”。

【饮片性状】茯苓块为去皮后切制的茯苓，呈立方块状或方块状厚片，大小不一。白色、淡红色或淡棕色。

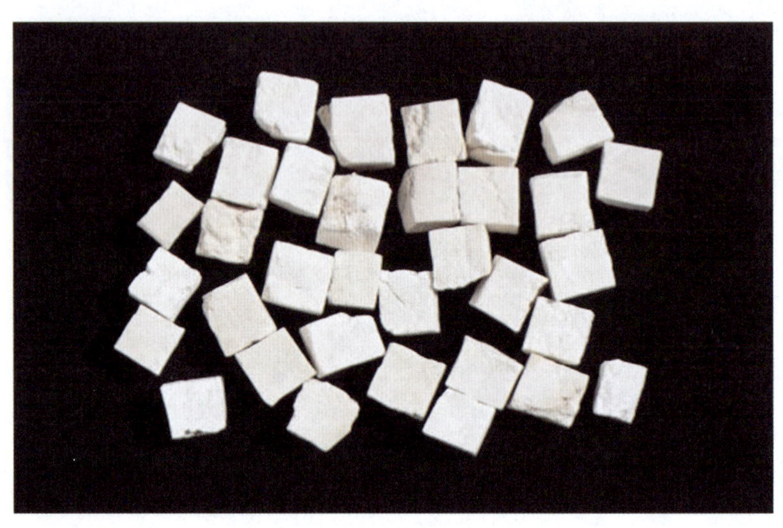

图 3–2–6　茯苓

二、加减四物汤处方饮片的性状鉴别

当归（见图 3–2–7）

【来源】本品为伞形科植物当归的干燥根。

【饮片性状】本品呈类圆形、椭圆形或不规则薄片。外表皮浅棕色至棕褐色。切面浅棕黄色或黄白色，平坦，有裂隙，中间有浅棕色的形成层环，并有多数棕色的油点，香气浓郁，味甘、辛、微苦。

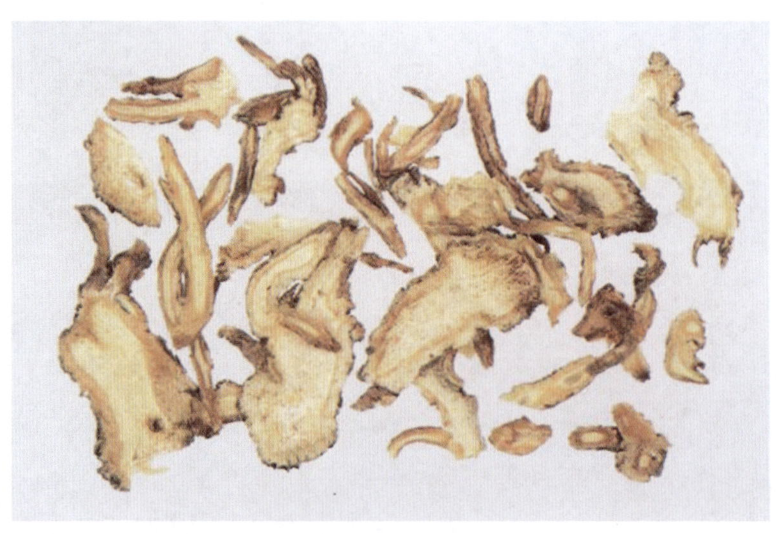

图 3–2–7　当归

川芎（见图 3–2–8）

【来源】本品为伞形科植物川芎的干燥根茎。

【饮片性状】本品为不规则厚片，外表皮灰褐色或褐色，有皱缩纹。切面黄白色或灰黄色，具有明显波状环纹或多角形纹理，散生黄棕色油点。质坚实。气浓香，味苦、辛，微甜。

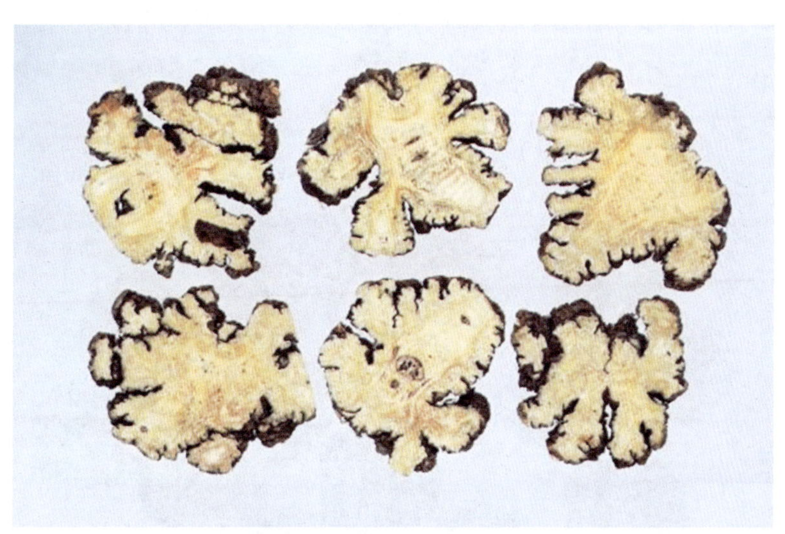

图 3–2–8 川芎

炒白芍（见图 3–2–9）

【来源】本品为毛茛科植物芍药的干燥根的炮制加工品。

【饮片性状】本品呈类圆形的薄片，表面微黄色或淡棕黄色，有的可见焦斑。气微香。

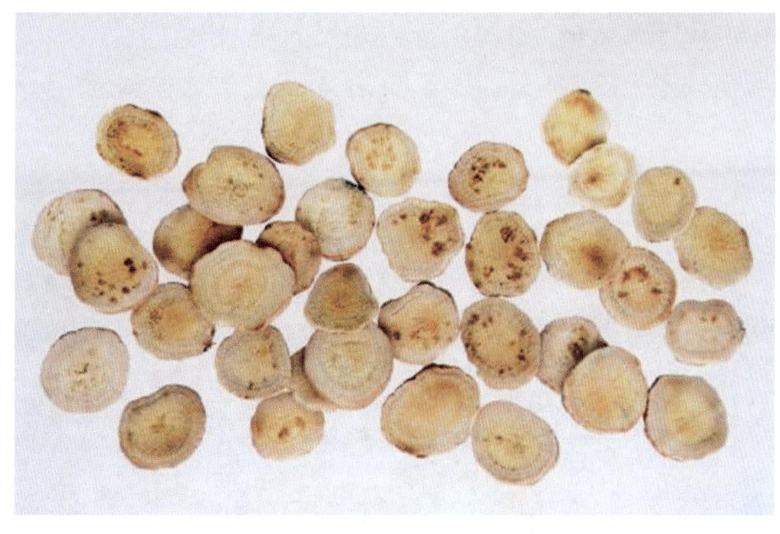

图 3–2–9 炒白芍

三、加减保和丸处方饮片的性状鉴别

炒山楂（见图 3-2-10）

【来源】本品为蔷薇科植物山里红或山楂的干燥成熟果实的炮制加工品。

【饮片性状】本品为圆形片，皱缩不平，直径 1 ~ 2.5 cm，厚 0.2 ~ 0.4 cm。果肉黄褐色，偶见焦斑。气清香，味酸、微甜。

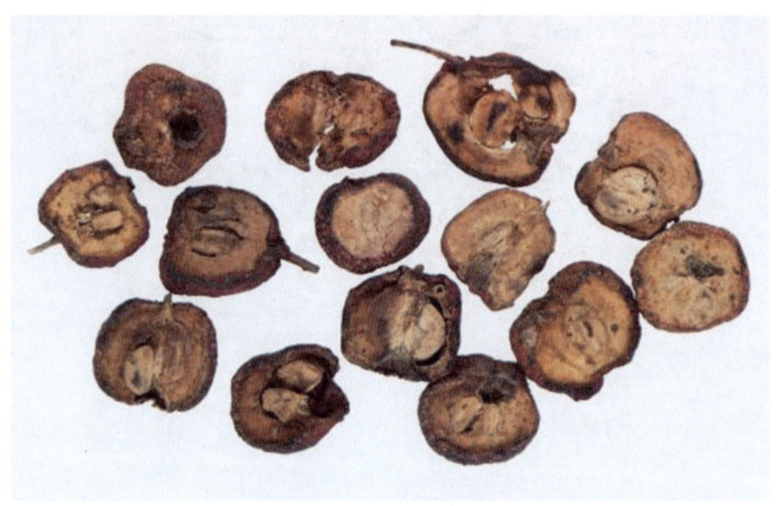

图 3-2-10　炒山楂

炒麦芽（见图 3-2-11）

【来源】本品为禾本科植物大麦的成熟果实经发芽干燥的炮制加工品。

【饮片性状】本品呈梭形，长 8 ~ 12 mm，直径 3 ~ 4 mm。表面棕黄色，偶有焦斑。有香气，味微苦。

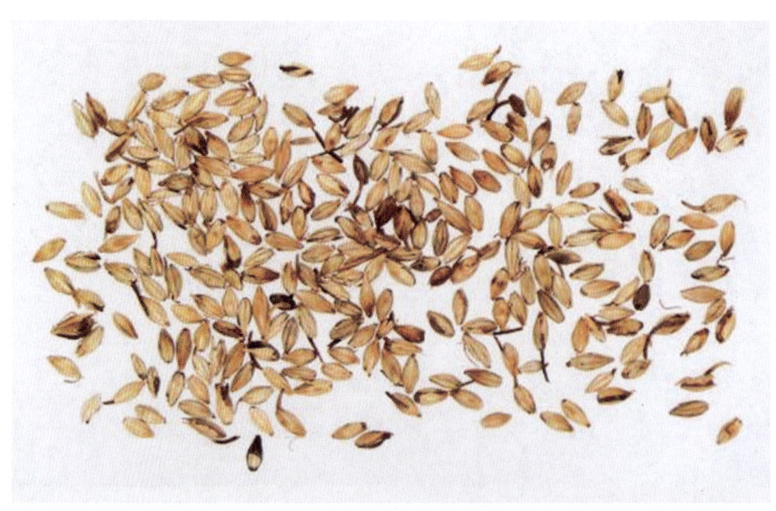

图 3-2-11　炒麦芽

炒六神曲（见图 3–2–12）

【来源】炒六神曲为麦粉、麸皮作基质，加入赤豆、杏仁混合粉与辣蓼等三味的鲜汁，捣和发酵，干燥，制成的曲块的炮制加工品。

【饮片性状】本品呈长方块状、不规则细小块状或粗颗粒状。表面焦黄色，粗糙，常有裂纹。断面不平坦，呈颗粒状。质脆易碎。有香气，味微苦。

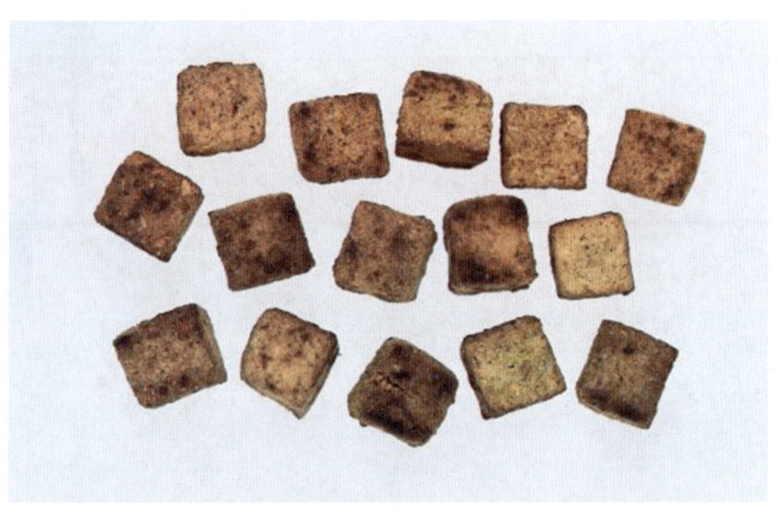

图 3–2–12　炒六神曲

竹茹（见图 3–2–13）

【来源】本品为禾本科植物青秆竹、大头典竹或淡竹的茎秆的干燥中间层。

【饮片性状】本品为卷曲成团的不规则丝条或呈长条形薄片状。宽窄厚薄不等，浅绿色、黄绿色或黄白色。纤维性，体轻松，质柔韧，有弹性。气微，味淡。

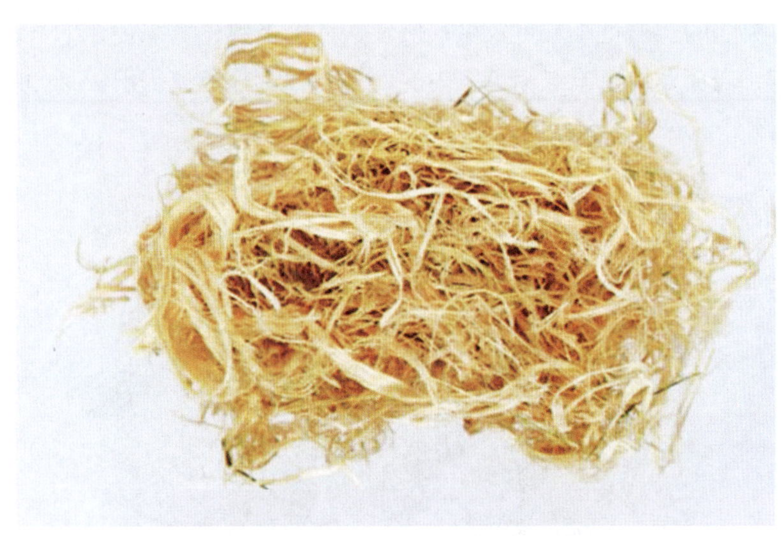

图 3–2–13　竹茹

陈皮（见图 3-2-14）

【来源】本品为芸香科植物橘及其栽培变种的干燥成熟果皮。

【饮片性状】本品呈不规则的条状或丝状。外表面橙红色或红棕色，有细皱纹和凹下的点状油室。内表面浅黄白色，粗糙，附黄白色或黄棕色筋络状维管束。气香，味辛、苦。

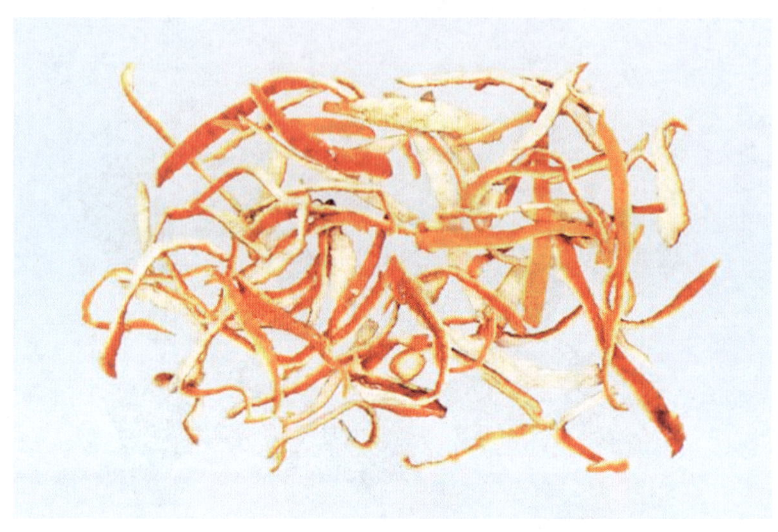

图 3-2-14 陈皮

连翘（见图 3-2-15）

【来源】本品为木犀科植物连翘的干燥果实。秋季果实初熟尚带绿色时采收，除去杂质，蒸熟，晒干，习称“青翘”；果实熟透时采收，晒干，除去杂质，习称“老翘”。

【饮片性状】本品呈长卵形至卵形，稍扁，长 1.5 ~ 2.5 cm，直径 0.5 ~ 1.3 cm。表面有不规则的纵皱纹和多数突起的小斑点，两面各有 1 条明显的纵沟。顶端锐尖，基部有小果梗或已脱落。青翘多不开裂，表面绿褐色，突起的灰白色小斑点较少；质硬，种子多数，黄绿色，细长，一侧有翅。老翘自顶端开裂或裂成两瓣，表面黄棕色或红棕色，内表面多为浅黄棕色，平滑，具一纵隔；质脆；种子棕色，多已脱落。气微香，味苦。

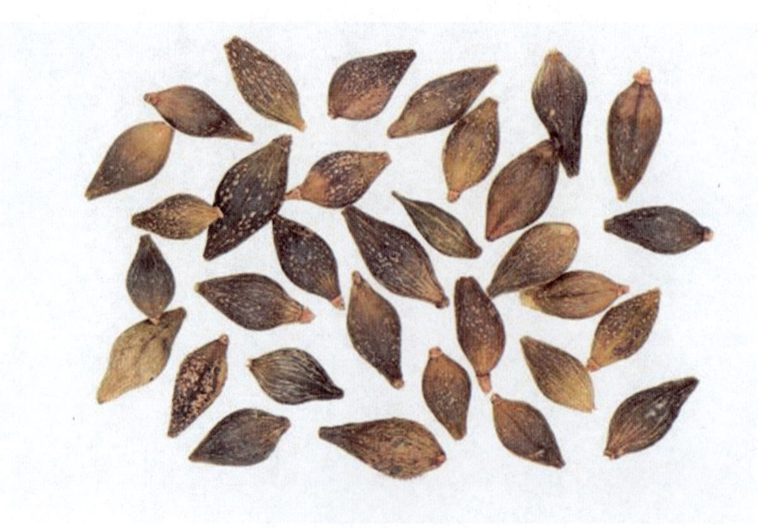

图 3-2-15 连翘

炒莱菔子（见图 3-2-16）

【来源】本品为十字花科植物萝卜的干燥成熟种子的炮制加工品。

【饮片性状】本品呈类卵圆形或椭圆形，稍扁，长 2.5 ~ 4 mm，宽 2 ~ 3 mm。表面微鼓起，色泽加深，质酥脆，气微香。

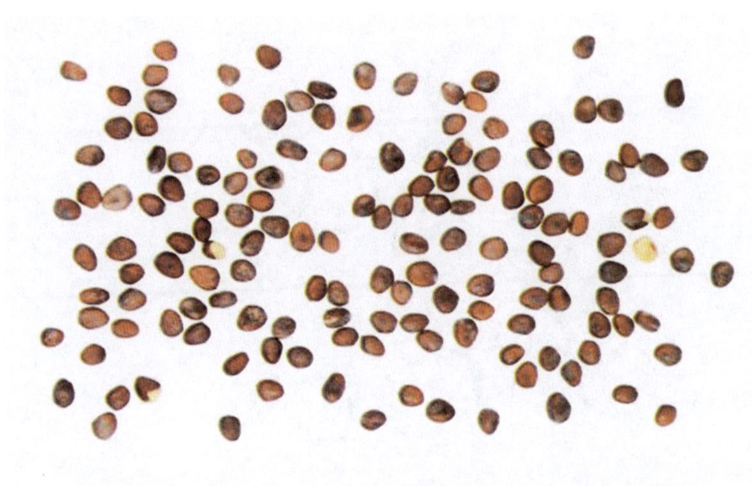

图 3-2-16　炒莱菔子

四、加减桂枝汤处方饮片的性状鉴别

桂枝（见图 3-2-17）

【来源】本品为樟科植物肉桂的干燥嫩枝。

【饮片性状】本品呈类圆形或椭圆形的厚片。表面红棕色至棕色，有时可见点状皮孔或纵棱线。切面皮部红棕色，木部黄白色或浅黄棕色，髓部类圆形或略呈方形，有特异香气，味甜、微辛。

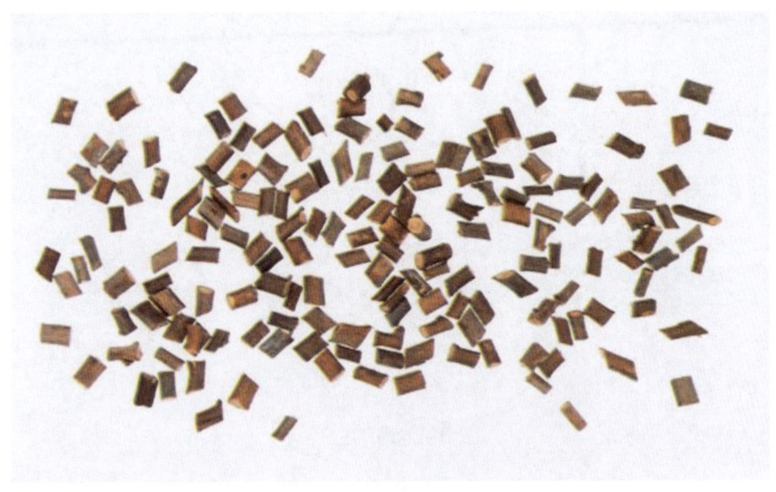

图 3-2-17　桂枝

甘草（见图 3–2–18）

【来源】本品为豆科植物甘草、胀果甘草或光果甘草的干燥根和根茎。

【性状】本品呈类圆形或椭圆形的厚片。外表皮红棕色或灰棕色，具纵皱纹。切面略显纤维性，中心黄白色，有明显放射状纹理及形成层环。质坚实，具粉性。气微，味甜而特殊。

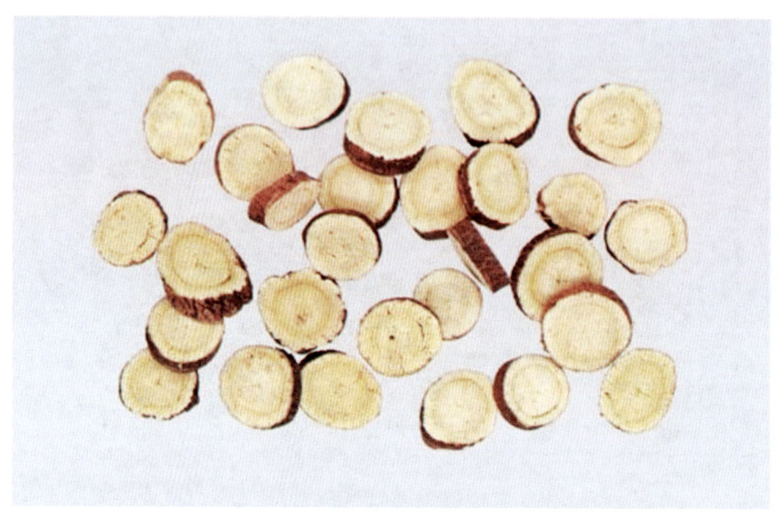

图 3–2–18　甘草

白芍（见图 3–2–19）

【来源】本品为毛茛科植物芍药的干燥根。

【饮片性状】本品呈类圆形的薄片。表面淡棕红色或类白色。切面微带棕红色或类白色，形成层环明显，可见稍隆起的筋脉纹呈放射状排列。气微，味微苦、酸。

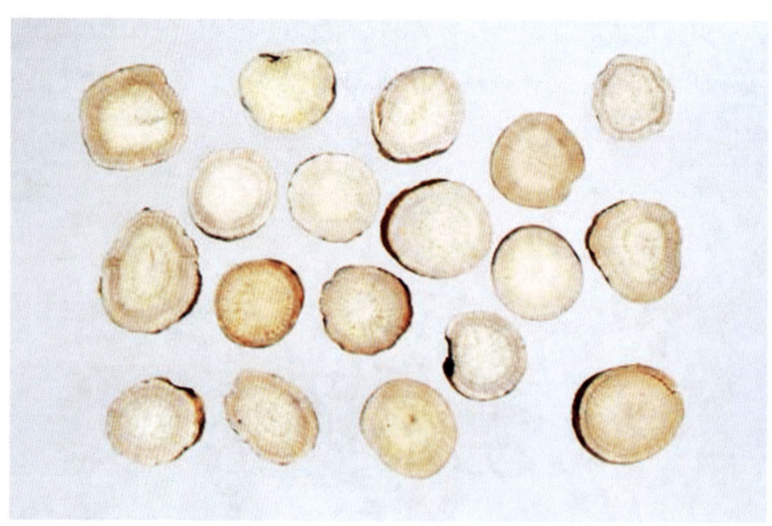

图 3–2–19　白芍

五、加减银翘散处方饮片的性状鉴别

金银花（见图 3-2-20）

【来源】本品为忍冬科植物忍冬的干燥花蕾或带初开的花。

【饮片性状】本品呈棒状，上粗下细，略弯曲，长 2~3 cm，上部直径约 3 mm，下部直径约 1.5 mm。表面黄白色或绿白色（贮久色渐深），密被短柔毛。偶见叶状苞片。花萼绿色，先端 5 裂，裂片有毛，长约 2 mm。开放者花冠筒状，先端二唇形；雄蕊 5，附于筒壁，黄色；雌蕊 1，子房无毛。气清香，味淡、微苦。

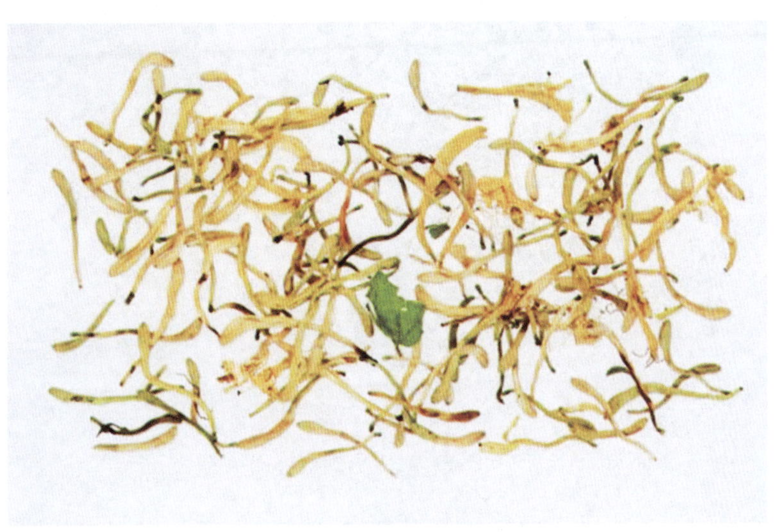

图 3-2-20 金银花

桔梗（见图 3-2-21）

【来源】本品为桔梗科植物桔梗的干燥根。

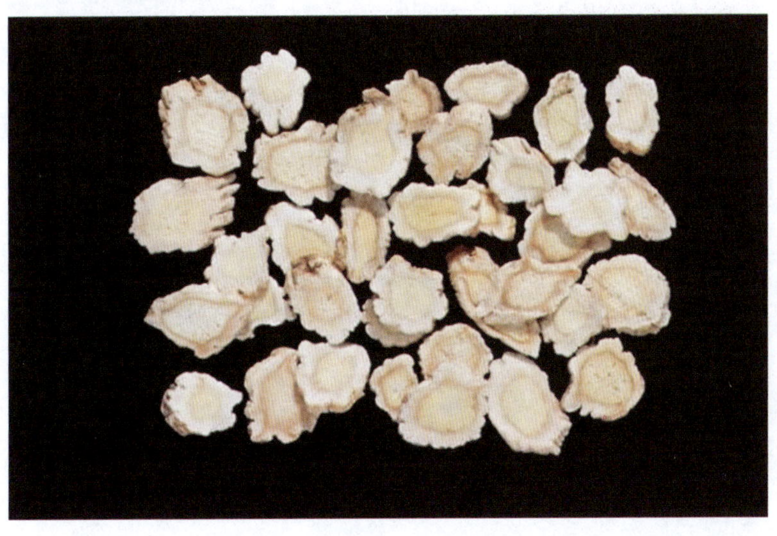

图 3-2-21 桔梗

【饮片性状】本品呈椭圆形或不规则厚片。外皮多已除去或偶有残留。切面皮部黄白色，较窄；形成层环纹明显，棕色；木部宽，有较多裂隙。气微，味微甜后苦。

薄荷（见图 3-2-22）

【来源】本品为唇形科植物薄荷的干燥地上部分。

【饮片性状】本品呈不规则的段。茎方柱形，表面紫棕色或淡绿色，具纵棱线，棱角处具茸毛。切面白色，中空。叶多破碎，上表面深绿色，下表面灰绿色，稀被茸毛。轮伞花序腋生，花萼钟状，先端 5 齿裂，花冠淡紫色。揉搓后有特殊清凉香气，味辛凉。

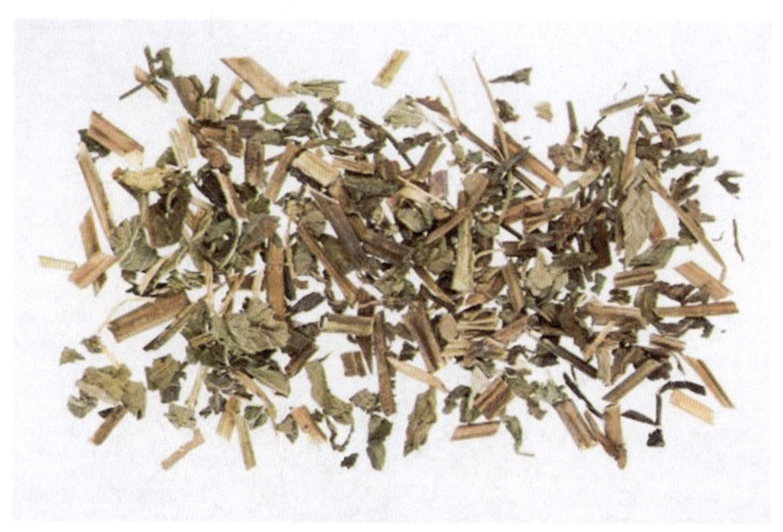

图 3-2-22　薄荷

淡豆豉（见图 3-2-23）

【来源】本品为豆科植物大豆的干燥成熟种子（黑豆）的发酵加工品。

【饮片性状】本品呈椭圆形，略扁，长 0.6 ~ 1 cm，直径 0.5 ~ 0.7 cm。表面黑色，皱缩不平，种皮未破损者，可见一侧有长椭圆形种脐。质稍柔软或脆，断面棕黑色。气香，味微甘。

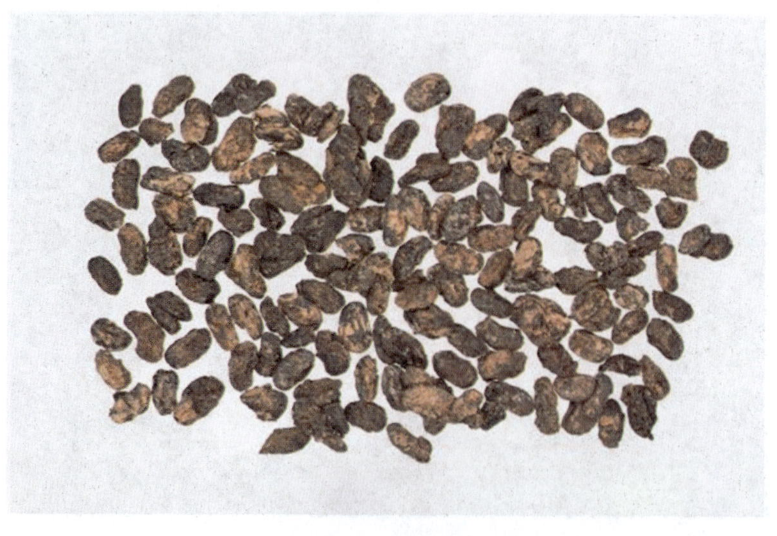

图 3-2-23　淡豆豉

淡竹叶（见图 3-2-24）

【来源】本品为禾本科植物淡竹叶的干燥茎叶。夏季未抽花穗前采割，晒干。

【饮片性状】本品呈不规则的段、片，可见茎碎片、节和开裂的叶鞘。叶碎片浅绿色或黄绿色，有的皱缩卷曲，叶脉平行，具横行小脉，形成长方形的网格状，下表面尤为明显。体轻，质柔韧。气微，味淡。

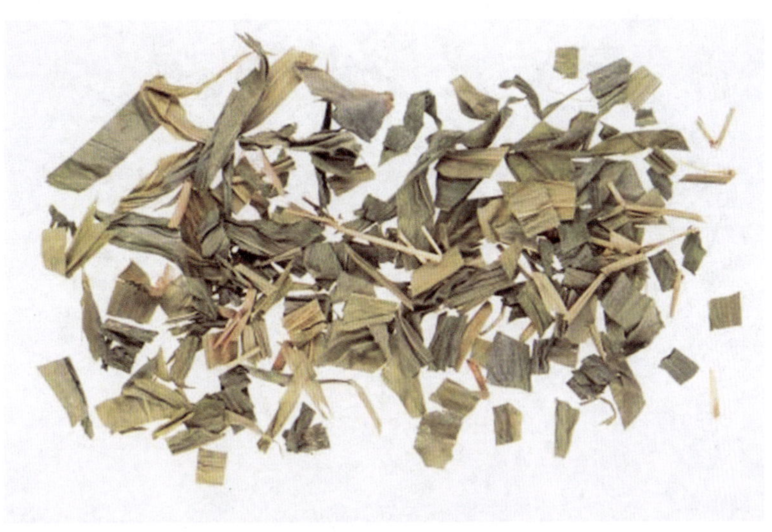

图 3-2-24 淡竹叶

牛蒡子（见图 3-2-25）

【来源】本品为菊科植物牛蒡的干燥成熟果实。

【饮片性状】本品呈长倒卵形，略扁，微弯曲，长 5 ~ 7 mm，宽 2 ~ 3 mm。表面灰褐色，带紫黑色斑点，有数条纵棱，通常中间 1 ~ 2 条较明显。顶端钝圆，稍宽，顶面有圆环，中间具点状花柱残迹；基部略窄，着生面色较淡。果皮较硬，子叶 2，淡黄白色，富油性。气微，味苦后微辛而稍麻舌。

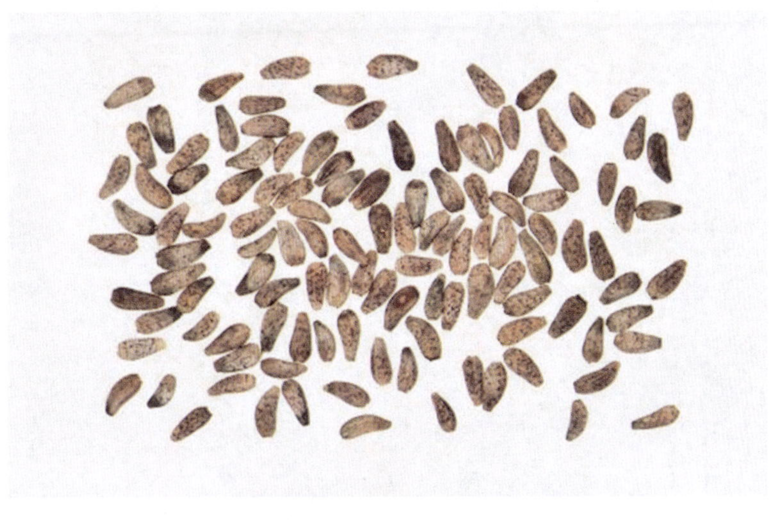

图 3-2-25 牛蒡子

荆芥（见图 3-2-26）

【来源】本品为唇形科植物荆芥的干燥地上部分。

【饮片性状】本品呈不规则的段。茎呈方柱形，表面淡黄绿色或淡紫红色，被短柔毛。切面类白色。叶多已脱落。穗状轮伞花序。气芳香，味微涩而辛凉。

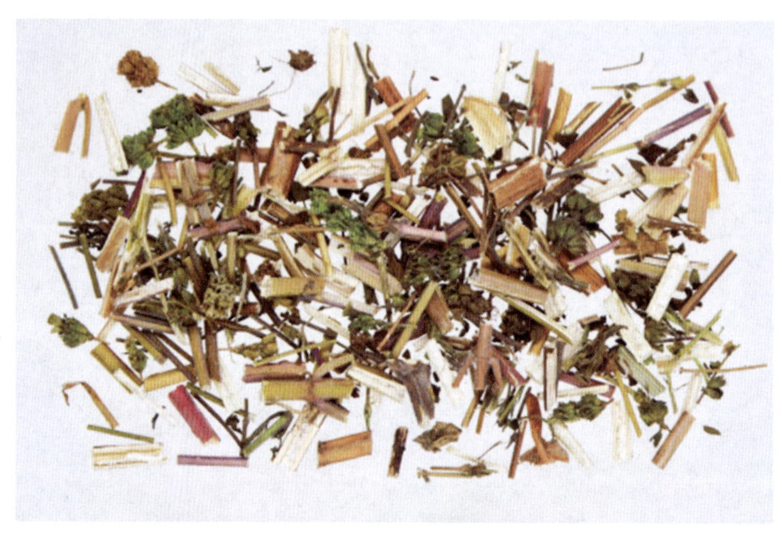

图 3-2-26 荆芥

芦根（见图 3-2-27）

【来源】本品为禾本科植物芦苇的新鲜或干燥根茎。

【饮片性状】鲜芦根 本品呈圆柱形段。表面黄白色，有光泽，节呈环状。切面黄白色，中空，有小孔排列成环。气微，味甘。

芦根 本品呈扁圆柱形。表面黄白色，节间有纵皱纹。切面中空，有小孔排列成环。

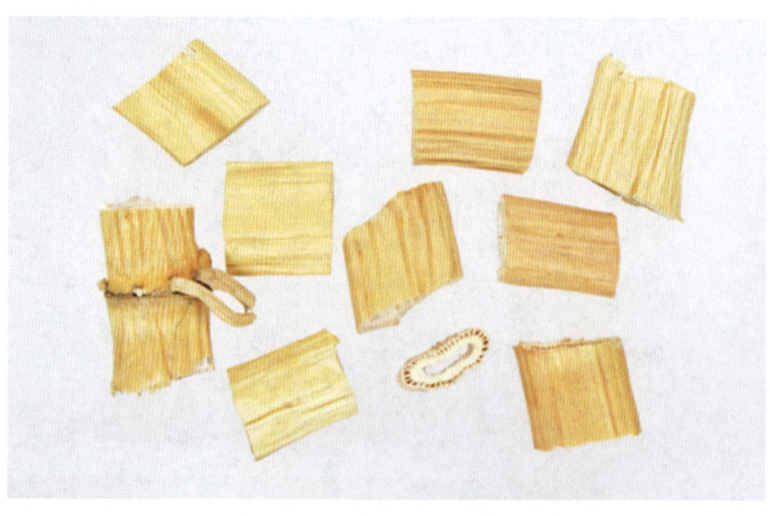

图 3-2-27 芦根

浮萍（见图 3-2-28）

【来源】本品为浮萍科植物紫萍的干燥全草。

【饮片性状】本品为扁平叶状体，呈卵形或卵圆形，长径 2 ~ 5 mm。上表面淡绿色至灰绿色，偏侧有 1 小凹陷，边缘整齐或微卷曲。下表面紫绿色至紫棕色，着生数条须根。体轻，手捻易碎。气微，味淡。

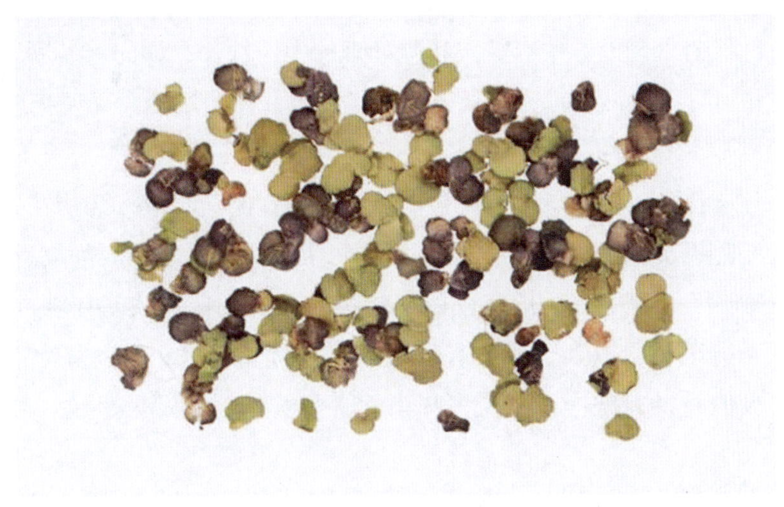

图 3-2-28　浮萍

第 3 节　调 配 处 方

一、操作规程

1. 阅览处方。中药调剂员接到已缴费的处方后，要从头到尾认真阅览处方，发现问题及时与收方人员联系解决。无误后方可进行调配。

2. 上盛药盘或包药纸。按照处方所开中药剂数将相应数量的包药纸分开放在调剂台上。要求按序摆放，不能重叠。

3. 按照处方药名逐味、逐行抓配。

4. 看一味，抓一味。看处方一定要走到处方前，看清楚药名、剂量、脚注，切忌一次看两三味药并凭记忆操作，也勿远远地瞟一眼就抓，以免出现差错。

5. 砣绳先定位，再抓药。先将砣绳移至需要称量的戥星上，用拇指压住，然后找药斗，右手拉斗，抓药。戥盘靠近药斗将药取出，只可用手由药斗内向戥盘抓药，不允许直接用戥盘向药斗内撮药。

6. 提戥齐眉，随手推斗。抓药后，右手提毫使戥盘悬空，左手稍离开戥杆，提戥齐眉。戥杆呈水平状态表示称量准确。称完一味药后要顺手将药斗推回，既避免将药味污染，又保持药斗整体美观，也不影响操作。

7. 等量递减，逐剂回戥。调配一方多剂时，可一次称出多剂单味药的总量（即称取克数 = 单味药剂量 × 剂数），再按剂数分开，称为“分剂量”。分剂量时要每倒一次药，称量一次，即“等量递减，逐剂回戥”。不可凭主观臆测以手代戥，随意估量分剂或抓配。每一剂的重量误差应控制在 ±5%。中药调剂员应练就“一抓准”的本领，以提高配方速度。

8. 脚注中药饮片。及时处理处方中有需要特殊处理的中药饮片，如先煎、后下、包煎、冲服、烊化、另煎等，应单包并注明用法；有鲜药时，应分剂量单包并注明用法。不要把脚注中药饮片放在最后处理，以免遗忘。

9. 倒药时按方序逐味摆放以便于核对，向包药纸或盛药盘倒药时应按药物在处方上所列的顺序排列。倒药时应注意相邻两味药尽量不要相互压盖，更不可混放一堆，应间隔平放。

10. 部分中药要捣碎。处方中有质地坚硬的矿物类、贝壳类或果实种子类中药饮片，应称取后置专用冲筒内捣碎后再分剂量，以利于煎出有效成分。冲筒应洁净，无残留物，捣碎有特殊气味或有毒中药饮片后，应及时将冲筒洗净，以免串味串性，影响疗效或发生事故。临时捣碎程度以适度为宜。

加减六味地黄丸处方的调配操作可见视频 3-3-1，加减四物汤处方的调配操作可见视频 3-3-2，加减保和丸处方的调配操作可见视频 3-3-3，加减桂枝汤处方的调配操作可见视频 3-3-4，加减银翘散处方的调配操作可见视频 3-3-5。

视频 3-3-1
加减六味地黄丸
处方的调配

视频 3-3-2
加减四物汤
处方的调配

视频 3-3-3
加减保和丸
处方的调配

视频 3-3-4
加减桂枝汤
处方的调配

视频 3-3-5
加减银翘散
处方的调配

二、操作注意事项

1. 严格按执业医师处方要求进行调配，不准生炙不分，以生代炙。处方中有需要临时炮制加工的中药饮片，可称取生品后由专人按照炮制方法进行炮制，炮制品要符合质量要求。

2. 调配时若发现有伪劣中药饮片、不合格中药饮片、发霉变质中药饮片等，应及时更换，再行调配。

3. 调配含有毒性中药饮片的处方，每次处方剂量不得超过2日剂量，对处方未注明“生用”的，应给付炮制品。处方保存2年备查。

4. 罂粟壳不得单方发药，必须凭有麻醉药处方权的执业医师签名的淡红色处方方可调配，每张处方不得超过3日用量，连续使用不得超过7天，成人的常用量为每日3～6 g。处方保存3年备查。

5. 调配过程中，不小心洒落地上的药物，不得捡起放回药斗，更不允许捡起放入戥秤。

第四章 常见处方的自查与复核

中药处方经调配后，必须经中药调剂员自查和执业药师复核无误后方可包装，以确保用药安全与有效。常见处方的自查与复核，是确保准确调配和用药安全的重要环节，主要包括自查处方和复核处方两个工作步骤。

第1节 自 查 处 方

一、中药处方调配自查的内容及注意事项

（一）中药处方调配自查的内容

1. 核对调配好的中药饮片是否与处方所开药味及剂数相符，有无错配、漏配、多配或掺杂异物。

2. 审查配好的药物中有无配伍禁忌、妊娠禁忌。

3. 目测检查称取的分量是否与处方相符，包括单味药的剂量、单剂药的总量、各剂间的分剂量。单剂药的剂量误差应小于 ±5%，必要时要复称。

4. 检查中药饮片有无生虫、发霉等变质现象，有无以生代制、生制不分、处方应付错误，有无籽药、整药应捣未捣情况。

5. 需要特殊处理的药物是否按要求单包，贵重药、剧毒药、自费药剂量是否准确，处理是否得当。

6. 审查处方上执业医师、审方人员签字是否齐全。

以加减保和丸处方为例，自查的操作过程可见视频 4–1–1。

视频 4–1–1
加减保和丸
处方的自查

（二）注意事项

调配完一方后，调配人员先将戥秤放好，自行逐味检查一遍，确认无误后在处方后记“调配”处签字，再交予执业药师转入复核环节。

二、272 种常见中药饮片的性状鉴别

（一）除加减四物汤处方以外的 61 味相关中药饮片的性状鉴别

紫菀（见图 4–1–1）

【来源】本品为菊科植物紫菀的干燥根和根茎。

【饮片性状】本品呈不规则的厚片或段。根外表皮紫红色或灰红色，有纵皱纹。切面淡棕色，中心具棕黄色的木心。气微香，味甜，微苦。

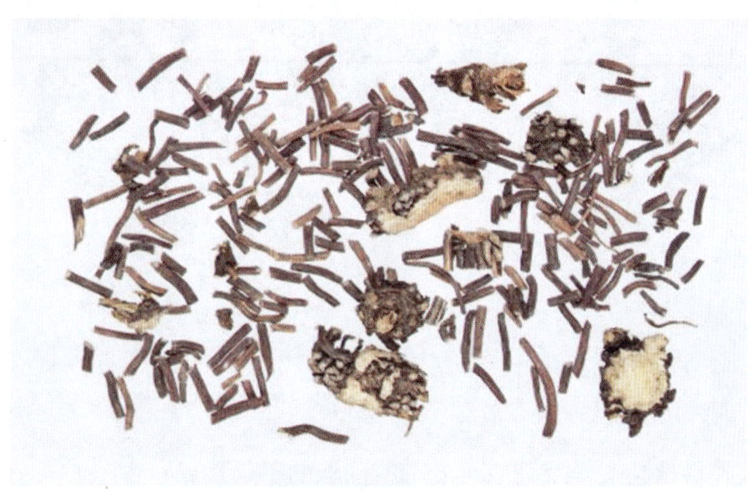

图 4–1–1　紫菀

何首乌（见图 4–1–2）

【来源】本品为蓼科植物何首乌的干燥块根。

【饮片性状】本品呈不规则的厚片或块。外表皮红棕色或红褐色，皱缩不平，有浅沟，并有横长皮孔样突起及细根痕。切面浅黄棕色或浅红棕色，显粉性；横切面有的皮部可见云锦状花纹，中央木部较大，有的呈木心。气微，味微苦而甘涩。

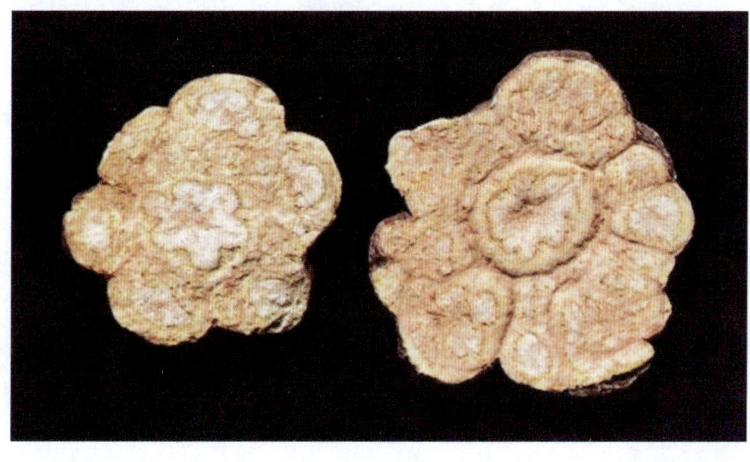

图 4–1–2　何首乌

制何首乌（见图 4–1–3）

【来源】本品为何首乌的炮制加工品。

【饮片性状】本品呈不规则皱缩状的块片，厚约 1 cm。表面黑褐色或棕褐色，凹凸不平。质坚硬，断面角质样，棕褐色或黑色。气微，味微甘而苦涩。

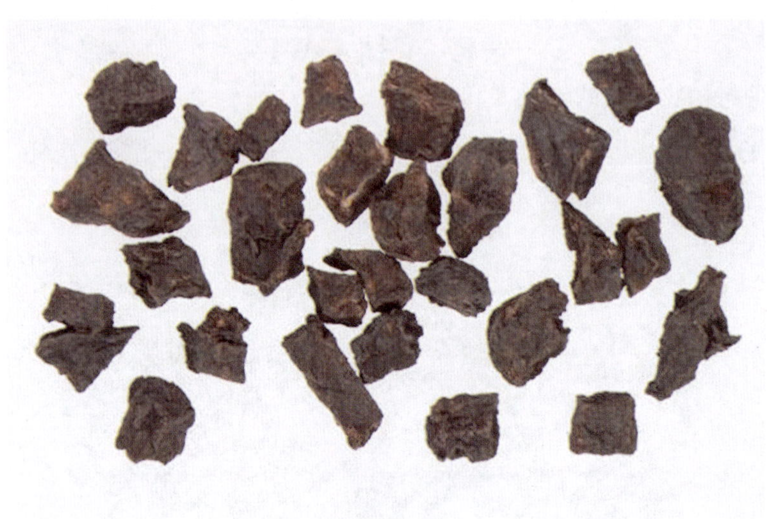

图 4–1–3 制何首乌

枳实（见图 4–1–4）

【来源】本品为芸香科植物酸橙及其栽培变种或甜橙的干燥幼果。

【饮片性状】本品呈不规则弧状条形或圆形薄片。切面外果皮黑绿色或棕褐色，中果皮部分黄白色至黄棕色，近外缘有 1～2 列点状油室，条片内侧或圆片中央具棕褐色瓤囊。气清香，味苦、微酸。

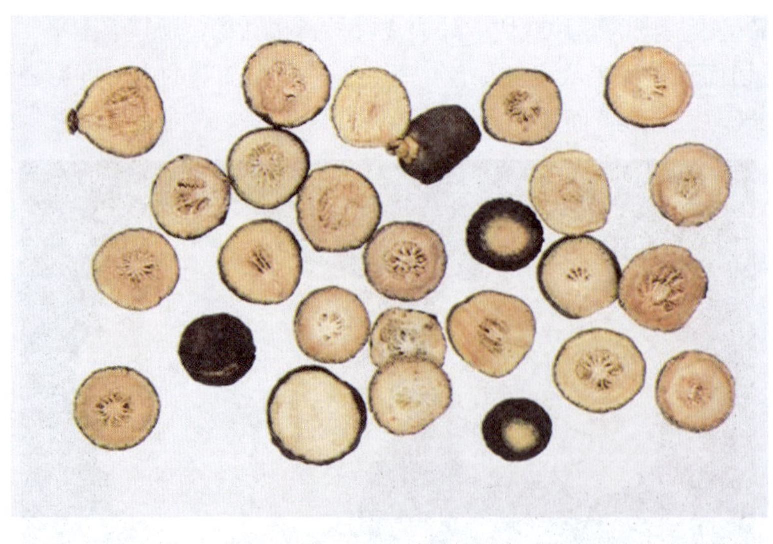

图 4–1–4 枳实

枳壳（见图 4–1–5）

【来源】本品为芸香科植物酸橙及其栽培变种的干燥未成熟果实。

【饮片性状】本品呈不规则弧状条形薄片。切面外果皮棕褐色至褐色，中果皮黄白色至黄棕色，近外缘有 1～2 列点状油室，内侧有的有少量紫褐色瓤囊。

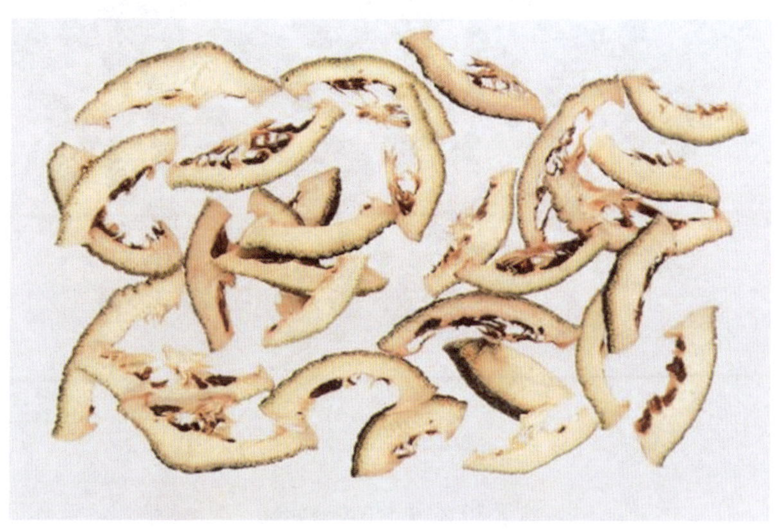

图 4-1-5　枳壳

泽兰（见图 4-1-6）

【来源】本品为唇形科植物毛叶地瓜儿苗的干燥地上部分。

【饮片性状】本品呈不规则的段。茎方柱形，四面均有浅纵沟，表面黄绿色或带紫色，节处紫色明显，有白色茸毛。切面黄白色，中空。叶多破碎，展平后呈披针形或长圆形，边缘有锯齿。有时可见轮伞花序。气微，味淡。

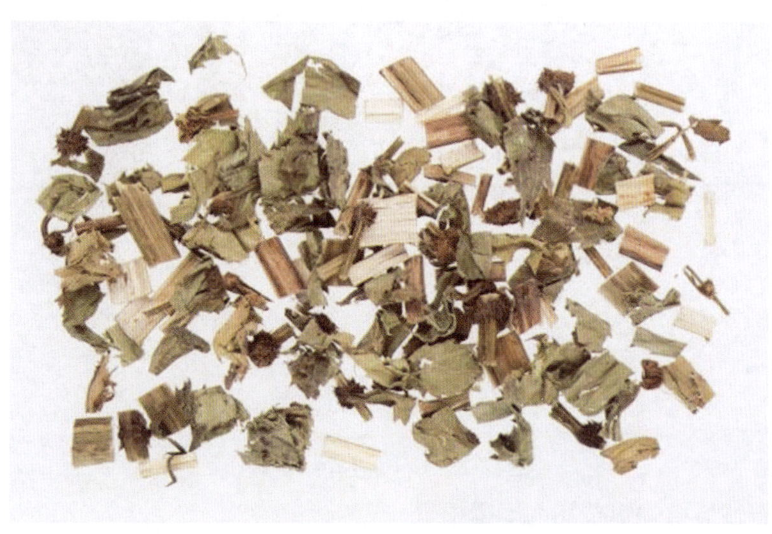

图 4-1-6　泽兰

月季花（见图 4-1-7）

【来源】本品为蔷薇科植物月季的干燥花。

【饮片性状】本品呈类球形，直径 1.5～2.5 cm。花托长圆形，萼片 5，暗绿色，先端尾尖；花瓣呈覆瓦状排列，有的散落，长圆形，紫红色或淡紫红色；雄蕊多数，黄色。体轻，质脆。气清香，味淡、微苦。

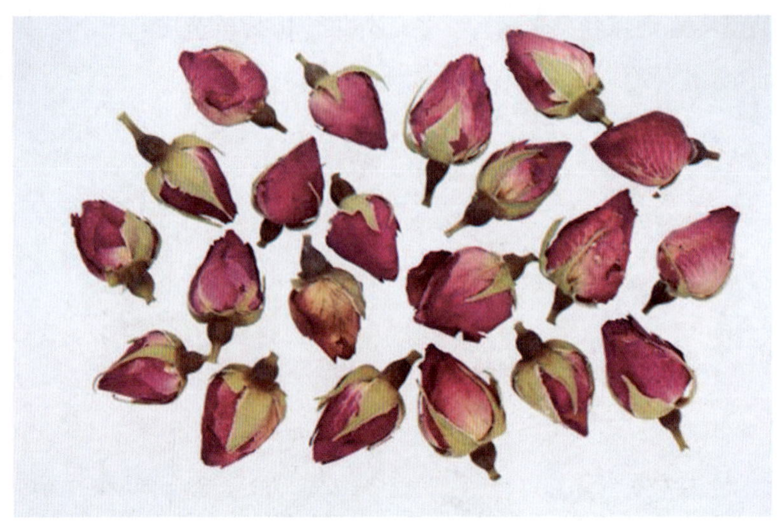

图 4-1-7 月季花

远志（见图 4-1-8）

【来源】本品为远志科植物远志或卵叶远志的干燥根。

【饮片性状】本品呈圆筒形的段。外表皮灰黄色至灰棕色，有横皱纹。切面棕黄色。气微，味苦、微辛，嚼之有刺喉感。

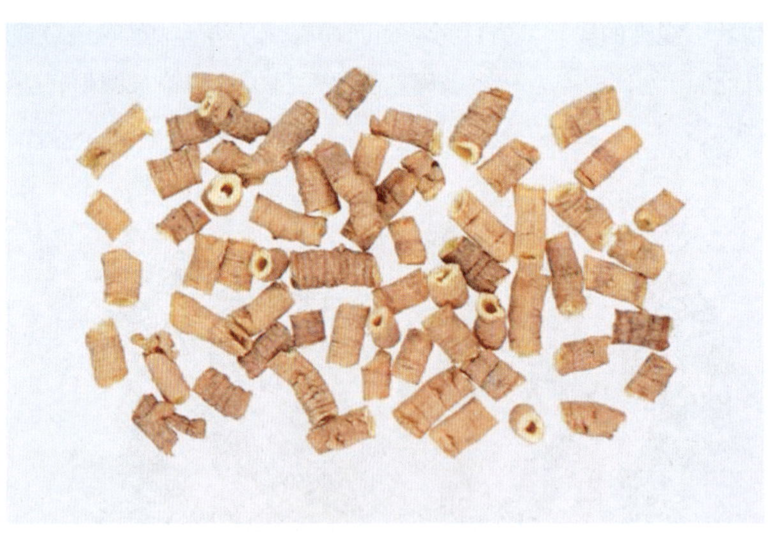

图 4-1-8 远志

银柴胡（见图 4-1-9）

【来源】本品为石竹科植物银柴胡的干燥根。

【饮片性状】本品为厚片状。表面浅棕黄色至浅棕色，有扭曲的纵皱纹和支根痕，多具孔穴状或盘状凹陷，习称“砂眼”，从砂眼处折断可见棕色裂隙中有细砂散出。根头部略膨大，有密集的呈疣状突起的芽苞、茎或根茎的残基，习称“珍珠盘”。质硬而脆，易折断，断面不平坦，较疏松，有裂隙，皮部甚薄，木部有黄、白色相间的放射状纹理。气微，味甘。

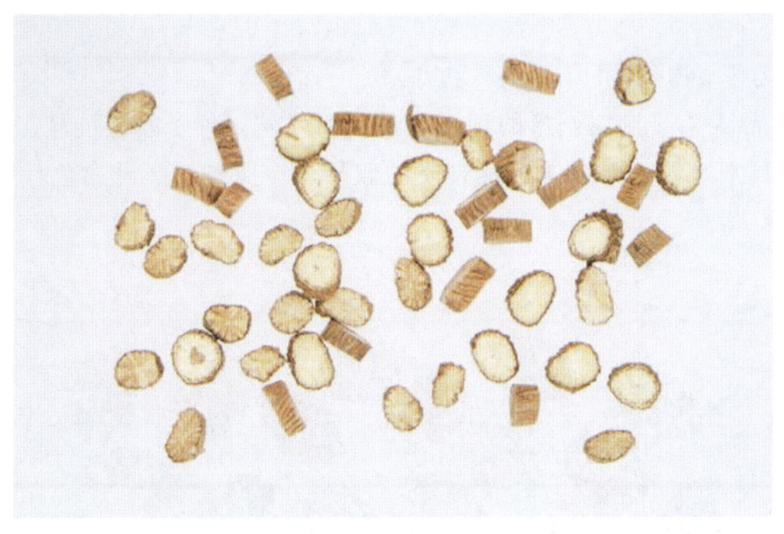

图 4-1-9　银柴胡

茵陈（见图 4-1-10）

【来源】本品为菊科植物滨蒿或茵陈蒿的干燥地上部分。春季采收的习称“绵茵陈”，秋季采割的称“花茵陈”。

【饮片性状】绵茵陈　本品多卷曲成团状，灰白色或灰绿色，全体密被白色茸毛，绵软如绒。茎细小，长 1.5 ~ 2.5 cm，直径 0.1 ~ 0.2 cm，除去表面白色茸毛后可见明显纵纹；质脆，易折断。叶具柄；展平后叶片呈一至三回羽状分裂，叶片长 1 ~ 3 cm，宽约 1 cm；小裂片卵形或稍呈倒披针形、条形，先端锐尖。气清香，味微苦。

花茵陈　本品茎呈圆柱形，多分枝，长 30 ~ 100 cm，直径 2 ~ 8 mm；表面淡紫色或紫色，有纵条纹，被短柔毛；体轻，质脆，断面类白色。叶密集，或多脱落；下部叶二至三回羽状深裂，裂片条形或细条形，两面密被白色柔毛；茎生叶一至二回羽状全裂，基部抱茎，裂片细丝状。头状花序卵形，多数集成圆锥状，长 1.2 ~ 1.5 mm，直径 1 ~ 1.2 mm，有短梗；总苞片 3 ~ 4 层，卵形，苞片 3 裂；外层雌花 6 ~ 10 个，可多达 15 个，内层两性花 2 ~ 10 个。瘦果长圆形，黄棕色。气芳香，味微苦。

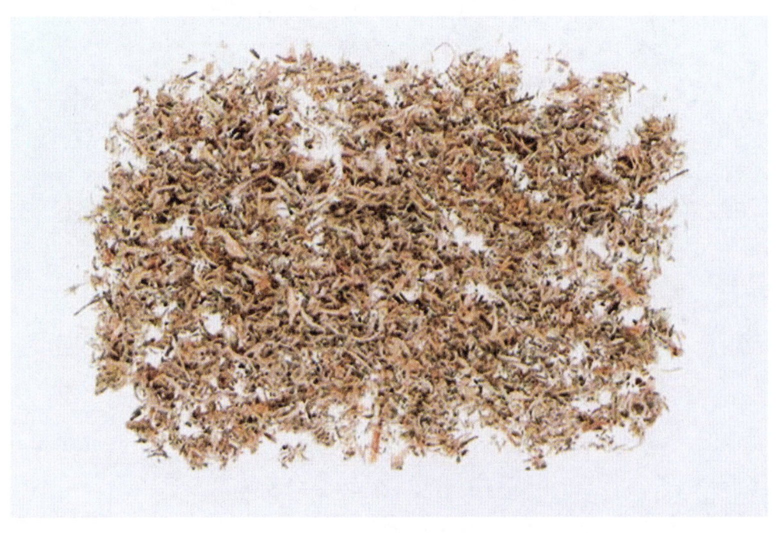

图 4-1-10　茵陈

益智（见图 4-1-11）

【来源】本品为姜科植物益智的干燥成熟果实。

【饮片性状】本品为不规则扁圆形的种子或种子团残瓣。种子略有钝棱，直径约 3 mm；表面灰黄色至灰褐色，具细皱纹；外被淡棕色膜质的假种皮；质硬，胚乳白色。有特异香气，味辛、微苦。

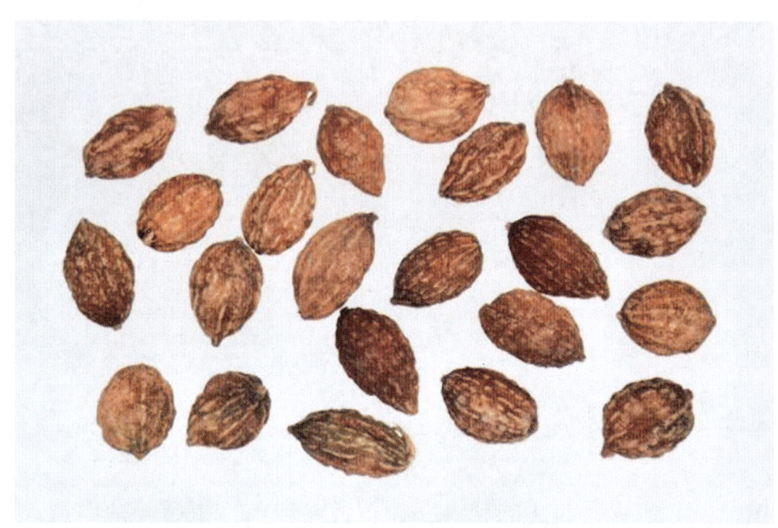

图 4-1-11　益智

百部（见图 4-1-12）

【来源】本品为百部科植物直立百部、蔓生百部或对叶百部的干燥块根。

【饮片性状】本品呈不规则厚片或不规则条形斜片；表面灰白色、棕黄色，有深纵皱纹；切面灰白色、淡黄棕色或黄白色，角质样；皮部较厚，中柱扁缩。质韧软。气微，味甘、苦。

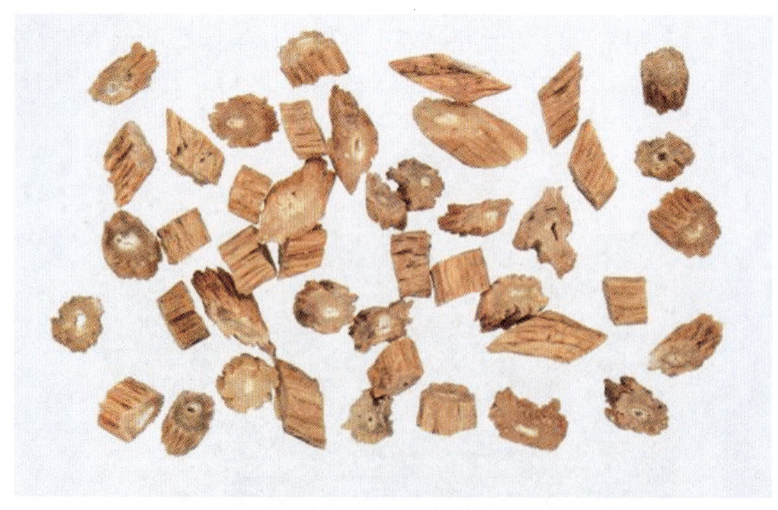

图 4-1-12　百部

薤白（见图 4-1-13）

【来源】本品为百合科植物小根蒜或薤的干燥鳞茎。

【饮片性状】小根蒜　本品呈不规则卵圆形，高 0.5 ~ 1.5 cm，直径 0.5 ~ 1.8 cm。表面黄白色或淡黄棕色，皱缩，半透明，有类白色膜质鳞片包被，底部有突起的鳞茎盘。质硬，角质样。有蒜臭，味微辣。

薤　本品呈略扁的长卵形，高 1 ~ 3 cm，直径 0.3 ~ 1.2 cm。表面淡黄棕色或棕褐色，具浅纵皱纹。质较软，断面可见鳞叶 2 ~ 3 层。嚼之粘牙。

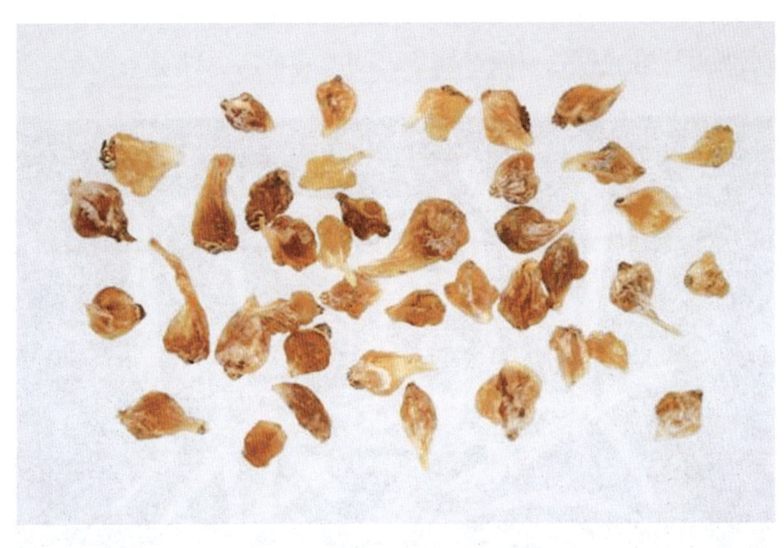

图 4–1–13　薤白

小茴香（见图 4–1–14）

【来源】本品为伞形科植物茴香的干燥成熟果实。

【饮片性状】本品为双悬果，呈圆柱形，有的稍弯曲，长 4 ~ 8 mm，直径 1.5 ~ 2.5 mm。表面黄绿色或淡黄色，两端略尖，顶端残留有黄棕色突起的柱基，基部有时有细小的果梗。分果呈长椭圆形，背面有纵棱 5 条，接合面平坦而较宽。横切面略呈五边形，背面的四边约等长。有特异香气，味微甜、辛。

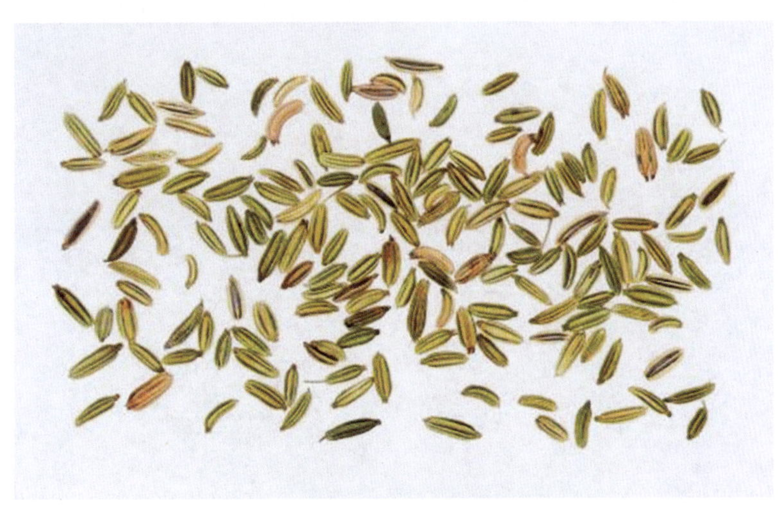

图 4–1–14　小茴香

香橼（见图 4-1-15）

【来源】本品为芸香科植物枸橼或香圆的干燥成熟果实。

【饮片性状】枸橼　本品呈不规则块状或丝条状，厚 0.2 ~ 0.5 cm。外果皮黄色或黄绿色，边缘呈波状，散有凹入的油点；中果皮黄白色或淡棕黄色，有不规则的网状突起的维管束；瓤囊偶见。质柔韧。气清香，味微甜而苦辛。

香圆　本品呈不规则块状或丝条状。表面黑绿色或黄棕色，密被凹陷的小油点及网状隆起的粗皱纹，质坚硬。边缘油点明显；瓤囊棕色或淡红棕色，间或有黄白色种子。气香，味酸而苦。

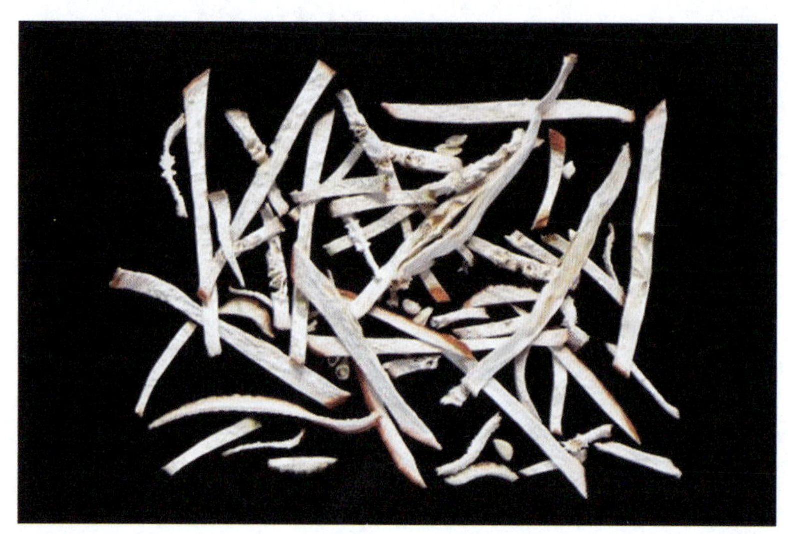

图 4-1-15　香橼

香薷（见图 4-1-16）

【来源】本品为唇形科植物石香薷或江香薷的干燥地上部分。前者习称“青香薷”，后者习称“江香薷”。

【饮片性状】本品为段状。

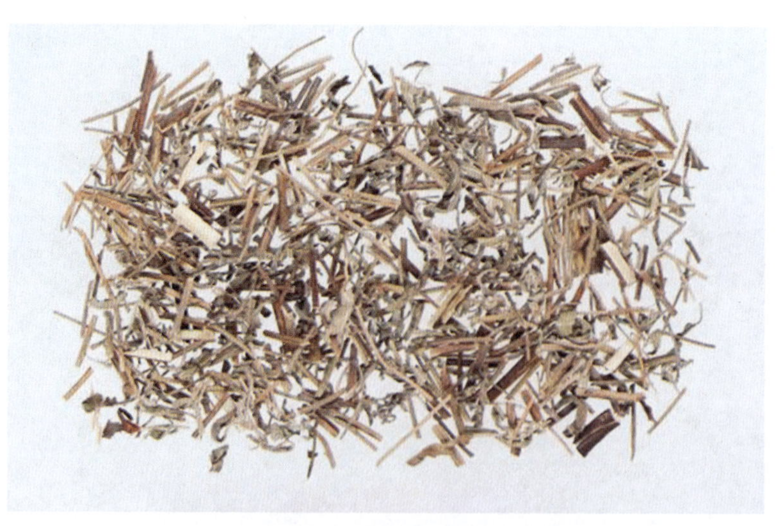

图 4-1-16　香薷

青香薷　本品全体密被白色茸毛。茎方柱形，基部类圆形，直径 1 ~ 2 mm，节明显，节间长 4 ~ 7 cm；质脆，易折断。叶对生，多皱缩或脱落，叶片展平后呈长卵形或披针形，暗绿色或黄绿色，边缘有 3 ~ 5 疏浅锯齿。穗状花序顶生及腋生，苞片圆卵形或圆倒卵形，脱落或残存；花萼宿存，钟状，淡紫红色或灰绿色，先端 5 裂，密被茸毛。小坚果 4，直径 0.7 ~ 1.1 mm，近圆球形，具网纹。气清香而浓，味微辛而凉。

江香薷　本品表面黄绿色，质较柔软。边缘有 5 ~ 9 疏浅锯齿。果实直径 0.9 ~ 1.4 mm，表面具疏网纹。

仙茅（见图 4-1-17）

【来源】本品为石蒜科植物仙茅的干燥根茎。

【饮片性状】本品呈类圆形或不规则形的厚片或段，外表皮棕色至褐色，粗糙，有的可见纵横皱纹和细孔状的须根痕。切面灰白色至棕褐色，有多数棕色小点，中间有深色环纹。气微香，味微苦、辛。

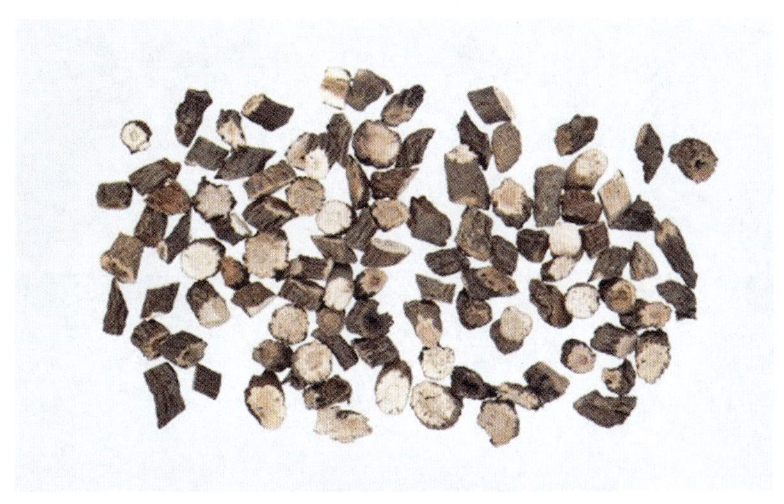

图 4-1-17　仙茅

夏枯草（见图 4-1-18）

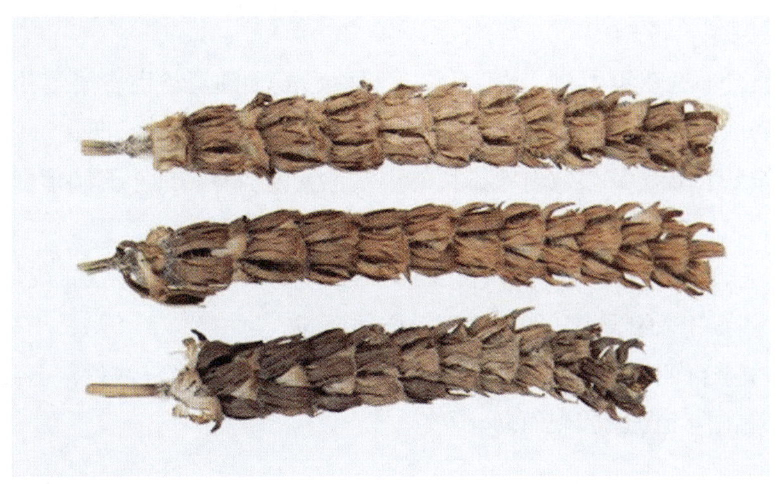

图 4-1-18　夏枯草

【来源】本品为唇形科植物夏枯草的干燥果穗。

【饮片性状】本品呈圆柱形，略扁，长 1.5 ~ 8 cm，直径 0.8 ~ 1.5 cm；淡棕色至棕红色。全穗由数轮至 10 数轮宿萼与苞片组成，每轮有对生苞片 2 片，呈扇形，先端尖尾状，脉纹明显，外表面有白毛。每一苞片内有花 3 朵，花冠多已脱落，宿萼二唇形，内有小坚果 4 枚，卵圆形，棕色，尖端有白色突起。体轻。气微，味淡。

射干（见图 4–1–19）

【来源】本品为鸢尾科植物射干的干燥根茎。

【饮片性状】本品呈不规则形或长条形的薄片。外表皮黄褐色、棕褐色或黑褐色，皱缩，可见残留的须根和须根痕，有的可见环纹。切面淡黄色或鲜黄色，具散在筋脉小点或筋脉纹，有的可见环纹。气微，味苦、微辛。

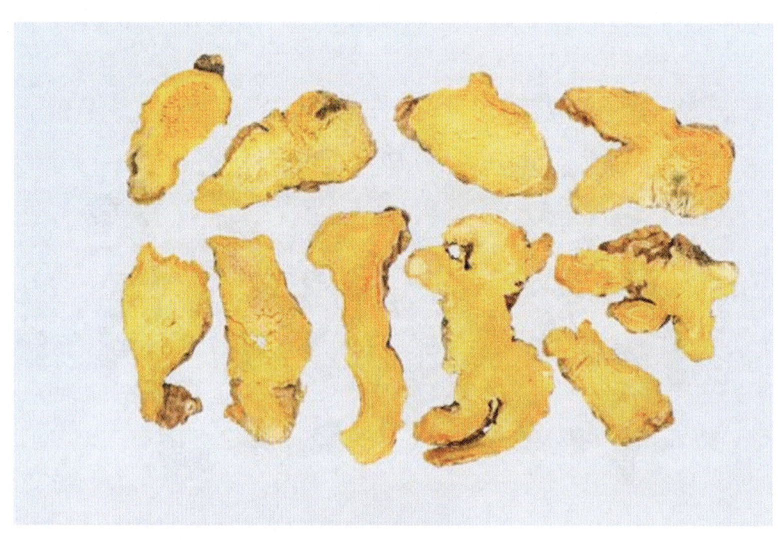

图 4–1–19　射干

桑　螵　蛸

【来源】本品为螳科昆虫中华大刀螂、棕污斑螳或广斧螳的干燥卵鞘。以上三种分别习称“团螵蛸”“长螵蛸”及“黑螵蛸”。

【饮片性状】团螵蛸（见图 4–1–20） 本品略呈圆柱形或半圆形，由多层膜状薄片叠成，长 2.5 ~ 4 cm，宽 2 ~ 3 cm。表面浅黄褐色，上面带状隆起不明显，底面平坦或有凹沟。体轻，质松而韧，横断面可见外层为海绵状，内层为许多放射状排列的小室，室内各有一细小椭圆形卵，深棕色，有光泽。气微腥，味淡或微咸。

长螵蛸　本品略呈长条形，一端较细，长 2.5 ~ 5 cm，宽 1 ~ 1.5 cm。表面灰黄色，上面带状隆起明显，带的两侧各有一条暗棕色浅沟和斜向纹理。质硬而脆。

黑螵蛸　本品略呈平行四边形，长 2 ~ 4 cm，宽 1.5 ~ 2 cm。表面灰褐色，上面带状隆起明显，两侧有斜向纹理，近尾端微向上翘。质硬而韧。

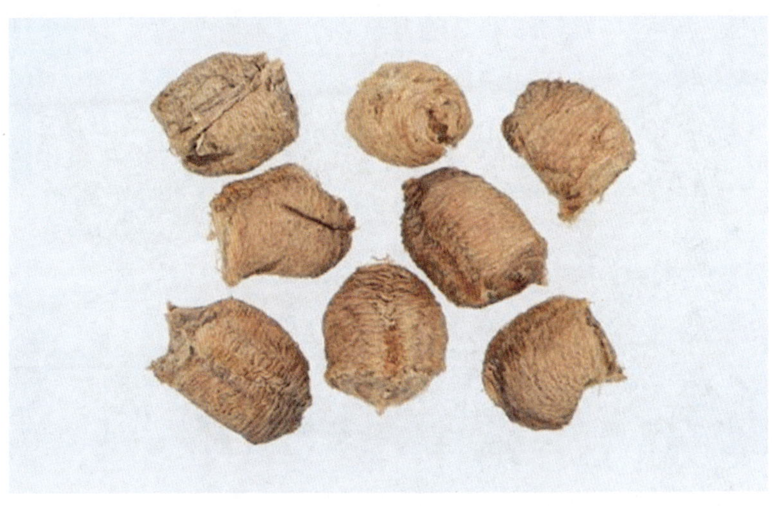

图 4-1-20　团螵蛸

桑寄生（见图 4-1-21）

【来源】本品为桑寄生科植物桑寄生的干燥带叶茎枝。

【饮片性状】本品为厚片或不规则短段。外表皮红褐色或灰褐色，具细纵纹，并有多数细小突起的棕色皮孔，嫩枝有的可见棕褐色茸毛。切面皮部红棕色，木部色较浅。叶多卷曲或破碎，完整者展平后呈卵形或椭圆形，表面黄褐色，幼叶被细茸毛，先端钝圆，基部圆形或宽楔形，全缘；革质。气微，味涩。

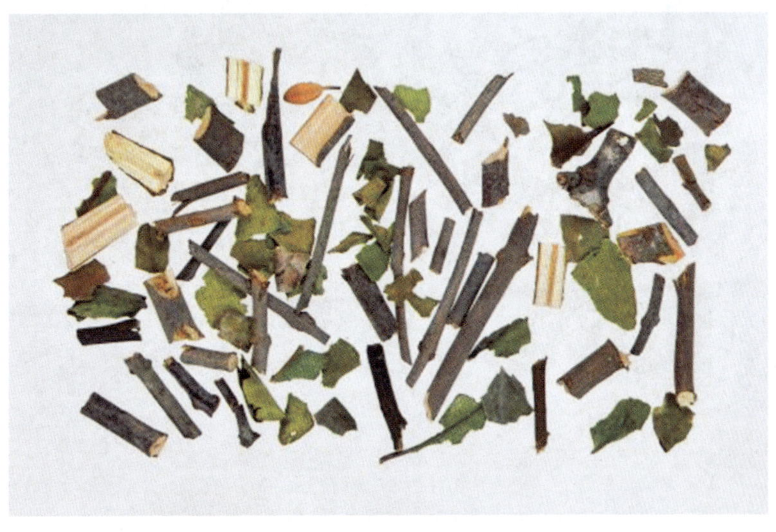

图 4-1-21　桑寄生

瞿麦（见图 4-1-22）

【来源】本品为石竹科植物瞿麦或石竹的干燥地上部分。

【饮片性状】本品呈不规则段。茎圆柱形，表面淡绿色或黄绿色，节明显，略膨大。切面中空。叶多破碎。花萼筒状，苞片 4 ~ 6。蒴果长筒形，与宿萼等长。种子细小，多数。气微，味淡。

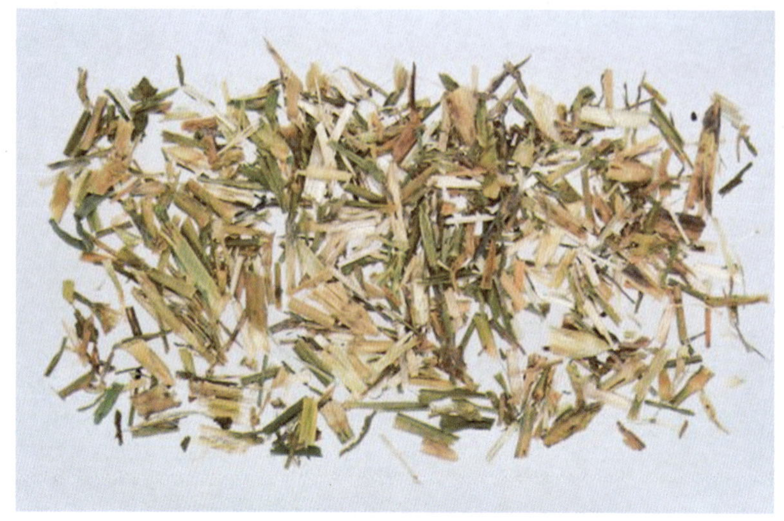

图 4-1-22 瞿麦

络石藤（见图 4-1-23）

【来源】本品为夹竹桃科植物络石的干燥带叶藤茎。

【饮片性状】本品呈不规则的段。茎圆柱形，表面红褐色，可见点状皮孔。切面黄白色，中空。叶全缘，略反卷；革质。气微，味微苦。

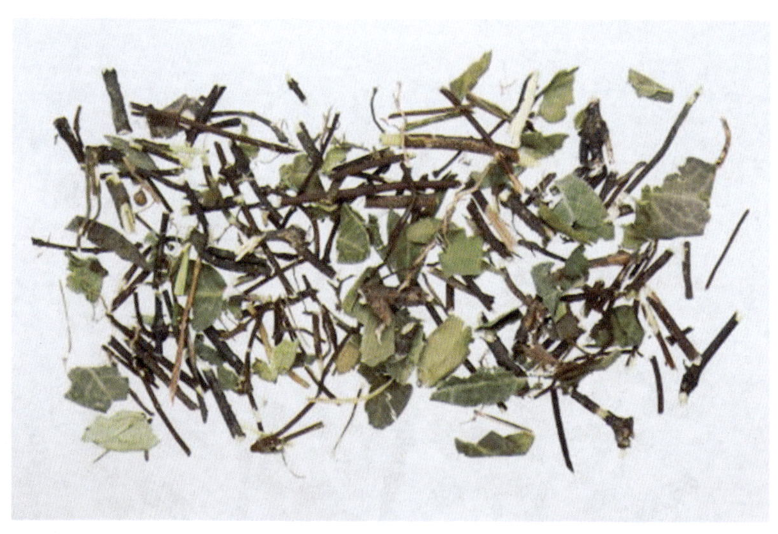

图 4-1-23 络石藤

罗布麻叶（见图 4-1-24）

【来源】本品为夹竹桃科植物罗布麻的干燥叶。

【饮片性状】本品多皱缩卷曲，有的破碎，完整叶片展平后呈椭圆状披针形或卵圆状披针形，长 2 ~ 5 cm，宽 0.5 ~ 2 cm。淡绿色或灰绿色，先端钝，有小芒尖，基部钝圆或楔形，边缘具细齿，常反卷，两面无毛，叶脉于下表面突起；叶柄细，长约 4 mm。质脆。气微，味淡。

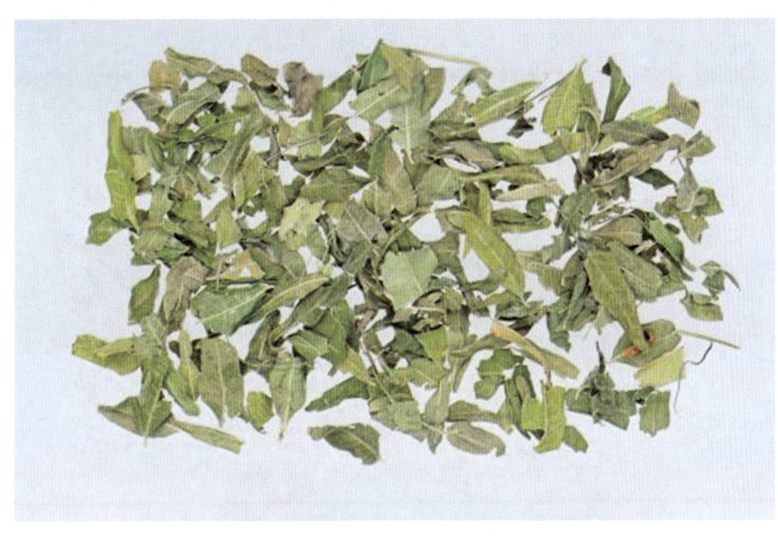

图 4-1-24　罗布麻叶

白前（见图 4-1-25）

【来源】本品为萝藦科植物柳叶白前或芫花叶白前的干燥根茎和根。

【饮片性状】柳叶白前　本品根茎呈细圆柱形的段，直径 1.5 ~ 4 mm。表面黄白色或黄棕色，节明显。质脆，断面中空。有时节处簇生纤细的根或根痕，根直径不及 1 mm。气微，味微甜。

芫花叶白前　本品根茎呈细圆柱形的段，表面灰绿色或灰黄色。质较硬。根直径约 1 mm。

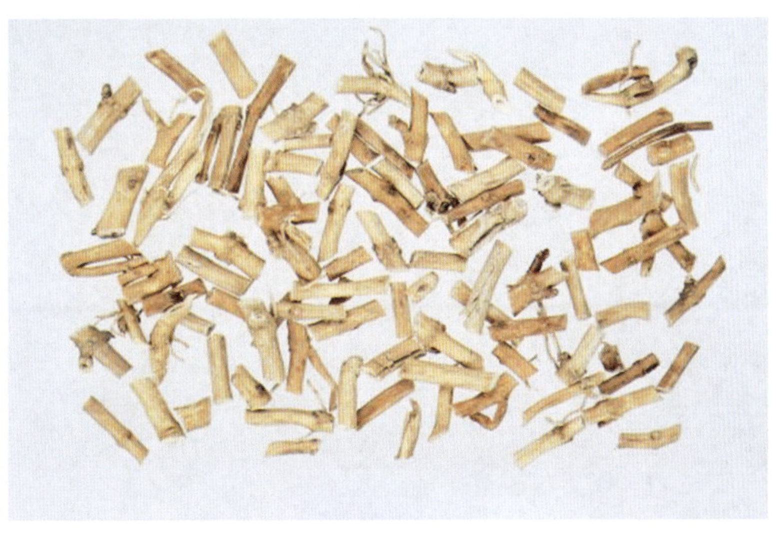

图 4-1-25　白前

龙胆（见图 4-1-26）

【来源】本品为龙胆科植物条叶龙胆、龙胆、三花龙胆或坚龙胆的干燥根和根茎。前三种习称“龙胆”，后一种习称“坚龙胆”。

【饮片性状】龙胆　本品呈不规则形的段。根茎呈不规则块片，表面暗灰棕色或深棕色。根圆柱形，表面淡黄色至黄棕色，有的有横皱纹，具纵皱纹。切面皮部黄白色至棕黄色，木部色较浅。气微，味甚苦。

坚龙胆　本品呈不规则形的段。根表面无横皱纹，膜质外皮已脱落，表面黄棕色至深棕色。切面皮部黄棕色，木部色较浅。

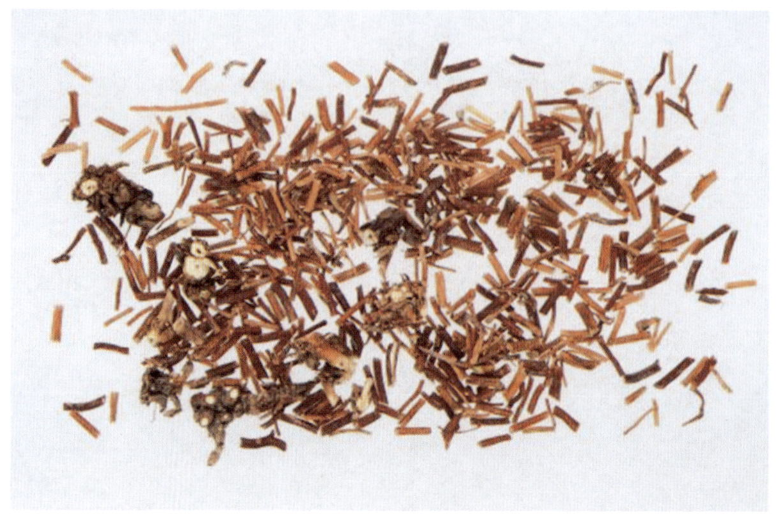

图 4-1-26 龙胆

巴戟天（见图 4-1-27）

【来源】本品为茜草科植物巴戟天的干燥根。

【饮片性状】本品为扁圆柱形，略弯曲，长短不等，直径 0.5 ~ 2 cm。表面灰黄色或暗灰色，具纵纹和横裂纹，有的皮部横向断离露出木部；质韧，断面皮部厚，紫色或淡紫色，易与木部剥离；木部坚硬，黄棕色或黄白色，直径 1 ~ 5 mm。气微，味甘而微涩。

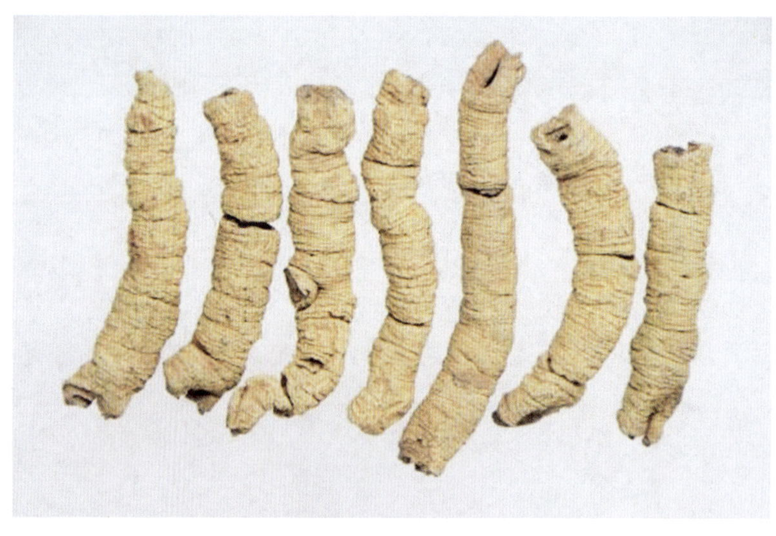

图 4-1-27 巴戟天

白及（见图 4-1-28）

【来源】本品为兰科植物白及的干燥块茎。

【饮片性状】本品呈不规则的薄片。外表皮灰白色至灰棕色，或黄白色。切面类白色至黄白色，角质样，半透明，维管束小点状，散生。质脆。气微，味苦，嚼之有黏性。

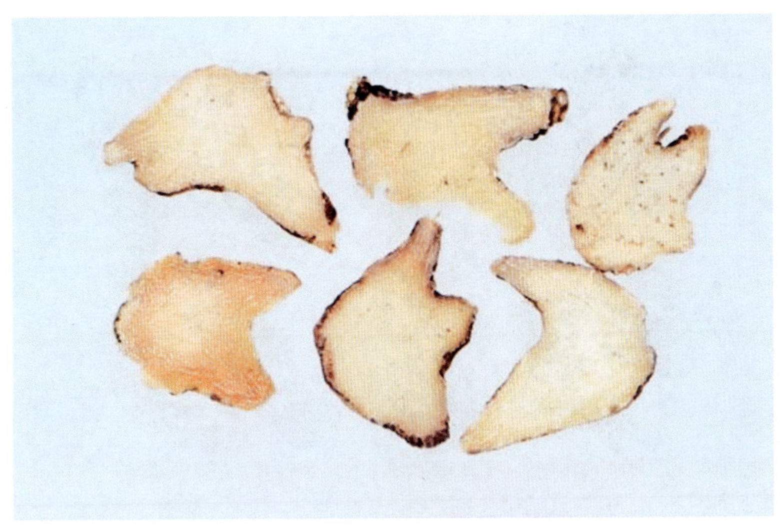

图 4-1-28　白及

百合（见图 4-1-29）

【来源】本品为百合科植物卷丹、百合或细叶百合的干燥肉质鳞叶。

【饮片性状】本品呈长椭圆形，长 2 ~ 5 cm，宽 1 ~ 2 cm，中部厚 1.3 ~ 4 mm。表面黄白色至淡棕黄色，有的微带紫色，有数条纵直平行的白色维管束。顶端稍尖，基部较宽，边缘薄，微波状，略向内弯曲。质硬而脆，断面较平坦，角质样。气微，味微苦。

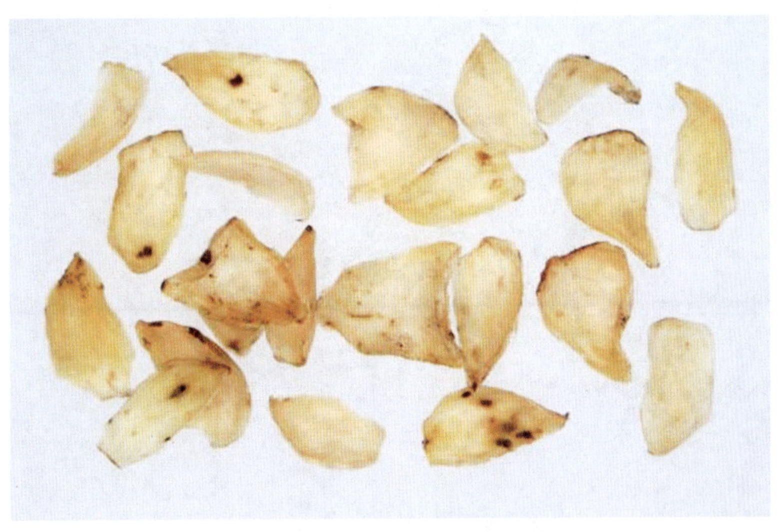

图 4-1-29　百合

款冬花（见图 4-1-30）

【来源】本品为菊科植物款冬的干燥未开放头状花序。

【饮片性状】本品呈长圆棒状。单生或 2 ~ 3 个基部连生，长 1 ~ 2.5 cm，直径 0.5 ~ 1 cm。顶端稍膨大，下端渐细或带有残留的短梗，外面被有多数鱼鳞状总苞片。总苞片数层，略呈三角形，表面紫红色或淡红色，内表面及边缘有白色绵毛。花序基部苞叶近广卵形。除去总苞片，可见极细小的舌状花及管状花，具冠毛。体轻，质软韧，折断后，有白色橡胶丝样绵毛外露。气香，味微苦而辛。

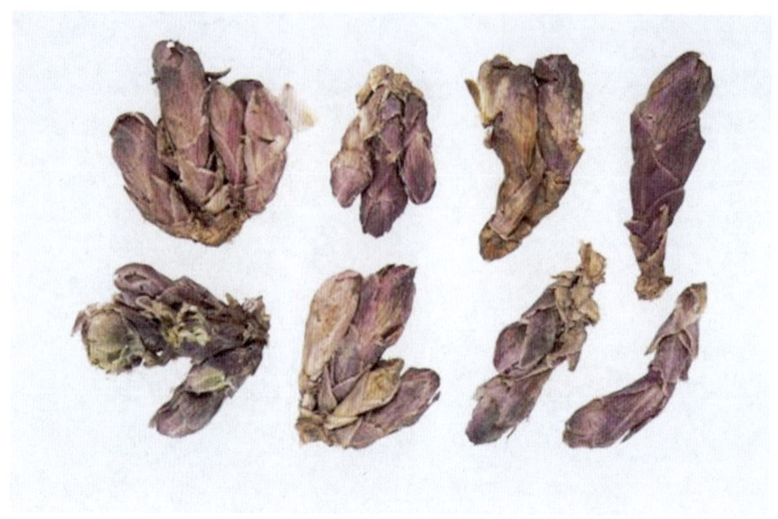

图 4-1-30 款冬花

苦楝皮（见图 4-1-31）

【来源】本品为楝科植物川楝或楝的干燥树皮和根皮。

【饮片性状】本品呈不规则的丝状。外表面灰棕色或灰褐色，除去粗皮者呈淡黄色。内表面类白色或淡黄色。切面纤维性，略呈层片状，易剥离。气微，味苦。

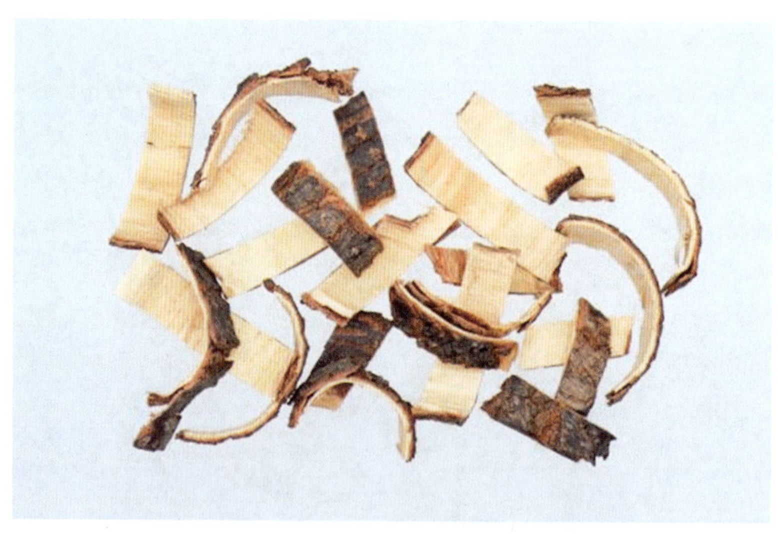

图 4-1-31 苦楝皮

苦参（见图 4-1-32）

【来源】本品为豆科植物苦参的干燥根。

【饮片性状】本品呈类圆形或不规则形的厚片。外表皮灰棕色或棕黄色，有时可见横长皮孔样突起，外皮薄，常破裂反卷或脱落，脱落处显黄色或棕黄色，光滑。切面黄白色，纤维性，具放射状纹理和裂隙，有的可见同心性环纹。气微，味极苦。

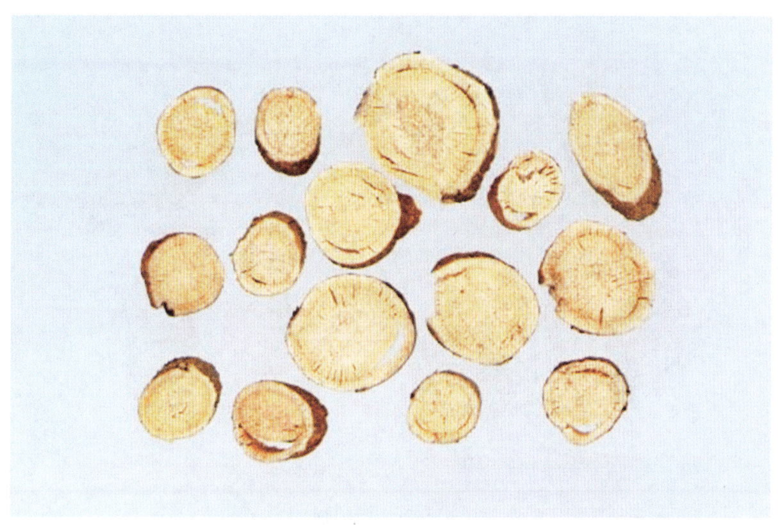

图 4-1-32 苦参

侧柏叶（见图 4-1-33）

【来源】本品为柏科植物侧柏的干燥枝梢和叶。

【饮片性状】本品多分枝，小枝扁平。叶细小鳞片状，交互对生，贴伏于枝上，深绿色或黄绿色。质脆，易折断。气清香，味苦涩、微辛。

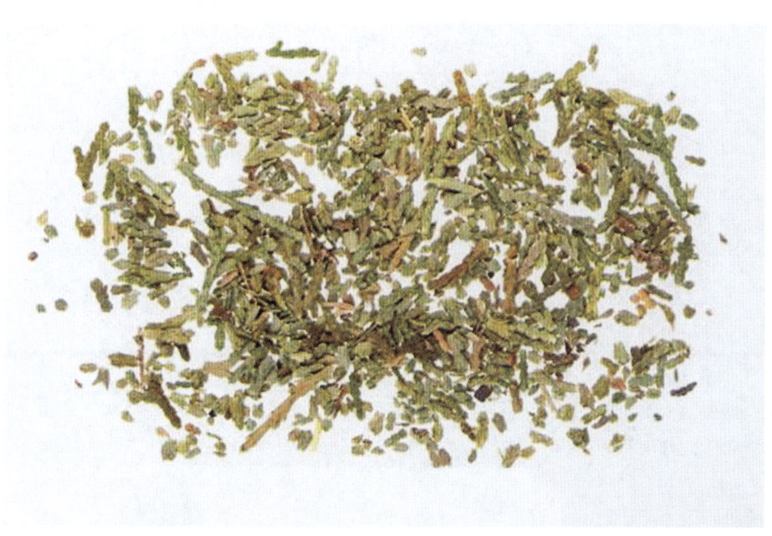

图 4-1-33 侧柏叶

金樱子（见图 4-1-34）

【来源】本品为蔷薇科植物金樱子的干燥成熟果实。

【饮片性状】本品呈倒卵形纵剖瓣。表面红黄色或红棕色，有突起的棕色小点。顶端有花萼残基，下部渐尖。花托壁厚 1 ~ 2 mm，内面淡黄色，残存淡黄色绒毛。气微，味甘、微涩。

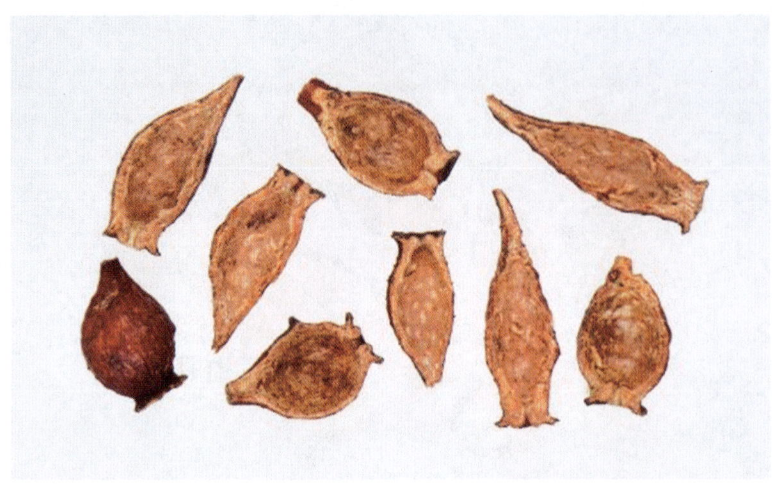

图 4-1-34　金樱子

僵蚕（见图 4-1-35）

【来源】本品为蚕蛾科昆虫家蚕 4 ~ 5 龄的幼虫感染（或人工接种）白僵菌而致死的干燥体。

【饮片性状】本品略呈圆柱形，多弯曲皱缩。长 2 ~ 5 cm，直径 0.5 ~ 0.7 cm。表面灰黄色，被有白色粉霜状的气生菌丝和分生孢子。头部较圆，足 8 对，体节明显，尾部略呈二分歧状。质硬而脆，易折断，断面平坦，外层白色，中间有亮棕色或亮黑色的丝腺环 4 个。气微腥，味微咸。

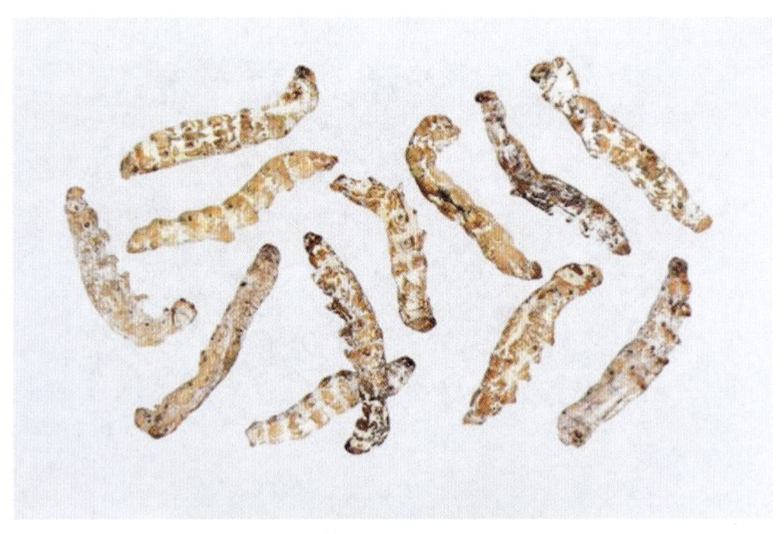

图 4-1-35　僵蚕

姜黄（见图 4-1-36）

【来源】本品为姜科植物姜黄的干燥根茎。

【饮片性状】本品为不规则或类圆形的厚片。外表皮深黄色，有时可见环节。切面棕黄色至金黄色，角质样，内皮层环纹明显，维管束呈点状散在。气香特异，味苦、辛。

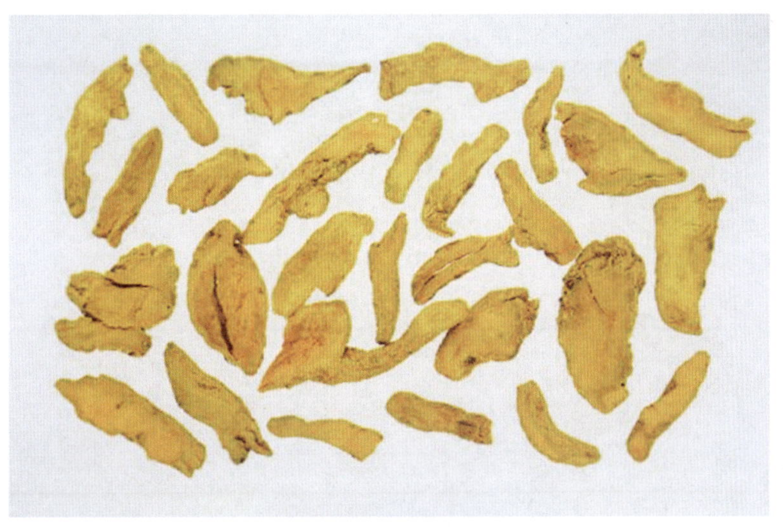

图 4-1-36　姜黄

鸡血藤（见图 4-1-37）

【来源】本品为豆科植物密花豆的干燥藤茎。

【饮片性状】本品为椭圆形、长矩圆形或不规则的斜切片，厚 0.3 ~ 1 cm。栓皮灰棕色，有的可见灰白色斑，栓皮脱落处显红棕色。质坚硬。切面木部红棕色或棕色，导管孔多数；韧皮部有树脂状分泌物呈红棕色至黑棕色，与木部相间排列呈数个同心性椭圆形环或偏心性半圆形环；髓部偏向一侧。气微，味涩。

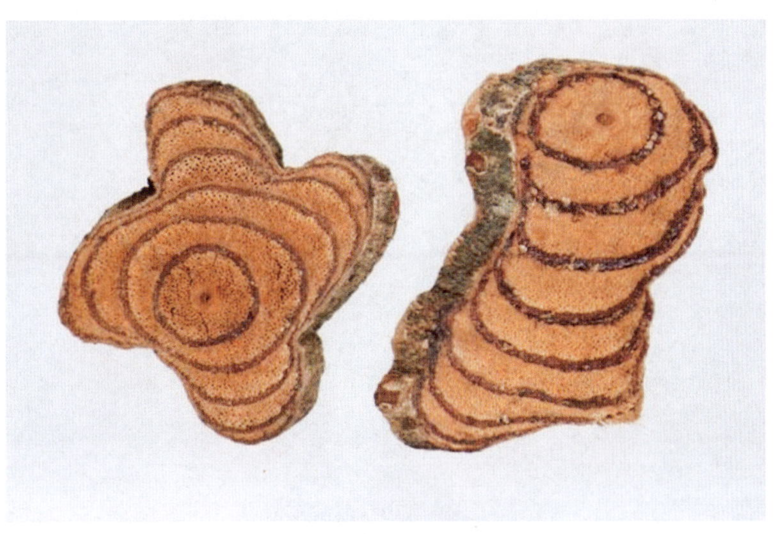

图 4-1-37　鸡血藤

鸡内金（见图 4-1-38）

【来源】本品为雉科动物家鸡的干燥沙囊内壁。

【饮片性状】本品为不规则卷片，厚约 2 mm。表面黄色、黄绿色或黄褐色，薄而半透明，具明显的条状皱纹。质脆，易碎，断面角质样，有光泽。气微腥，味微苦。

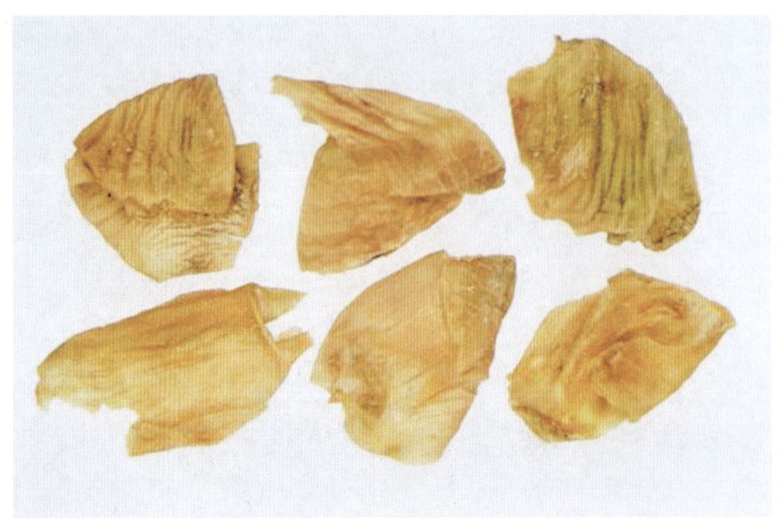

图 4-1-38　鸡内金

白鲜皮（见图 4-1-39）

【来源】本品为芸香科植物白鲜的干燥根皮。

【饮片性状】本品呈不规则的厚片。外表皮灰白色或淡灰黄色，具细纵皱纹及细根痕，常有突起的颗粒状小点；内表面类白色，有细纵纹。切面类白色，略呈层片状。有羊膻气，味微苦。

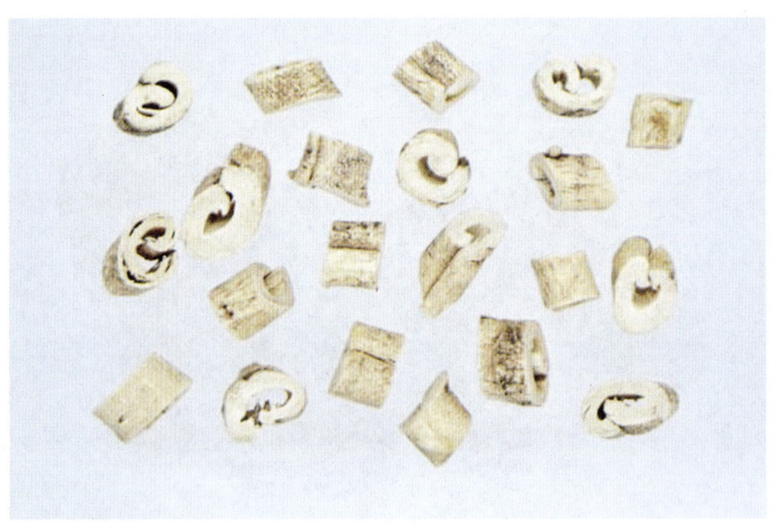

图 4-1-39　白鲜皮

黄精（见图 4-1-40）

【来源】本品为百合科植物滇黄精、黄精或多花黄精的干燥根茎。

【饮片性状】本品呈不规则的厚片，外表皮淡黄色至黄棕色。切面略呈角质样，淡黄色至黄棕色，可见多数淡黄色筋脉小点。质稍硬而韧。气微，味甜，嚼之有黏性。

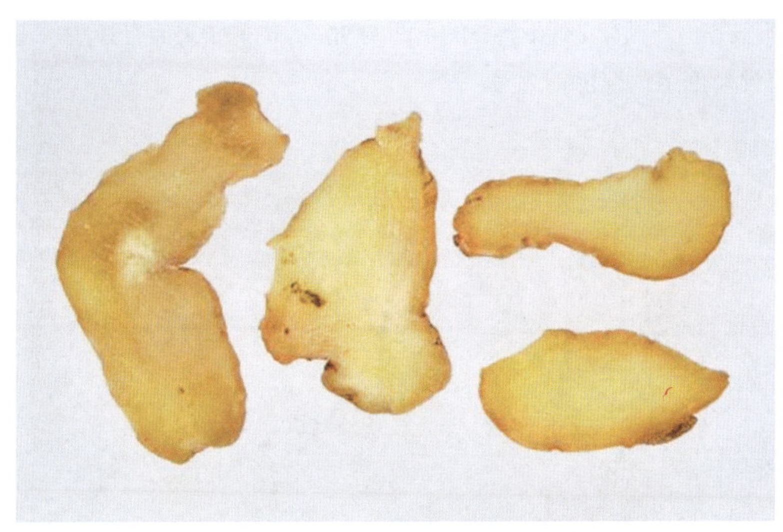

图 4-1-40　黄精

槐花（见图 4-1-41）

【来源】本品为豆科植物槐的干燥花及花蕾。前者习称“槐花”，后者习称“槐米”。

【饮片性状】槐花　本品皱缩而卷曲，花瓣多散落。完整者花萼钟状，黄绿色，先端 5 浅裂；花瓣 5，黄色或黄白色，1 片较大，近圆形，先端微凹，其余 4 片长圆形。雄蕊 10，其中 9 个基部连合，花丝细长。雌蕊圆柱形，弯曲。体轻。气微，味微苦。

槐米　本品呈卵形或椭圆形，长 2 ~ 6 mm，直径约 2 mm。花萼下部有数条纵纹。萼的上方为黄白色未开放的花瓣。花梗细小。体轻，手捻即碎。气微，味微苦涩。

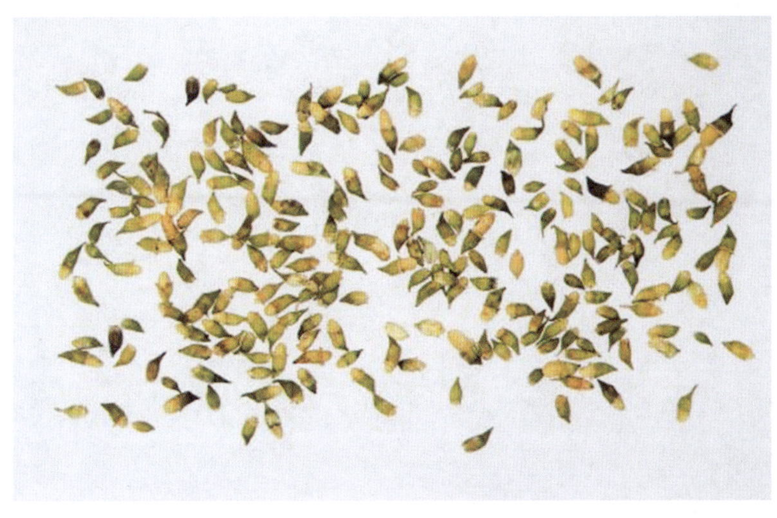

图 4-1-41　槐花

化橘红（见图 4-1-42）

【来源】本品为芸香科植物化州柚或柚的未成熟或近成熟的干燥外层果皮。前者习称“毛橘红”，后者习称“光七爪”“光五爪”。

【饮片性状】本品呈不规则丝状或块状。

化州柚　本品外表面黄绿色，密布茸毛，有皱纹及小油室；内表面黄白色或淡黄棕色，有脉络纹。

质脆，易折断，断面不整齐，外缘有 1 列不整齐的下凹的油室，内侧稍柔而有弹性。气芳香，味苦、微辛。

柚　本品外表面黄绿色至黄棕色，无毛。

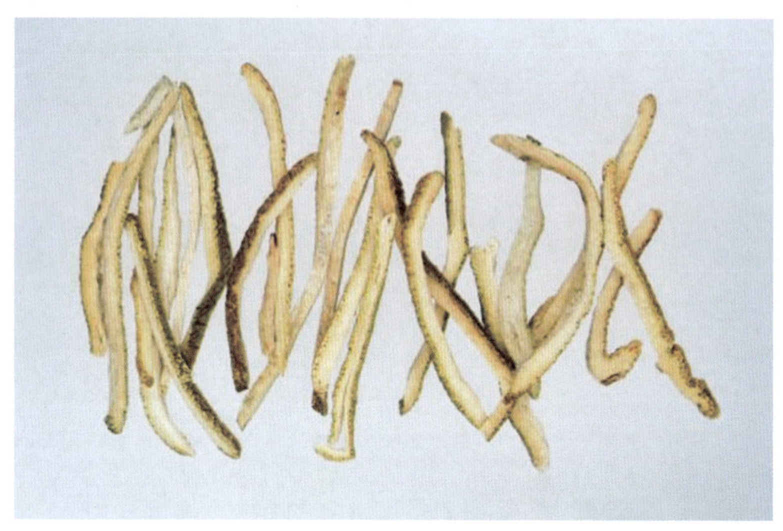

图 4-1-42　化橘红

白头翁（见图 4-1-43）

【来源】本品为毛茛科植物白头翁的干燥根。

【饮片性状】本品呈类圆形的片。外表皮黄棕色或棕褐色，具不规则纵皱纹或纵沟，近根头部有白色绒毛。切面皮部黄白色或淡黄棕色，木部淡黄色。气微，味微苦涩。

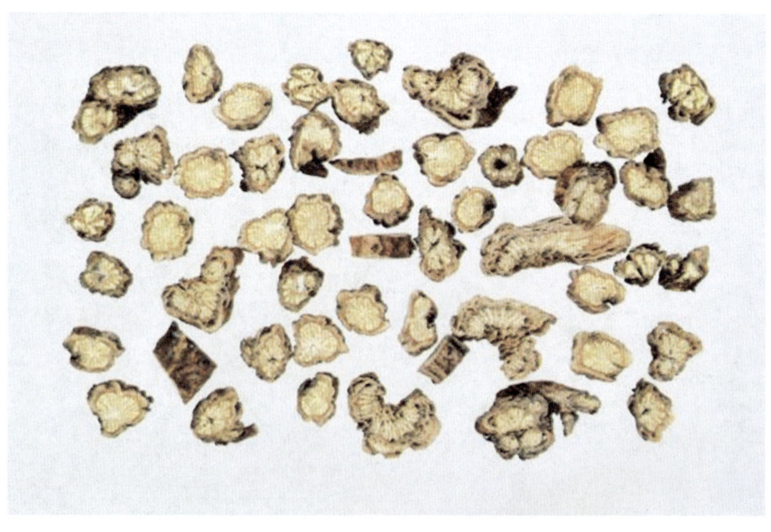

图 4-1-43　白头翁

槲寄生（见图 4-1-44）

【来源】本品为桑寄生科植物槲寄生的干燥带叶茎枝。

【饮片性状】本品呈不规则的厚片。茎外皮黄绿色、黄棕色或棕褐色。切面皮部黄色，木部浅黄色，有放射状纹理，髓部常偏向一边。叶片黄绿色或黄棕色，全缘，有细皱纹；革质。气微，味微苦，嚼之有黏性。

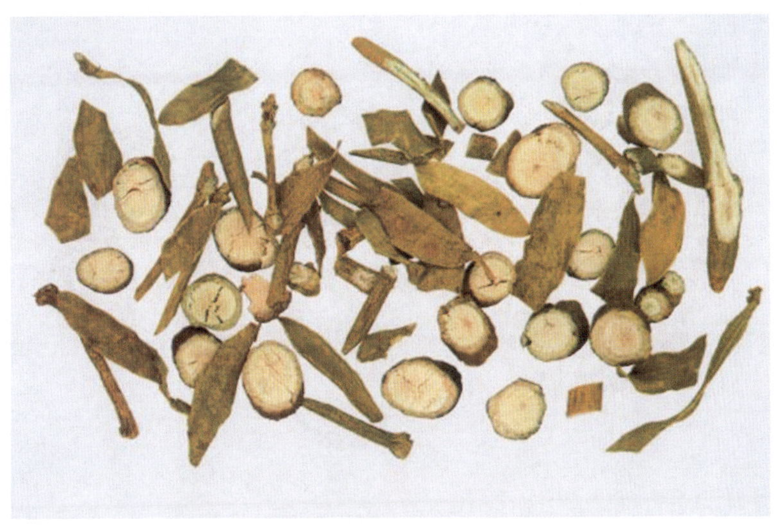

图 4–1–44 槲寄生

胡黄连（见图 4–1–45）

【来源】本品为玄参科植物胡黄连的干燥根茎。

【饮片性状】本品呈不规则的圆形薄片。外表皮灰棕色至暗棕色。切面灰黑色或棕黑色，木部有 4 ~ 10 个类白色点状维管束排列成环，气微，味极苦。

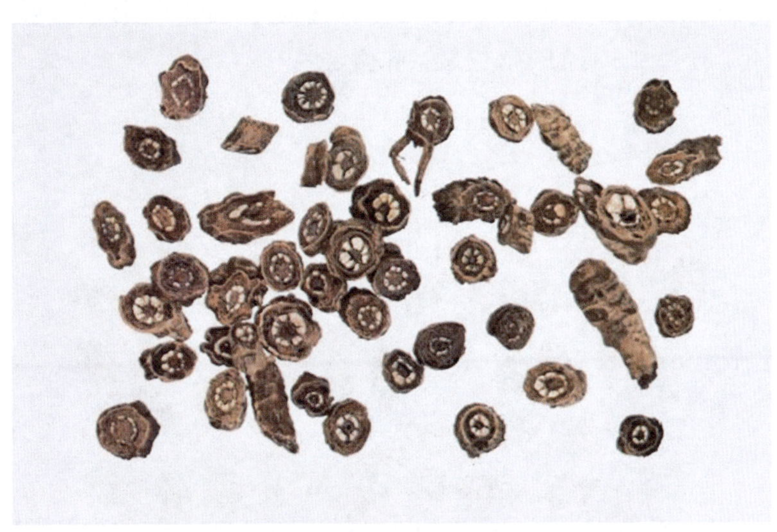

图 4–1–45 胡黄连

厚朴（见图 4–1–46）

【来源】本品为木兰科植物厚朴或凹叶厚朴的干燥干皮、根皮及枝皮。

【饮片性状】本品呈弯曲的丝条状或单、双卷筒状。外表面黄棕色、灰棕色或灰褐色，有时可见椭圆形皮孔或纵皱纹。内表面紫棕色或深紫褐色，较平滑，具细密纵纹，划之显油痕。切面颗粒性，有油性，有的可见小亮星。气香，味辛辣、微苦。

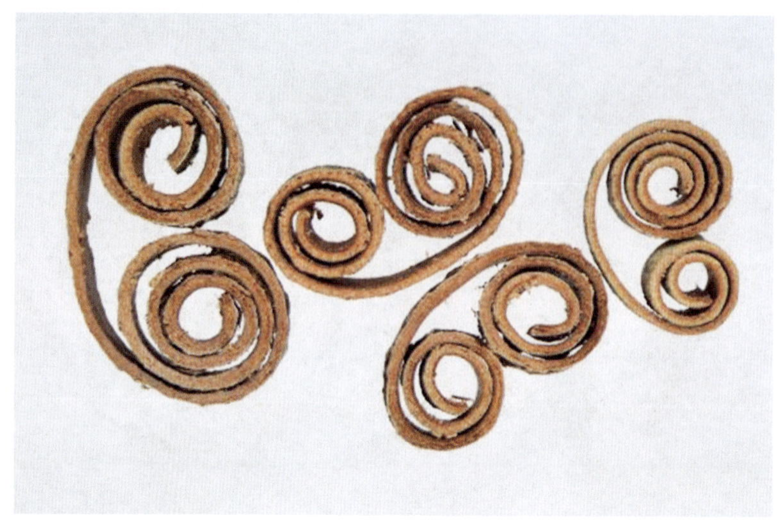

图 4-1-46 厚朴

苍耳子（见图 4-1-47）

【来源】本品为菊科植物苍耳的干燥成熟带总苞的果实。

【饮片性状】本品呈纺锤形或卵圆形，长 1 ~ 1.5 cm，直径 0.4 ~ 0.7 cm。表面黄棕色或黄绿色，全体有钩刺，顶端有 2 枚较粗的刺，分离或相连，基部有果梗痕。质硬而韧，横切面中央有纵隔膜，2 室，各有 1 枚瘦果。瘦果略呈纺锤形，一面较平坦，顶端具 1 突起的花柱基，果皮薄，灰黑色，具纵纹。种皮膜质，浅灰色，子叶 2，有油性。气微，味微苦。

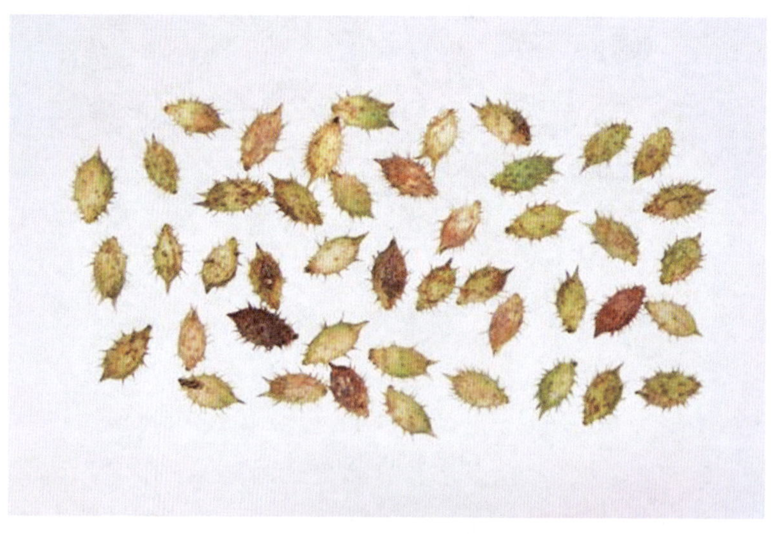

图 4-1-47 苍耳子

合欢皮（见图 4-1-48）

【来源】本品为豆科植物合欢的干燥树皮。

【饮片性状】本品呈弯曲的丝或块片状。外表面灰棕色至灰褐色，稍有纵皱纹，密生明显的椭圆形横向皮孔，棕色或棕红色。内表面淡黄棕色或黄白色，平滑，具细密纵纹。切面呈纤维性片状，淡黄棕色或黄白色。气微香，味淡、微涩、稍刺舌，而后喉头有不适感。

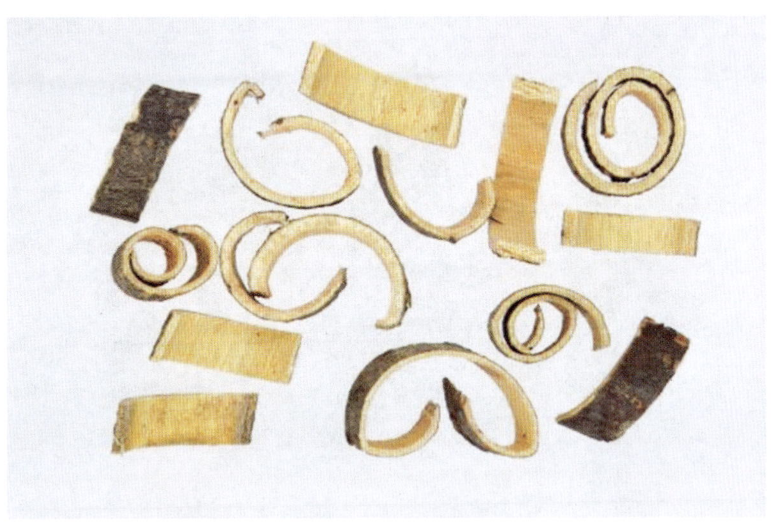

图 4-1-48　合欢皮

蛤蚧（见图 4-1-49）

【来源】本品为壁虎科动物蛤蚧的干燥体。

【饮片性状】本品呈不规则的片状小块。表面灰黑色或银灰色，有棕黄色的斑点及鳞甲脱落的痕迹。切面黄白色或灰黄色，脊椎骨和肋骨突起。气腥，味微咸。

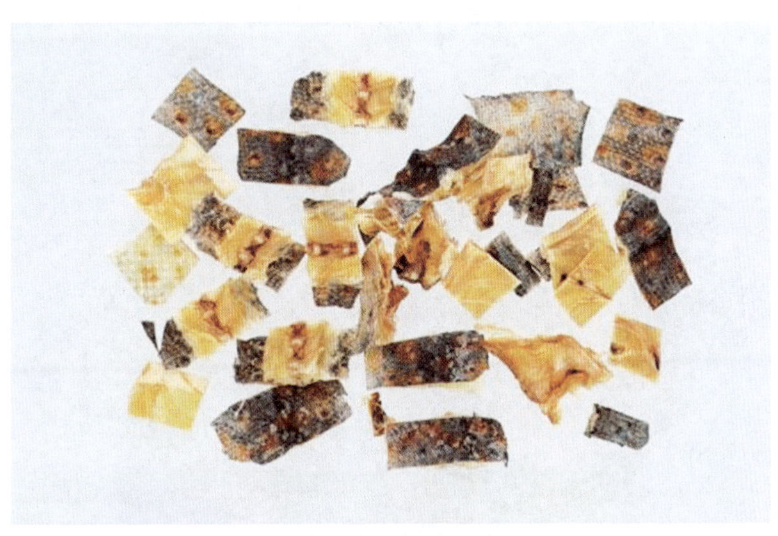

图 4-1-49　蛤蚧

骨碎补（见图 4-1-50）

【来源】本品为水龙骨科植物槲蕨的干燥根茎。

【饮片性状】本品呈不规则厚片。表面深棕色至棕褐色，常残留细小棕色的鳞片，有的可见圆形的叶痕。切面红棕色，黄色或灰白色的维管束点状排列成环。气微，味淡、微涩。

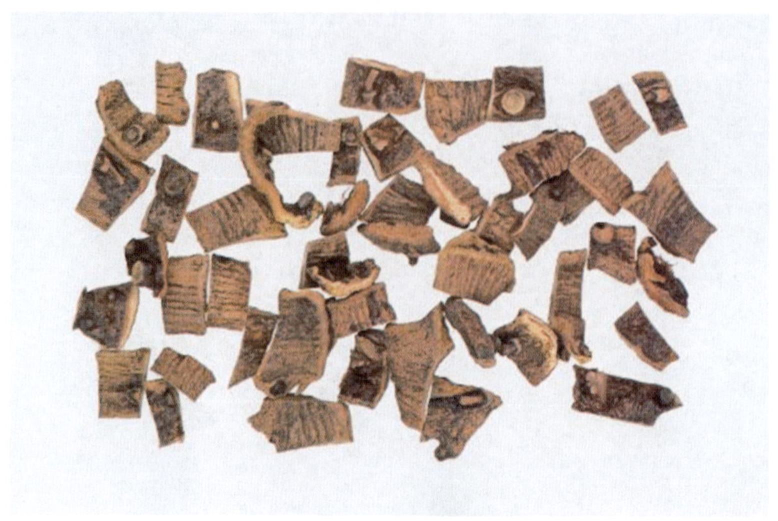

图 4-1-50　骨碎补

狗脊（见图 4-1-51）

【来源】本品为蚌壳蕨科植物金毛狗脊的干燥根茎。

【饮片性状】本品呈不规则长条形或圆形，长 5 ~ 20 cm，直径 2 ~ 10 cm，厚 1.5 ~ 5 mm；切面浅棕色，较平滑，近边缘 1 ~ 4 mm 处有 1 条棕黄色隆起的木质部环纹或条纹，边缘不整齐，偶有金黄色绒毛残留；质脆，易折断，有粉性。熟狗脊片呈黑棕色，质坚硬。

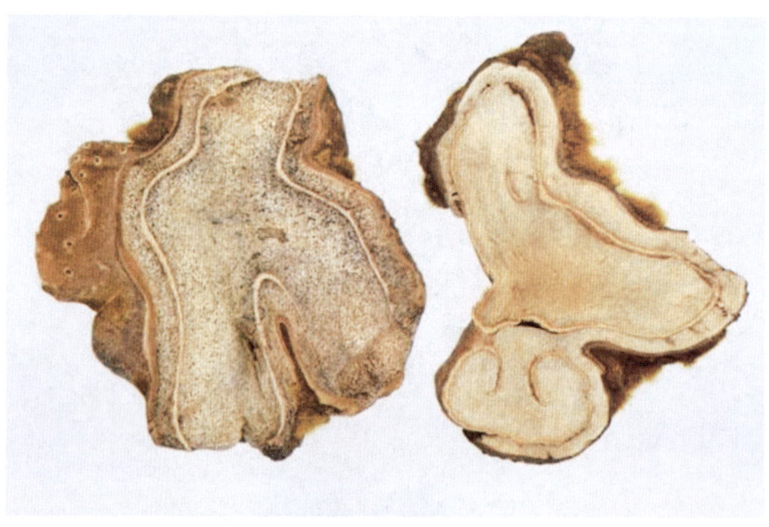

图 4-1-51　狗脊

高良姜（见图 4-1-52）

【来源】本品为姜科植物高良姜的干燥根茎。

【饮片性状】本品呈类圆形或不规则形的薄片。外表皮棕红色至暗棕色，有的可见环节和须根痕。切面灰棕色至红棕色，外周色较淡，具多数散在的筋脉小点，中心圆形，约占 1/3。气香，味辛辣。

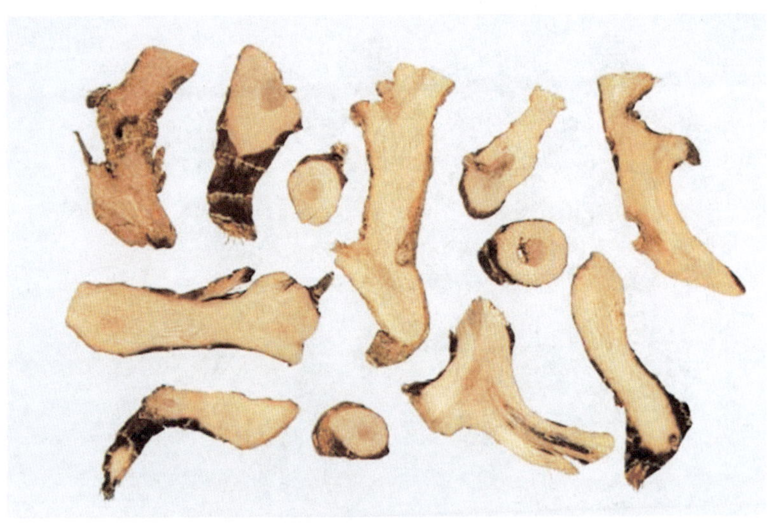

图 4-1-52　高良姜

干姜（见图 4-1-53）

【来源】本品为姜科植物姜的干燥根茎。

【饮片性状】本品呈不规则片块状，厚 0.2 ~ 0.4 cm。

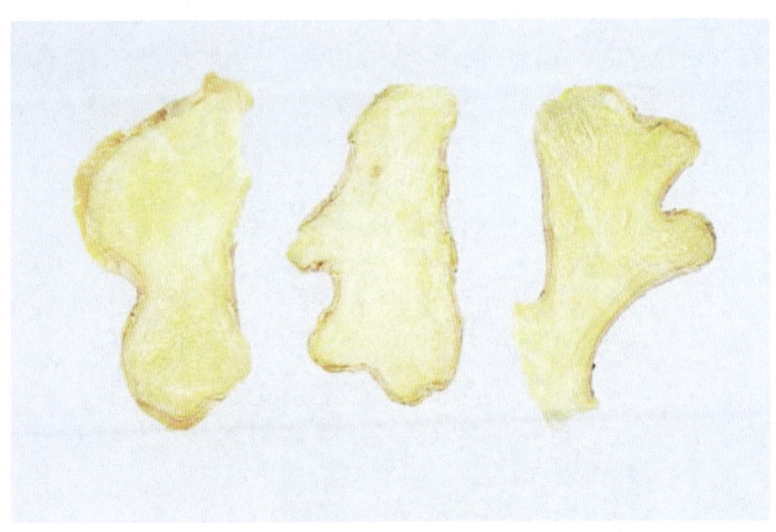

图 4-1-53　干姜

覆盆子（见图 4-1-54）

【来源】本品为蔷薇科植物华东覆盆子的干燥果实。

【饮片性状】本品为聚合果，由多数小核果聚合而成，呈圆锥形或扁圆锥形，高 0.6 ~ 1.3 cm，直径 0.5 ~ 1.2 cm。表面黄绿色或淡棕色，顶端钝圆，基部中心凹入。宿萼棕褐色，下有果梗痕。小果易剥落，每个小果呈半月形，背面密被灰白色茸毛，两侧有明显的网纹，腹部有突起的棱线。体轻，质硬。气微，味微酸涩。

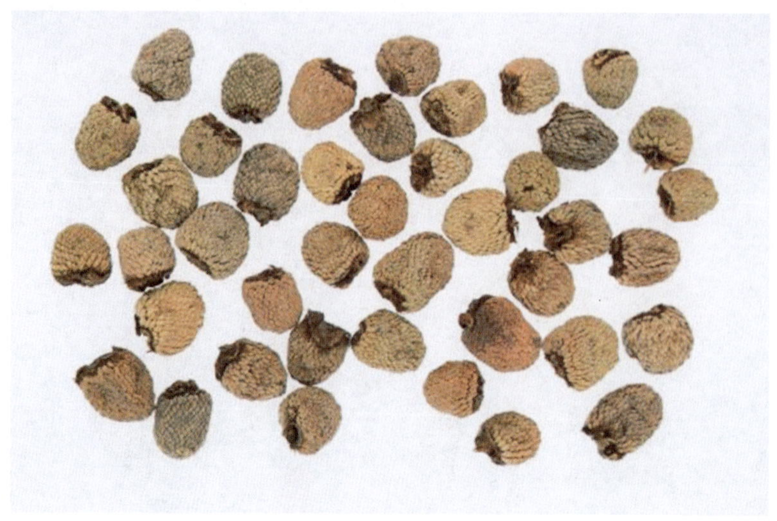

图 4-1-54　覆盆子

浮小麦（见图 4-1-55）

【来源】本品为禾本科植物小麦的干燥轻浮瘪瘦果实。

【饮片性状】本品呈长圆形，两端略尖，长 4 ~ 7 mm，直径 1.5 ~ 2.5 mm。表面浅黄棕色或黄色，略皱缩。少数带有颖及稃。腹面中央有 1 条深陷的纵沟纹，背面基部成斜尖形，有不明显的胚 1 枚，顶端钝形，带有黄白色柔毛。质坚硬，少数极瘪者质地较软。断面白色或淡黄色。气微，味淡。

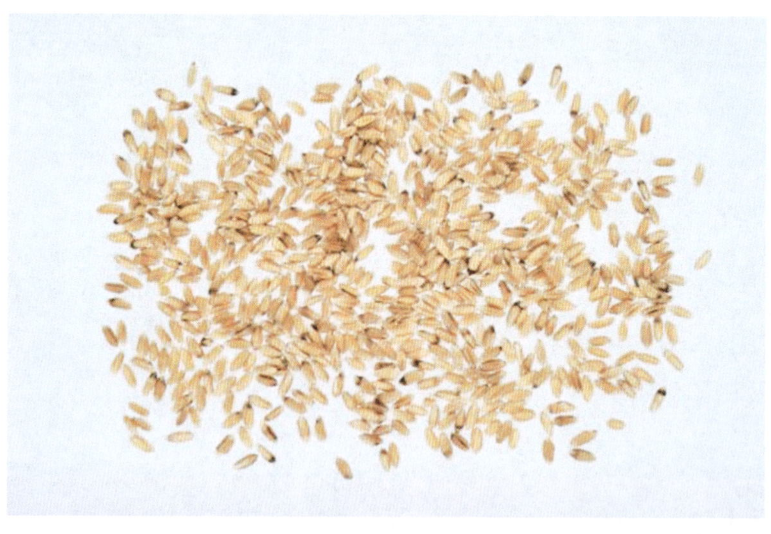

图 4-1-55　浮小麦

合欢花（见图 4-1-56）

【来源】本品为豆科植物合欢的干燥花序或花蕾。前者习称“合欢花”，后者习称“合欢米”。

【饮片性状】合欢花　本品头状花序，皱缩成团。总花梗长 3 ~ 4 cm，有时与花序脱离，黄绿色，有纵纹，被稀疏毛茸。花全体密被毛茸，细长而弯曲，长 0.7 ~ 1 cm，淡黄色或黄褐色，无花梗或几无花梗。花萼筒状，先端有 5 小齿；花冠筒长约为萼筒的 2 倍，先端 5 裂，裂片披针形；雄蕊多数，花丝细长，黄棕色至黄褐色，下部合生，上部分离，伸出花冠筒外。气微香，味淡。

合欢米 本品呈棒槌状，长 2 ~ 6 mm，膨大部分直径约 2 mm，淡黄色至黄褐色，全体被毛茸，花梗极短或无。花萼筒状，先端有 5 小齿；花冠未开放；雄蕊多数，细长并弯曲，基部连合，包于花冠内。气微香，味淡。

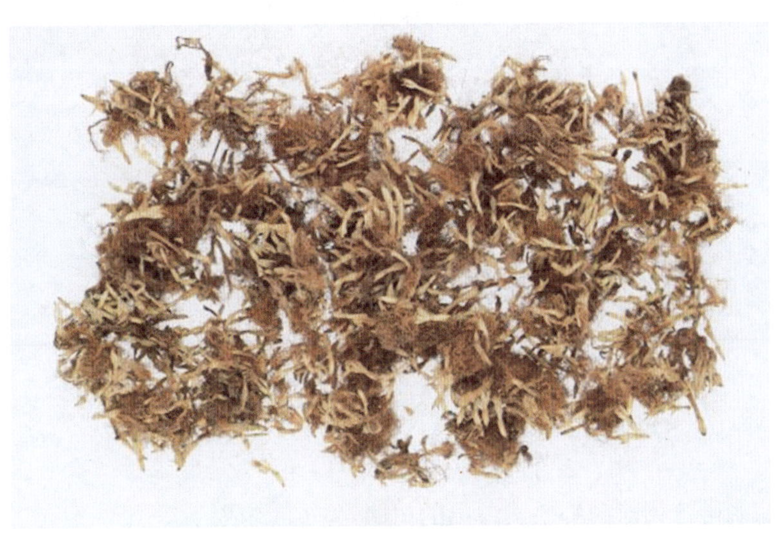

图 4–1–56 合欢花

粉萆薢（见图 4–1–57）

【来源】本品为薯蓣科植物粉背薯蓣的干燥根茎。

【饮片性状】本品为不规则的薄片，边缘不整齐，大小不一，厚约 0.5 mm。有的有棕黑色或灰棕色的外皮。切面黄白色或淡灰棕色，维管束呈小点状散在。质松，略有弹性，易折断，新断面近外皮处显淡黄色。气微，味辛、微苦。

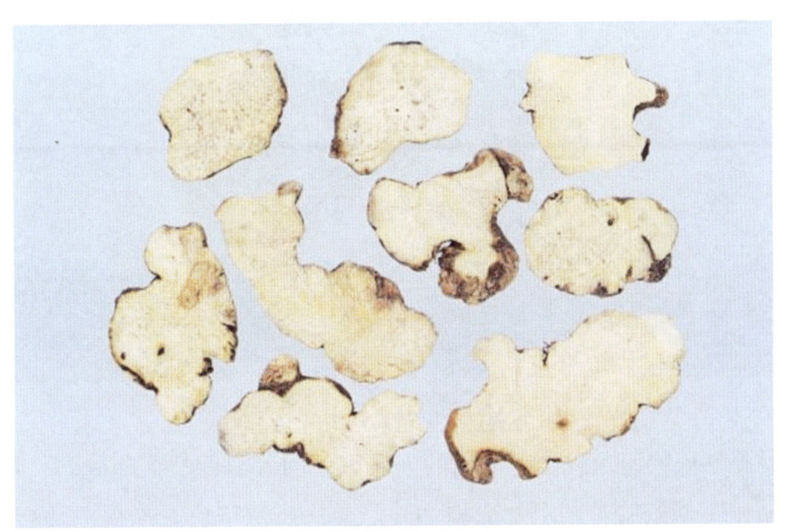

图 4–1–57 粉萆薢

朱砂（见图 4–1–58）

【来源】本品为硫化物类矿物辰砂族辰砂，主含硫化汞（HgS）。

【饮片性状】本品为朱红色极细粉末，体轻，以手指撮之无粒状物，以磁铁吸之，无铁末。气微，味淡。

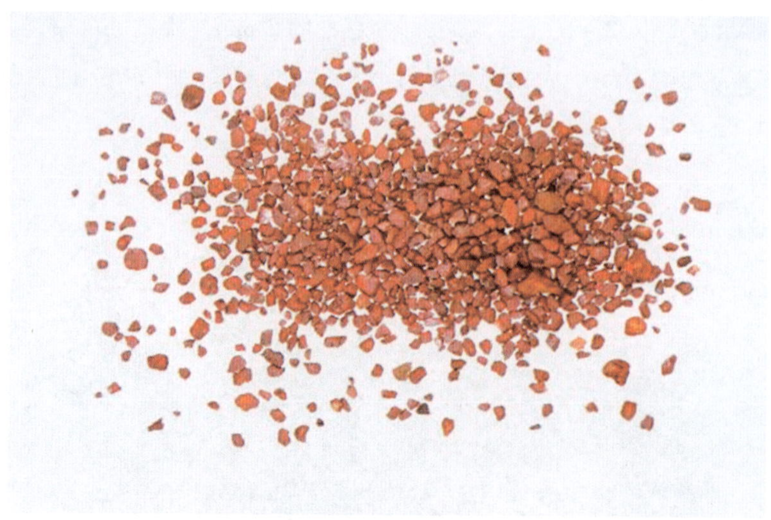

图 4-1-58　朱砂

血竭（见图 4-1-59）

【来源】本品为棕榈科植物麒麟竭果实渗出的树脂经加工制成。

【饮片性状】本品略呈类圆四方形或方砖形，表面暗红，有光泽，附有因摩擦而成的红粉。质硬而脆，破碎面红色，研粉为砖红色。气微，味淡。在水中不溶，在热水中软化。

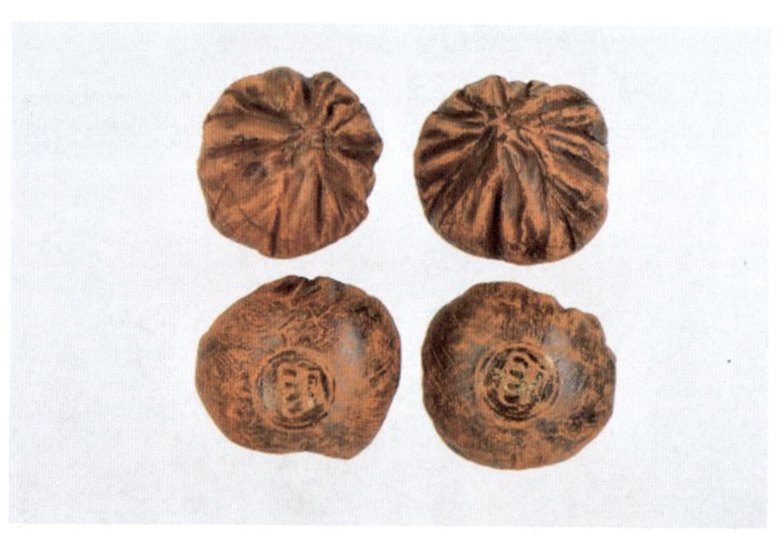

图 4-1-59　血竭

地榆（见图 4-1-60）

【来源】本品为蔷薇科植物地榆或长叶地榆的干燥根。后者习称“绵地榆”。

【饮片性状】本品呈不规则的类圆形片或斜切片。外表皮灰褐色至深褐色。切面较平坦，粉红色、淡黄色或黄棕色，木部略呈放射状排列；或皮部有多数黄棕色绵状纤维。气微，味微苦涩。

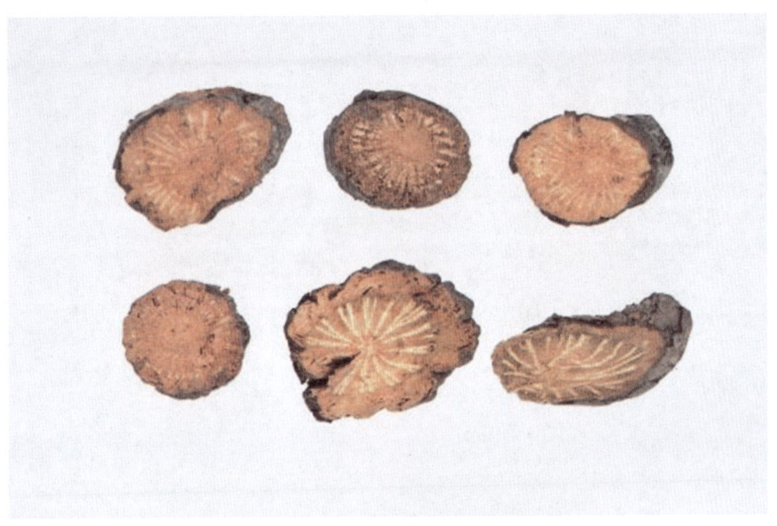

图 4-1-60　地榆

珍珠（见图 4-1-61）

【来源】本品为珍珠贝科动物马氏珍珠贝、蚌科动物三角帆蚌或褶纹冠蚌等双壳类动物受刺激形成的珍珠。自动物体内取出，洗净，干燥。

【饮片性状】本品呈类球形、长圆形、卵圆形或棒形，直径 1.5 ~ 8 mm。表面类白色、浅粉红色、浅黄绿色或浅蓝色，半透明，光滑或微有凹凸，具特有的彩色光泽。质坚硬，破碎面显层纹。气微，味淡。

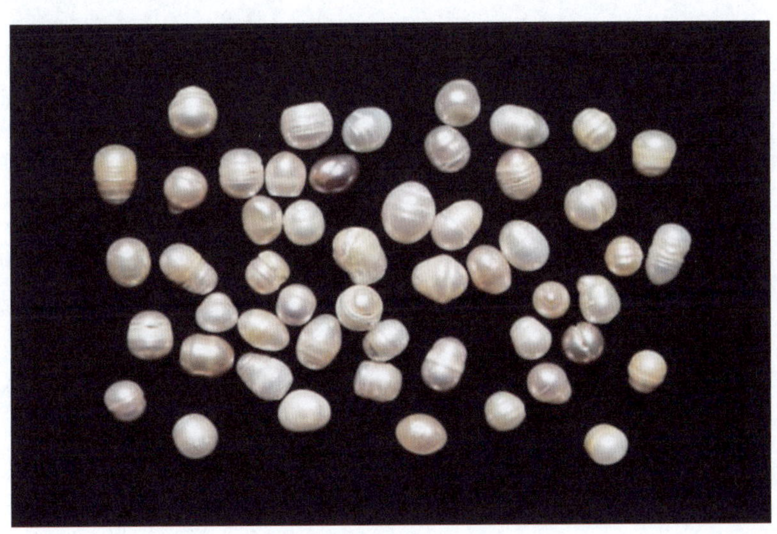

图 4-1-61　珍珠

（二）除加减保和丸处方以外的 63 味并开药中药饮片的性状鉴别

麦冬（见图 4-1-62）

【来源】本品为百合科植物麦冬的干燥块根。

【饮片性状】本品呈纺锤形，两端略尖，长 1.5 ~ 3 cm，直径 0.3 ~ 0.6 cm，或为轧扁的纺锤形块片。表面淡黄色或灰黄色，有细纵纹。质柔韧，断面黄白色，半透明，中柱细小。气微香，味甘、微苦。

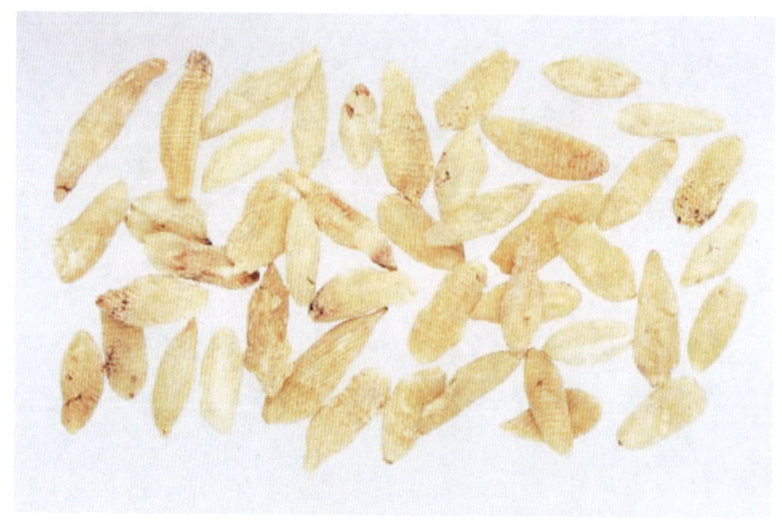

图 4-1-62　麦冬

天冬（见图 4-1-63）

【来源】本品为百合科植物天冬的干燥块根。

【饮片性状】本品呈类圆形或不规则形的片。外表面黄白色至淡黄棕色，半透明，光滑或具深浅不等的纵皱纹，偶有残存的灰棕色外皮。质硬或柔润，有黏性。切面角质样，中柱黄白色。气微，味甜、微苦。

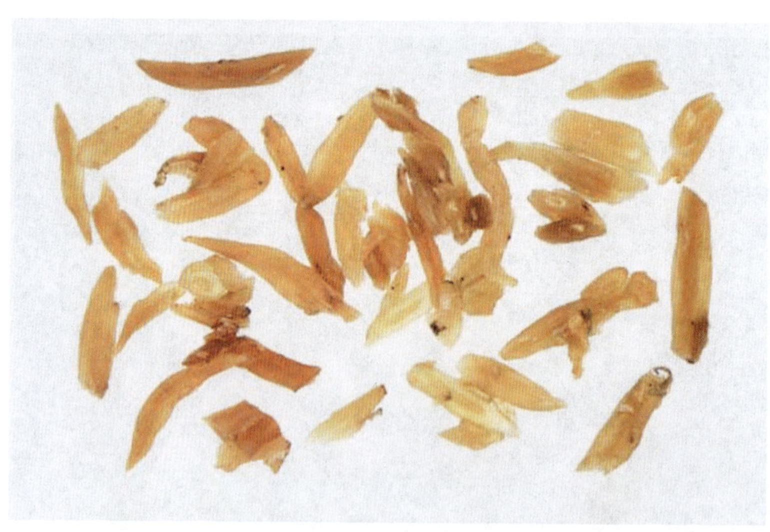

图 4-1-63　天冬

麸炒白术（见图 4-1-64）

【来源】本品为菊科植物白术的干燥根茎的炮制加工品。

【饮片性状】白术　本品呈不规则的厚片。外表皮灰黄色或灰棕色。切面黄白色至淡棕色，散生棕黄色的点状油室，木部具放射状纹理；烘干者切面角质样，色较深或有裂隙。气清香，味甘、微辛，嚼之略带黏性。

麸炒白术　本品形如白术片，表面黄棕色，偶见焦斑。略有焦香气。

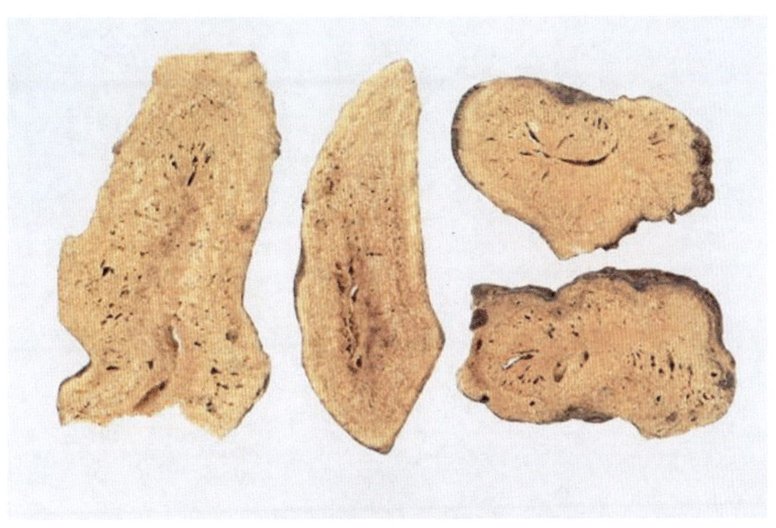

图 4-1-64　麸炒白术

麸炒苍术（见图 4-1-65）

【来源】本品为菊科植物茅苍术或北苍术的干燥根茎的炮制加工品。

【饮片性状】本品形如苍术片，表面深黄色，散有多数棕褐色油室。有焦香气。

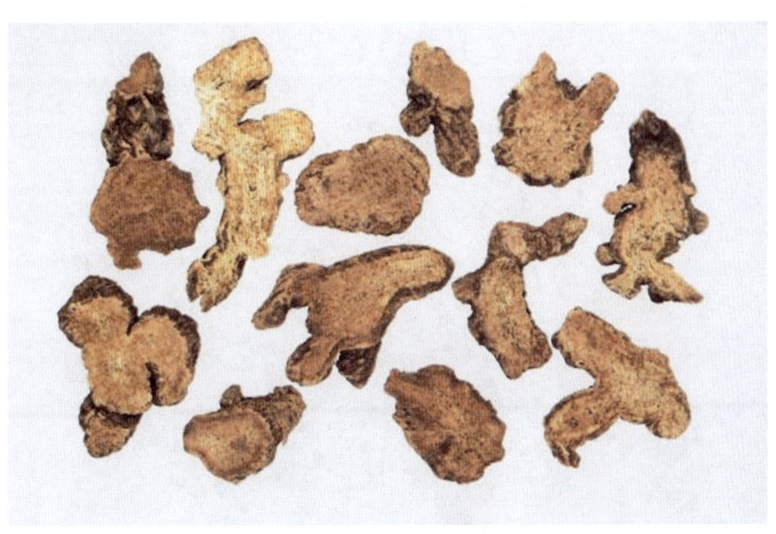

图 4-1-65　麸炒苍术

知母（见图 4-1-66）

【来源】本品为百合科植物知母的干燥根茎。春、秋二季采挖，除去须根和泥沙，晒干，习称“毛知母”；或除去外皮，晒干，习称“知母肉”。

【饮片性状】毛知母　本品呈不规则类圆形、长条形或类方形的厚片。外表皮黄棕色或棕色，可见少量残存的黄棕色叶基纤维和凹陷或突起的点状根痕。切面黄白色至黄色。气微，味微甜、略苦，嚼之带黏性。

知母肉　表面黄白色至黄棕色。

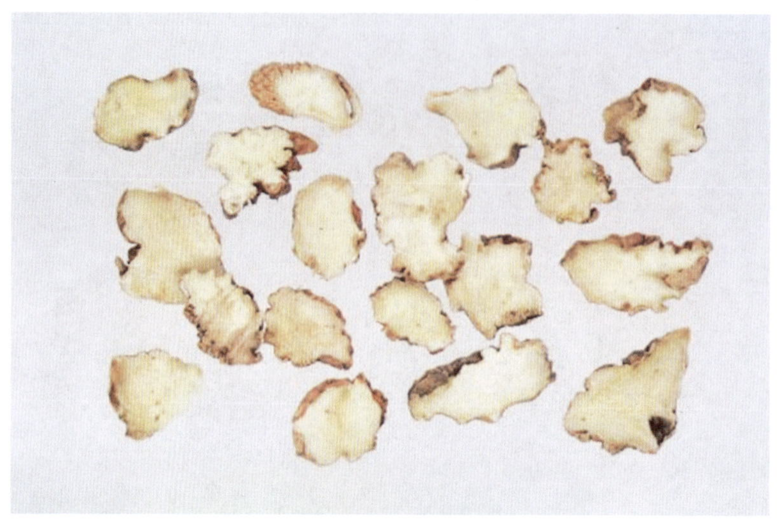

图 4-1-66 知母

炒赤芍（见图 4-1-67）

【来源】本品为毛茛科植物芍药或川赤芍的干燥根的炮制加工品。

【饮片性状】本品为类圆形厚片，外表面棕褐色。切面棕黄色至棕褐色，略带焦斑，皮部窄，木部可见放射状纹理。质硬而脆。气微香，味微苦、酸涩。

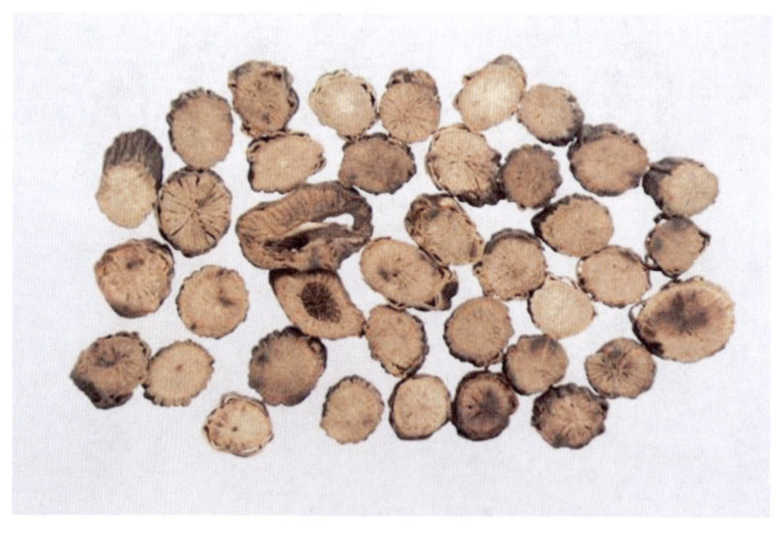

图 4-1-67 炒赤芍

浙贝母（见图 4-1-68）

【来源】本品为百合科植物浙贝母的干燥鳞茎。初夏植株枯萎时采挖，洗净。大小分开，大者除去芯芽，习称“大贝”；小者不去芯芽，习称“珠贝”。分别撞擦，除去外皮，拌以煅过的贝壳粉，吸去擦出的浆汁，干燥；或取鳞茎，大小分开，洗净，除去芯芽，趁鲜切成厚片，洗净，干燥，习称“浙贝片”。

【饮片性状】本品为类圆形的厚片或碎块，有的具心芽。外皮黄褐色或灰褐色，略皱缩；或淡黄白色，较光滑或被有白色粉末。切面微鼓起或平坦，灰白色或粉白色，略角质状或富粉性。多质坚硬，易折断；或质硬，断面灰白色或白色，有的浅黄棕色。气微，味苦。

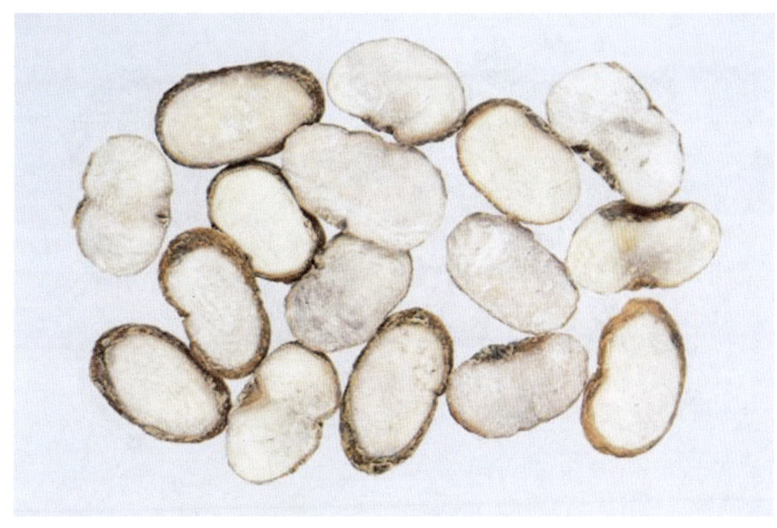

图 4-1-68　浙贝母

地黄（见图 4-1-69）

【来源】本品为玄参科植物地黄的新鲜或干燥块根。秋季采挖，除去芦头、须根及泥沙，鲜用；或将地黄缓缓烘焙至约八成干。前者习称“鲜地黄”，后者习称“生地黄”。

【饮片性状】本品呈类圆形或不规则的厚片。外表皮棕黑色或棕灰色，极皱缩，具不规则的横曲纹。切面棕黄色至黑色或乌黑色，有光泽，具黏性。气微，味微甜。

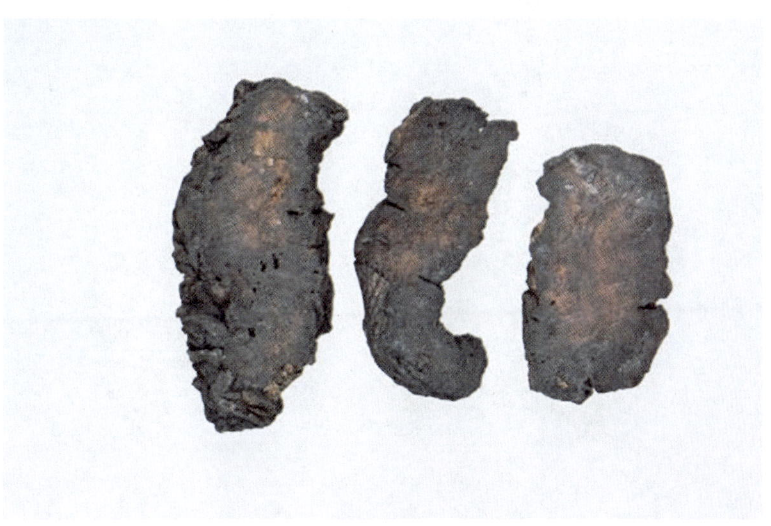

图 4-1-69　地黄

羌活（见图 4-1-70）

【来源】本品为伞形科植物羌活或宽叶羌活的干燥根茎和根。

【饮片性状】本品呈类圆形、不规则形横切或斜切片，表皮棕褐色至黑褐色，切面外侧棕褐色，木部黄白色，有的可见放射状纹理。体轻，质脆。气香，味微苦而辛。

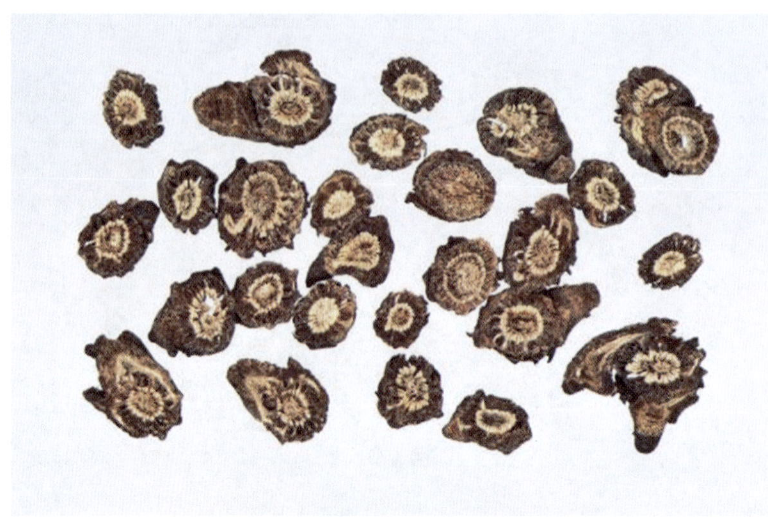

图 4-1-70　羌活

独活（见图 4-1-71）

【来源】本品为伞形科植物重齿毛当归的干燥根。

【饮片性状】本品呈类圆形薄片。外表皮灰褐色或棕褐色，具皱纹。切面皮部灰白色至灰褐色，有多数散在棕色油点，木部灰黄色至黄棕色，形成层环棕色。有特异香气。味苦、辛、微麻舌。

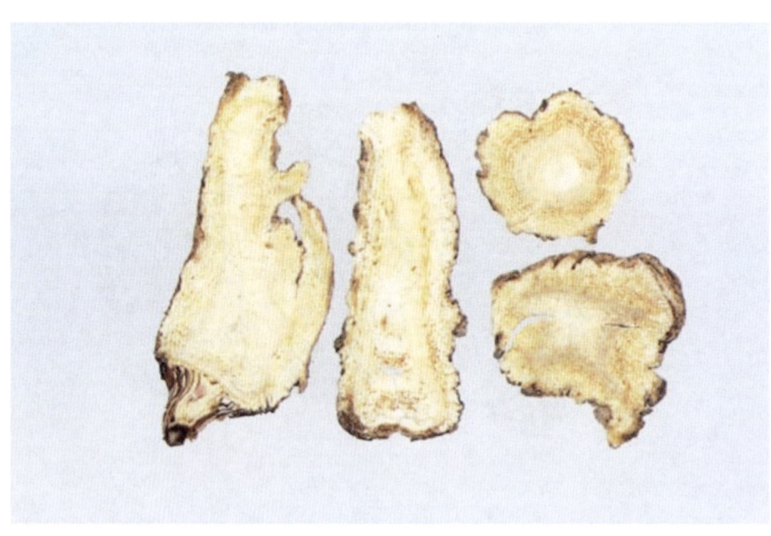

图 4-1-71　独活

紫花地丁（见图 4-1-72）

【来源】本品为堇菜科植物紫花地丁的干燥全草。

【饮片性状】本品多皱缩成团。主根长圆锥形，直径 1 ~ 3 mm；淡黄棕色，有细纵皱纹。叶基生，灰绿色，展平后叶片呈披针形或卵状披针形，长 1.5 ~ 6 cm，宽 1 ~ 2 cm；先端钝，基部截形或稍心形，边缘具钝锯齿，两面有毛；叶柄细，长 2 ~ 6 cm，上部具明显狭翅。花茎纤细；花瓣 5 片，紫堇色或淡棕色；花距细管状。蒴果椭圆形或 3 裂，种子多数，淡棕色。气微，味微苦而稍黏。

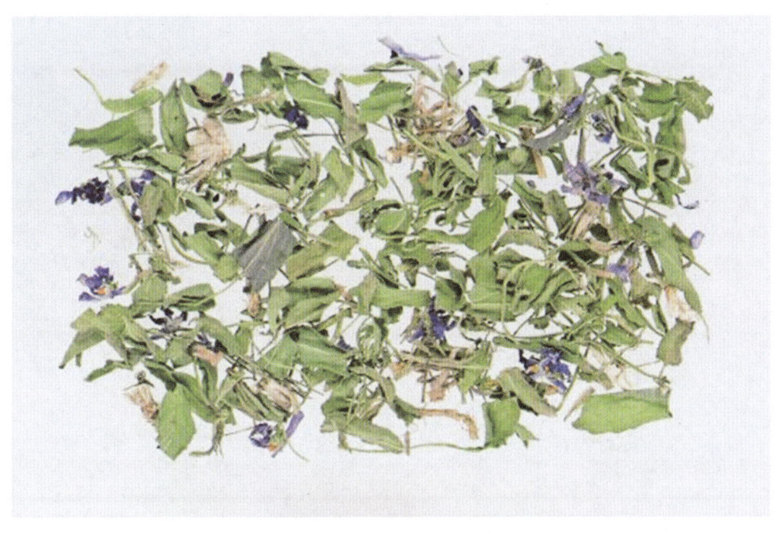

图 4–1–72　紫花地丁

蒲公英（见图 4–1–73）

【来源】本品为菊科植物蒲公英、碱地蒲公英或同属数种植物的干燥全草。

【饮片性状】本品为不规则的段。根表面棕褐色，抽皱；根头部有棕褐色或黄白色的茸毛，有的已脱落。叶多皱缩破碎，绿褐色或暗灰绿色，完整者展平后呈倒披针形，先端尖或钝，边缘浅裂或羽状分裂，基部渐狭，下延呈柄状。头状花序，总苞片多层，花冠黄褐色或淡黄白色。有时可见具白色冠毛的长椭圆形瘦果。气微，味微苦。

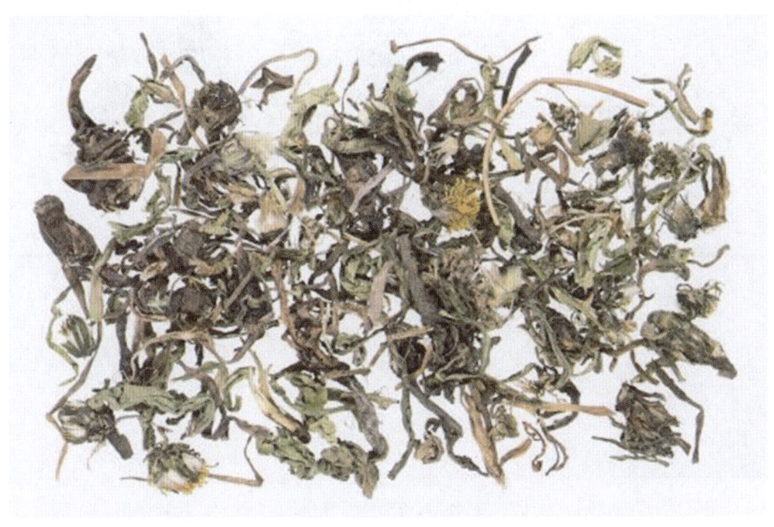

图 4–1–73　蒲公英

紫苏梗（见图 4–1–74）

【来源】本品为唇形科植物紫苏的干燥茎。

【饮片性状】本品呈类方形的厚片。表面紫棕色或暗紫色，有的可见对生的枝痕和叶痕。切面木部黄白色，有细密的放射状纹理，髓部白色，疏松或脱落。气微香，味淡。

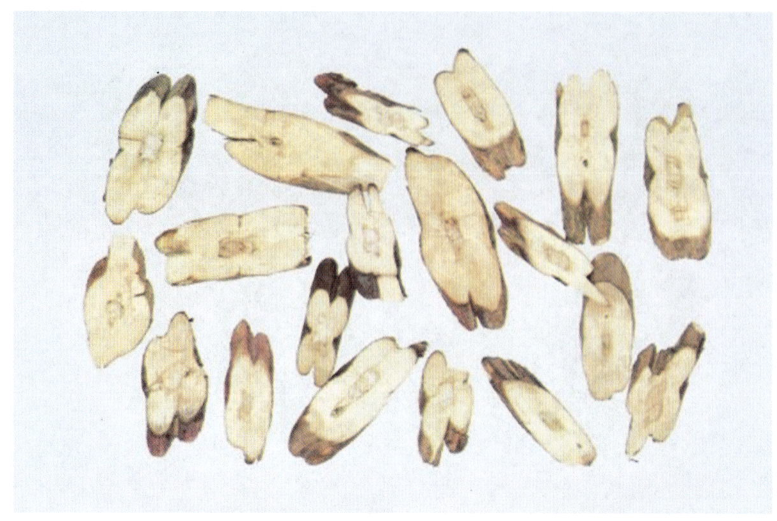

图 4–1–74 紫苏梗

紫苏叶（见图 4–1–75）

【来源】本品为唇形科植物紫苏的干燥叶（或带嫩枝）。

【饮片性状】本品为皱缩卷曲的叶或为不规则的段。叶完整者展平后呈卵圆形。边缘具圆锯齿。两面紫色或上表面绿色，下表面紫色，疏生灰白色毛。叶柄紫色或紫绿色。带嫩枝者，枝的直径 2 ~ 5 mm，紫绿色，切面中部有髓。气清香，味微辛。

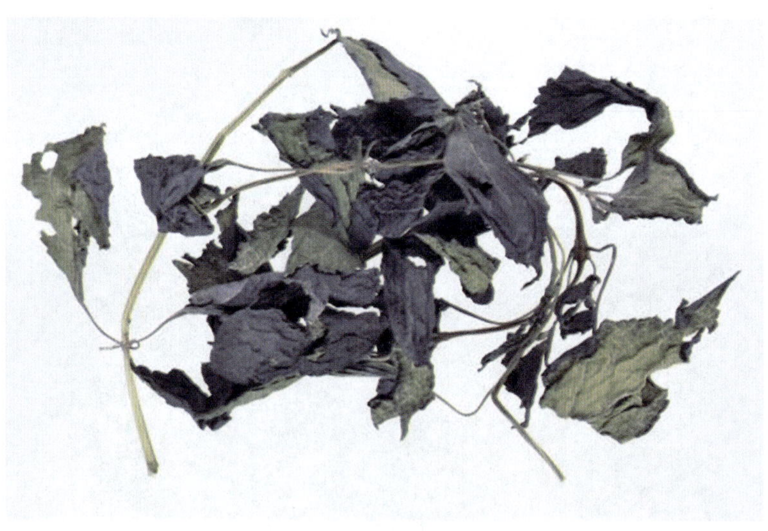

图 4–1–75 紫苏叶

紫苏子（见图 4–1–76）

【来源】本品为唇形科植物紫苏的干燥成熟果实。

【饮片性状】本品呈卵圆形或类球形，直径约 1.5 mm。表面灰棕色或灰褐色，有微隆起的暗紫色网纹，基部稍尖，有灰白色点状果梗痕。果皮薄而脆，易压碎。种子黄白色，种皮膜质，子叶 2，类白色，有油性。压碎有香气，味微辛。

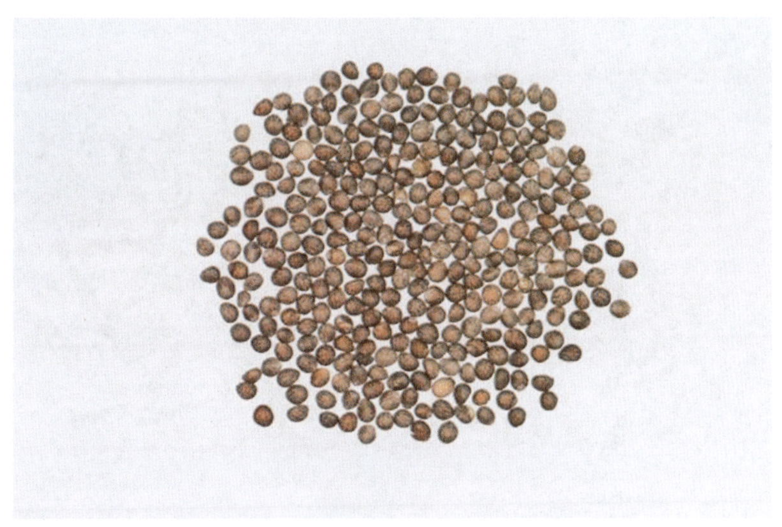

图 4-1-76 紫苏子

青皮（见图 4-1-77）

【来源】本品为芸香科植物橘及其栽培变种的干燥幼果或未成熟果实的果皮。5～6 月收集自落的幼果，晒干，习称“个青皮”；7～8 月采收未成熟的果实，在果皮上纵剖成四瓣至基部，除尽瓤瓣，晒干，习称“四花青皮”。

【饮片性状】本品呈类圆形厚片或不规则丝状。表面灰绿色或黑绿色，密生多数油室，切面黄白色或淡黄棕色，有时可见瓢囊 8～10 瓣，淡棕色。气香，味苦、辛。

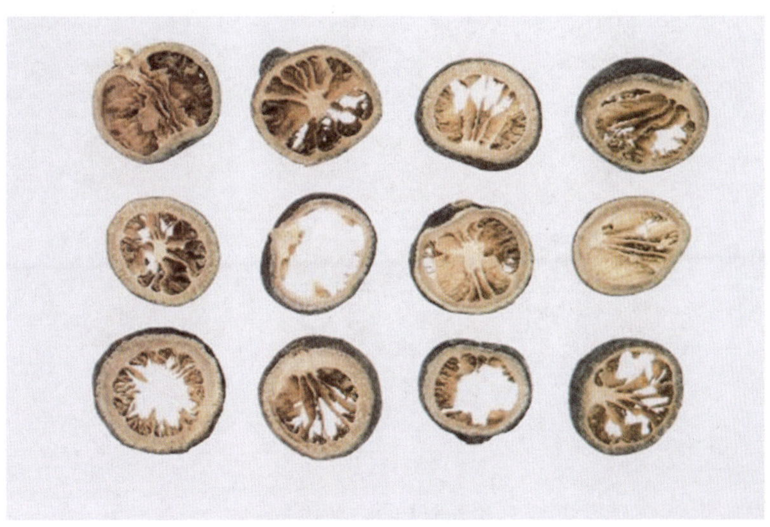

图 4-1-77 青皮

忍冬藤（见图 4-1-78）

【来源】本品为忍冬科植物忍冬的干燥茎枝。

【饮片性状】本品呈不规则的段。表面棕红色（嫩枝），有的灰绿色，光滑或被茸毛；外皮易脱落。切面黄白色，中空。偶有残叶，暗绿色，略有茸毛。气微，老枝味微苦，嫩枝味淡。

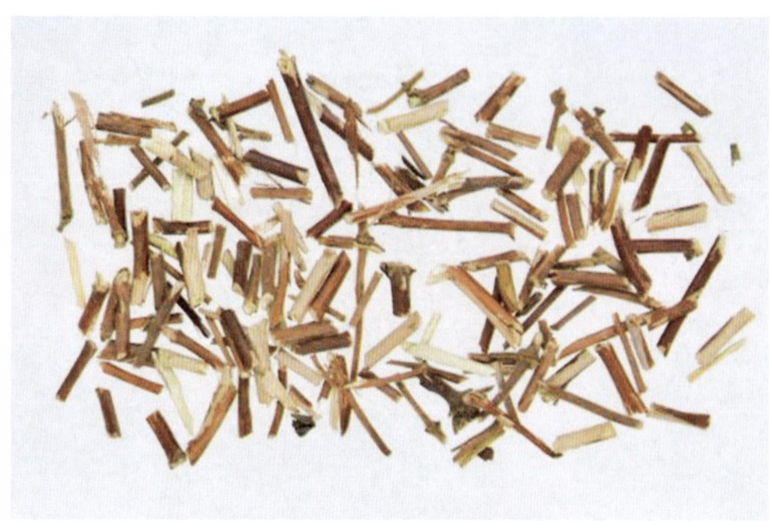

图 4-1-78　忍冬藤

防风（见图 4-1-79）

【来源】本品为伞形科植物防风的干燥根。

【饮片性状】本品为圆形或椭圆形的厚片。外表皮灰棕色或棕褐色，有纵皱纹、有的可见横长皮孔样突起、密集的环纹或残存的毛状叶基。切面皮部棕黄色至棕色，有裂隙，木部黄色，具放射状纹理。气特异，味微甘。

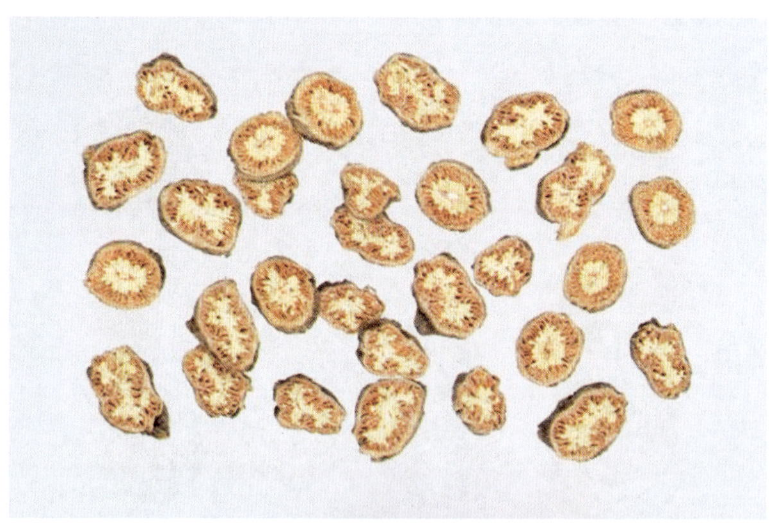

图 4-1-79　防风

酸枣仁（见图 4-1-80）

【来源】本品为鼠李科植物酸枣的干燥成熟种子。

【饮片性状】本品呈扁圆形或扁椭圆形，长 5 ~ 9 mm，宽 5 ~ 7 mm，厚约 3 mm。表面紫红色或紫褐色，平滑有光泽，有的有裂纹。有的两面均呈圆隆状突起；有的一面较平坦，中间有 1 条隆起的纵线纹；另一面稍突起。一端凹陷，可见线形种脐；另端有细小突起的合点。种皮较脆，胚乳白色，子叶 2，浅黄色，富油性。气微，味淡。

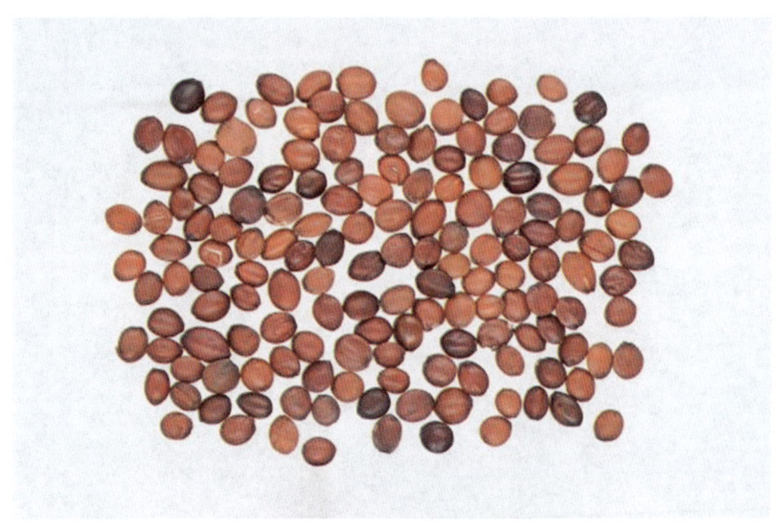

图 4-1-80　酸枣仁

炒酸枣仁（见图 4-1-81）

【来源】本品为鼠李科植物酸枣的干燥成熟种子的炮制加工品。

【饮片性状】本品呈扁圆形或扁椭圆形，长 5 ~ 9 mm，宽 5 ~ 7 mm，厚约 3 mm。表面深紫红色或紫褐色，平滑有光泽，有的有裂纹，表面微鼓起，微具焦斑。有的两面均呈圆隆状突起；有的一面较平坦，中间有 1 条隆起的纵线纹；另一面稍突起。

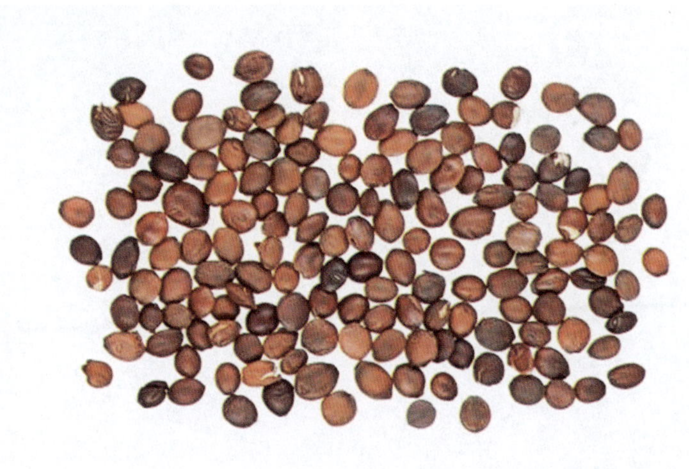

图 4-1-81　炒酸枣仁

薏苡仁（见图 4-1-82）

【来源】本品为禾本科植物薏米的干燥成熟种仁。

【饮片性状】本品呈宽卵形或长椭圆形，长 4 ~ 8 mm，宽 3 ~ 6 mm。表面乳白色，光滑，偶有残存的黄褐色种皮；一端钝圆，另端较宽而微凹，有 1 淡棕色点状种脐；背面圆凸，腹面有 1 条较宽而深的纵沟。质坚实，断面白色，粉性。气微，味微甜。

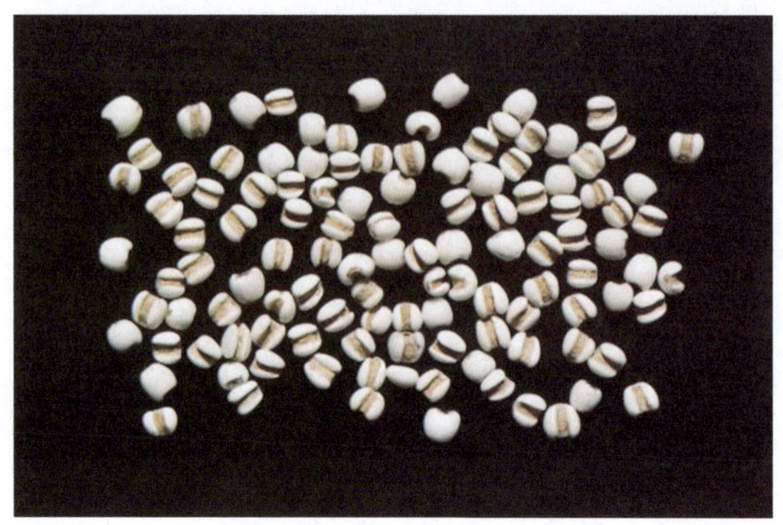

图 4-1-82　薏苡仁

麸炒薏苡仁（见图 4-1-83）

【来源】本品为禾本科植物薏米的干燥成熟种仁的炮制加工品。

【饮片性状】本品呈宽卵形或长椭圆形，长 4～8 mm，宽 3～6 mm。微鼓起，表面微黄色。

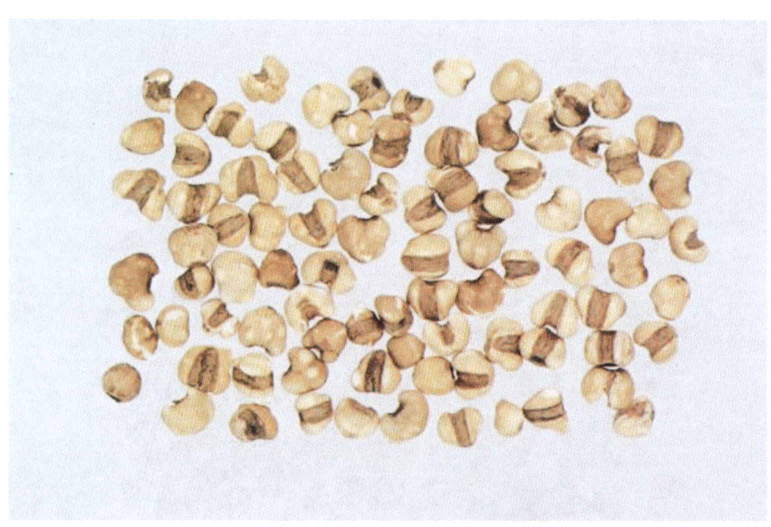

图 4-1-83　麸炒薏苡仁

黄柏（见图 4-1-84）

【来源】本品为芸香科植物黄皮树的干燥树皮。习称“川黄柏”。

【饮片性状】本品呈丝条状或卷曲。外表面黄褐色或黄棕色。内表面暗黄色或淡棕色，具纵棱纹。切面纤维性，呈裂片状分层，深黄色。气微，味极苦嚼之有黏性。

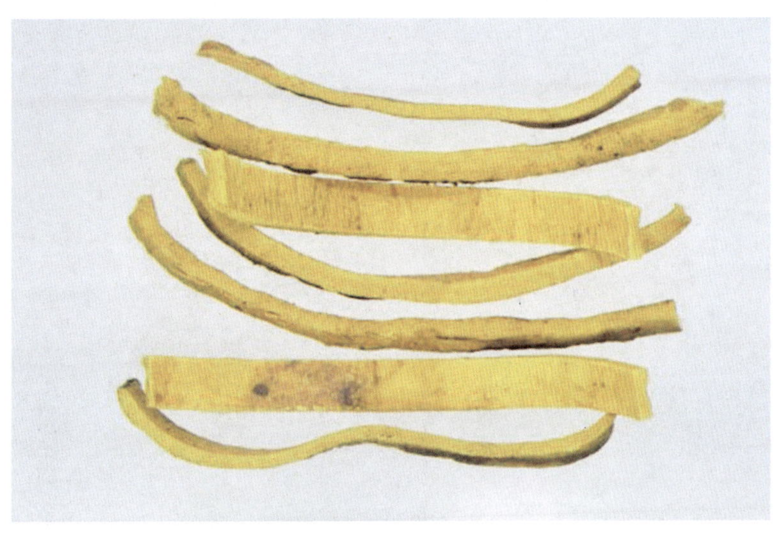

图 4-1-84 黄柏

盐黄柏（见图 4-1-85）

【来源】本品为芸香科植物黄皮树的干燥树皮的炮制加工品。

【饮片性状】本品形如黄柏丝，表面深黄色，偶有焦斑。味极苦，微咸。

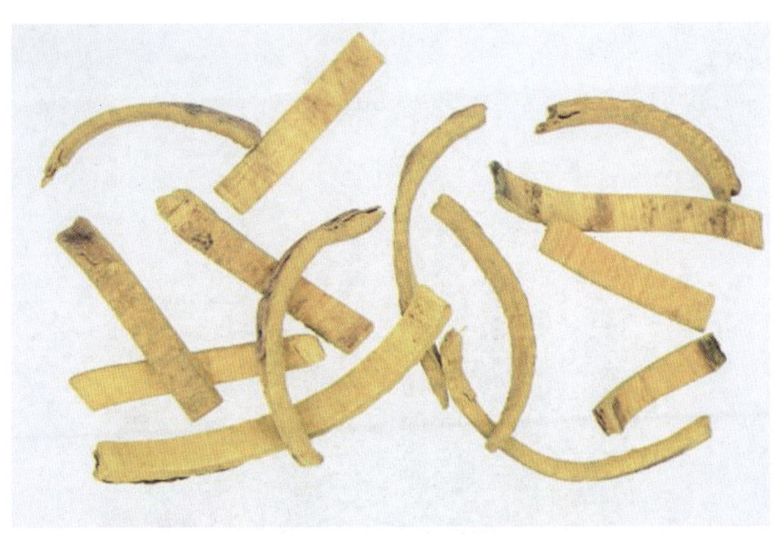

图 4-1-85 盐黄柏

盐知母（见图 4-1-86）

【来源】本品为百合科植物知母的干燥根茎的炮制加工品。

【饮片性状】本品形如知母片，色黄或微带焦斑。味微咸。

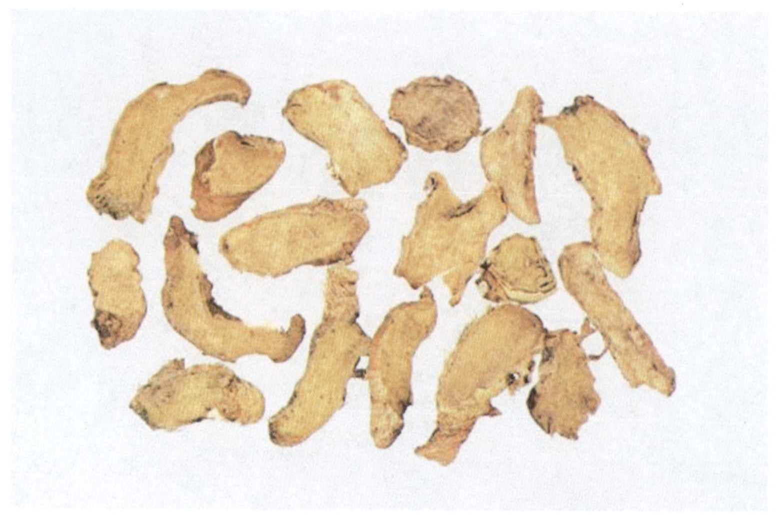

图 4-1-86　盐知母

炒谷芽（见图 4-1-87）

【来源】本品为禾本科植物粟的成熟果实经发芽干燥的炮制加工品。

【饮片性状】谷芽　本品呈类圆球形，直径约 2 mm，顶端钝圆，基部略尖。外壳为革质的稃片，淡黄色，具点状皱纹，下端有初生的细须根，长 3 ~ 6 mm，剥去稃片，内含淡黄色或黄白色颖果（小米）1 粒。气微，味微甘。

炒谷芽　本品形如谷芽，表面深黄色。有香气，味微苦。

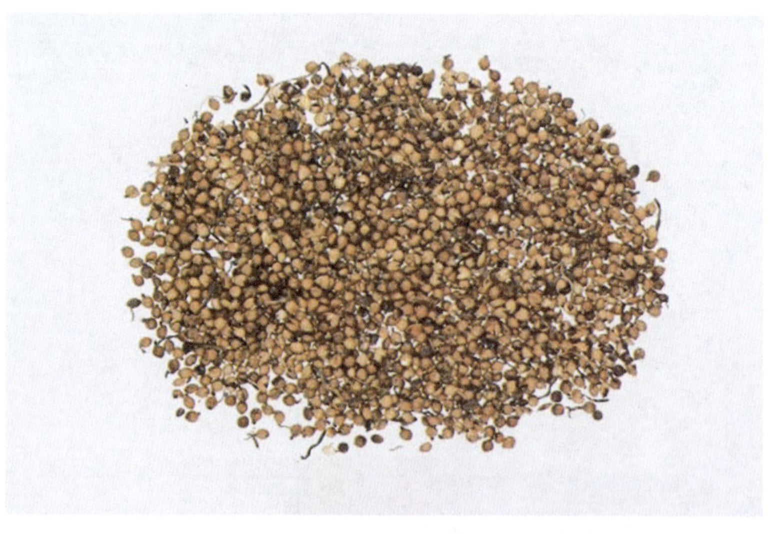

图 4-1-87　炒谷芽

麦芽（见图 4-1-88）

【来源】本品为禾本科植物大麦的成熟果实经发芽干燥的炮制加工品。

【饮片性状】本品呈梭形，长 8 ~ 12 mm，直径 3 ~ 4 mm。表面淡黄色，背面为外稃包围，具 5 脉；腹面为内稃包围。除去内外稃后，腹面有 1 条纵沟；基部胚根处生出幼芽和须根，幼芽长披针状条形，长约 5 mm。须根数条，纤细而弯曲。质硬，断面白色，粉性。气微，味微甘。

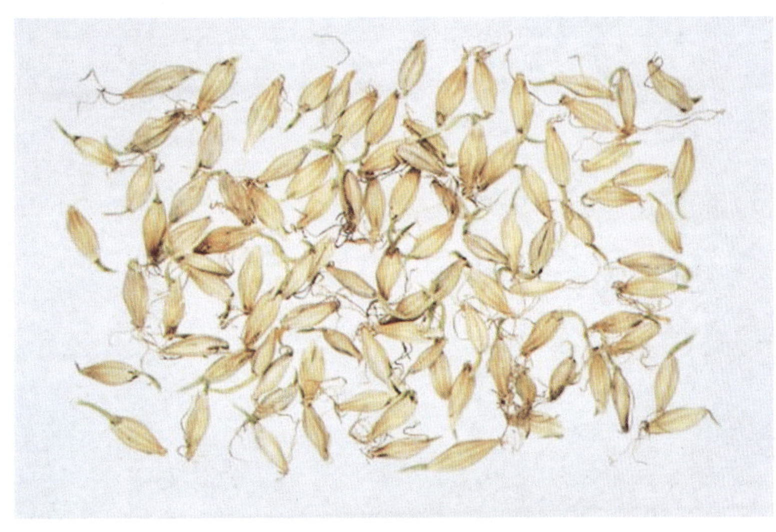

图 4-1-88 麦芽

龙骨（见图 4-1-89）

【来源】本品为古代哺乳动物如三趾马、犀类、鹿类、牛类、象类等的骨骼化石或象类门齿的化石。

【饮片性状】本品呈不规则的块状或颗粒。表面类白色、灰白色或淡黄棕色，多较平滑，有的具有蓝灰色及红棕色深浅粗细不同的花纹或棕色条纹和斑点。质硬，断面不平坦，关节处有多数蜂窝状小孔。吸湿性强。无臭，无味。

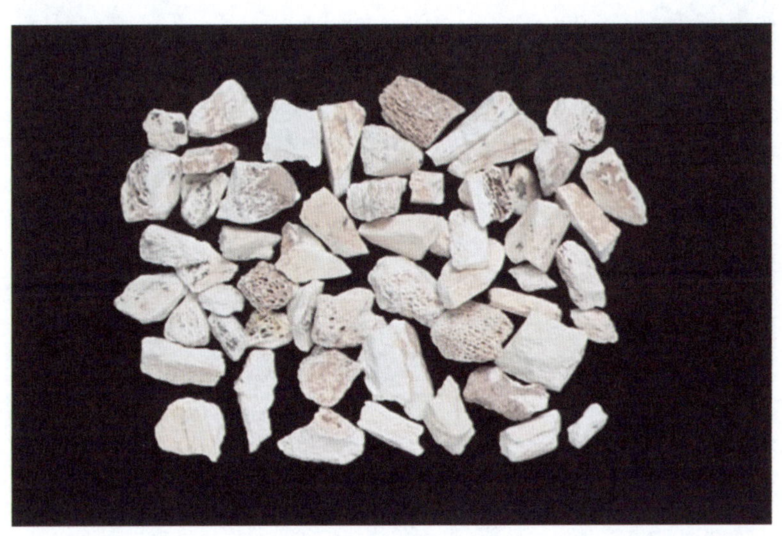

图 4-1-89 龙骨

煅龙骨（见图 4-1-90）

【来源】本品为古代哺乳动物如三趾马、犀类、鹿类、牛类、象类等的骨骼化石或象类门齿的化石的炮制加工品。

【饮片性状】本品呈不规则的粗粉或碎块。表面灰白色或灰褐色，质疏松，显粉性，吸湿性强。

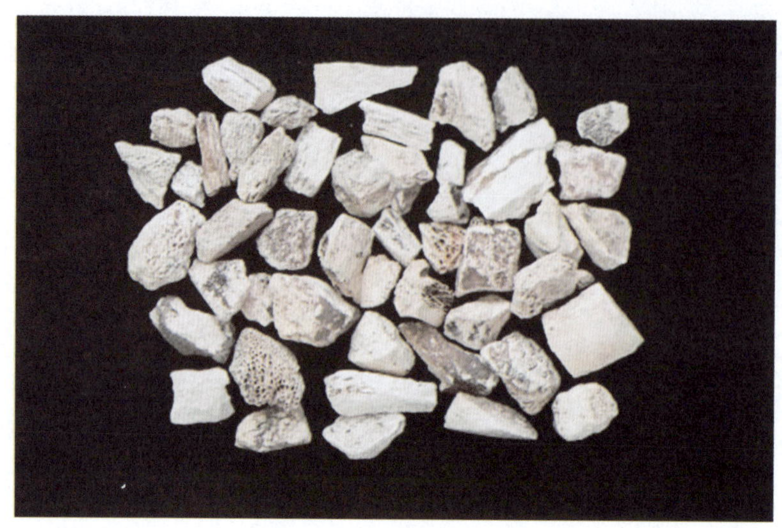

图 4-1-90　煅龙骨

牡蛎（见图 4-1-91）

【来源】本品为牡蛎科动物长牡蛎、大连湾牡蛎或近江牡蛎的贝壳。

【饮片性状】本品为不规则的碎块。白色。质硬，断面层状。气微，味微咸。

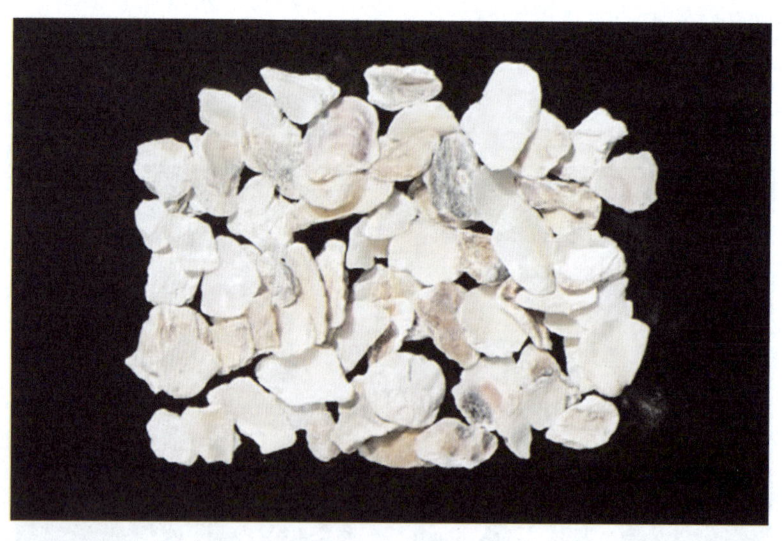

图 4-1-91　牡蛎

煅牡蛎（见图 4-1-92）

【来源】本品为牡蛎科动物长牡蛎、大连湾牡蛎或近江牡蛎的贝壳的炮制加工品。

【饮片性状】本品为不规则的碎块或粗粉。灰白色。质酥脆，断面层状。

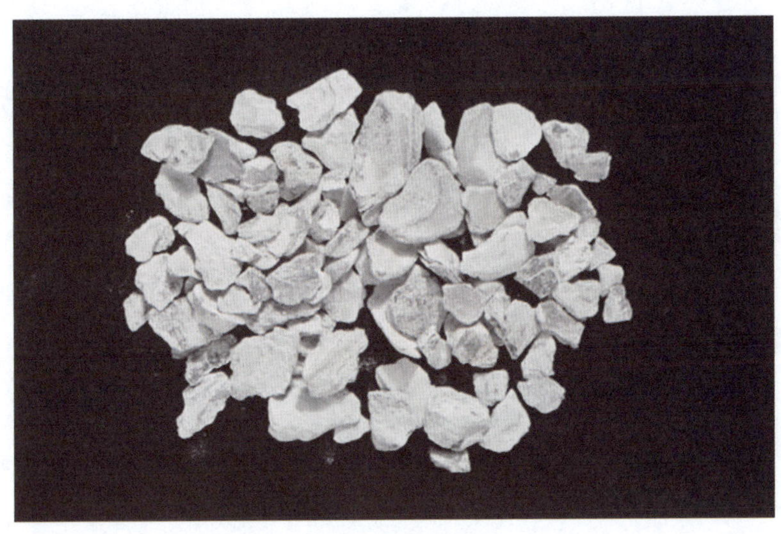

图 4-1-92　煅牡蛎

燀桃仁（见图 4-1-93）

【来源】本品为蔷薇科植物桃或山桃的干燥成熟种子的炮制加工品。

【饮片性状】燀桃仁　本品呈扁长卵形，长 1.2 ~ 1.8 cm，宽 0.8 ~ 1.2 cm，厚 0.2 ~ 0.4 cm。表面浅黄白色，一端尖，中部膨大，另端钝圆稍偏斜，边缘较薄。子叶 2，富油性。气微香，味微苦。

燀山桃仁　本品呈类卵圆形，较小而肥厚，长约 1 cm，宽约 0.7 cm，厚约 0.5 cm。

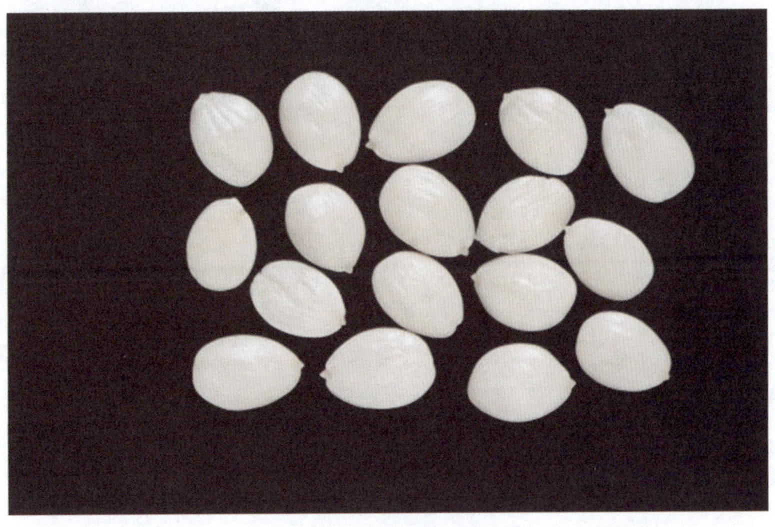

图 4-1-93　燀桃仁

燀苦杏仁（见图 4-1-94）

【来源】本品为蔷薇科植物山杏、西伯利亚杏、东北杏或杏的干燥成熟种子的炮制加工品。

【饮片性状】本品呈扁心形。表面乳白色或黄白色，一端尖，另端钝圆，肥厚，左右不对称，富油性。有特异的香气，味苦。

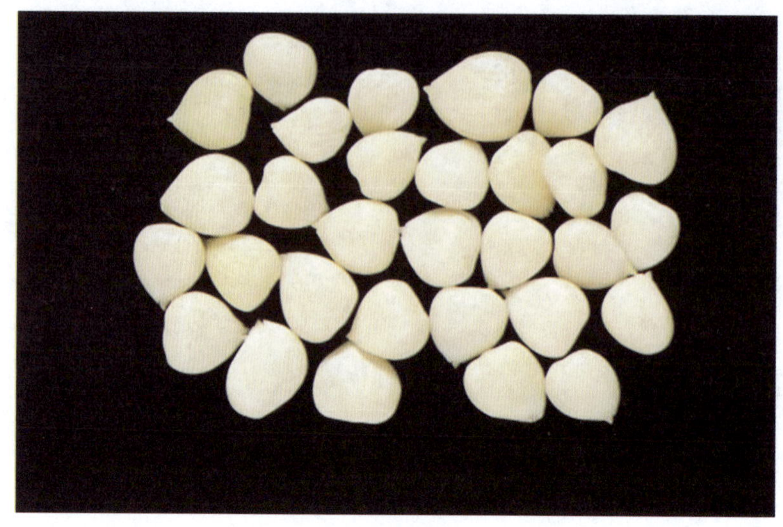

图 4-1-94 燀苦杏仁

猪苓（见图 4-1-95）

【来源】本品为多孔菌科真菌猪苓的干燥菌核。

【饮片性状】本品呈类圆形或不规则的厚片。外表皮黑色或棕黑色，皱缩。切面类白色或黄白色，略呈颗粒状。气微，味淡。

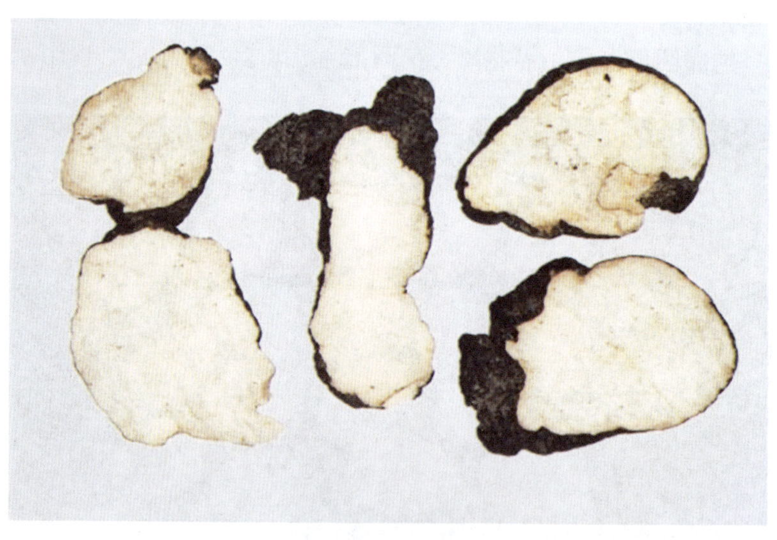

图 4-1-95 猪苓

三棱（见图 4-1-96）

【来源】本品为黑三棱科植物黑三棱的干燥块茎。

【饮片性状】本品呈类圆形的薄片。外表皮灰棕色。切面灰白色或黄白色，粗糙，有多数明显的细筋脉点。气微，味淡，嚼之微有麻辣感。

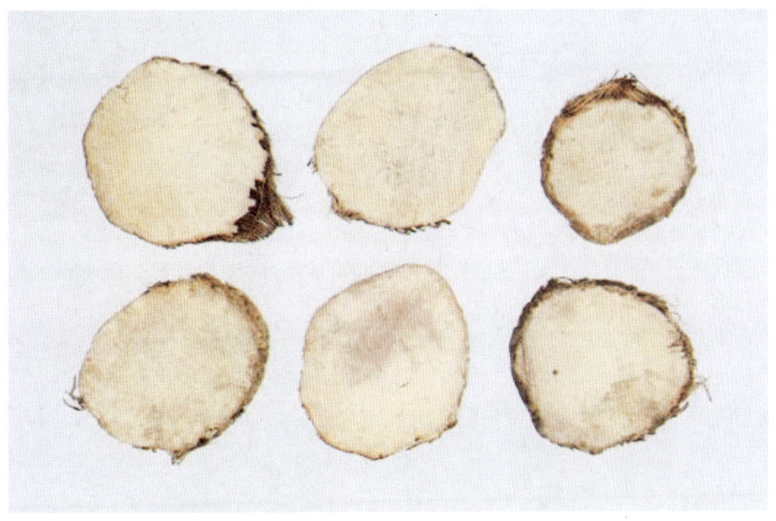

图 4–1–96　三棱

莪术（见图 4–1–97）

【来源】本品为姜科植物蓬莪术、广西莪术或温郁金的干燥根茎。后者习称“温莪术”。

【饮片性状】本品呈类圆形或椭圆形的厚片。外表皮灰黄色或灰棕色，有时可见环节或须根痕。切面黄绿色、黄棕色或棕褐色，内皮层环纹明显，散在“筋脉”小点。气微香，味微苦而辛。

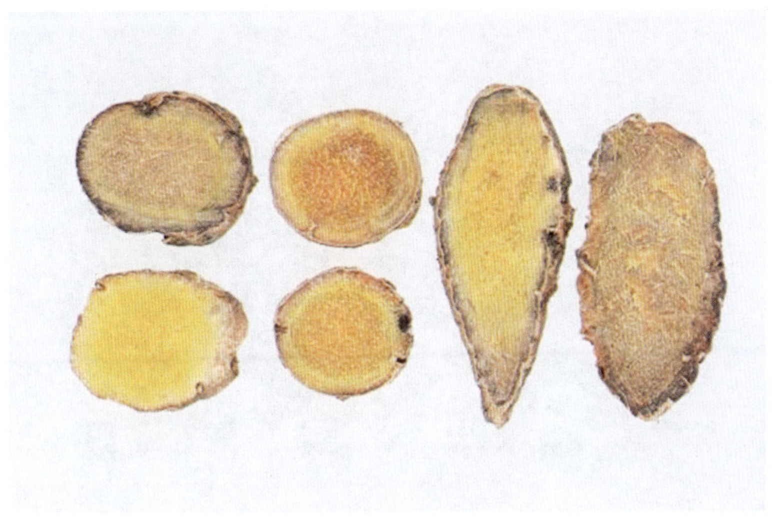

图 4–1–97　莪术

白茅根（见图 4–1–98）

【来源】本品为禾本科植物白茅的干燥根茎。

【饮片性状】本品呈圆柱形的段。外表皮黄白色或淡黄色，微有光泽，具纵皱纹，有的可见稍隆起的节。切面皮部白色，多有裂隙，放射状排列，中柱淡黄色或中空，易与皮部剥离。气微，味微甜。

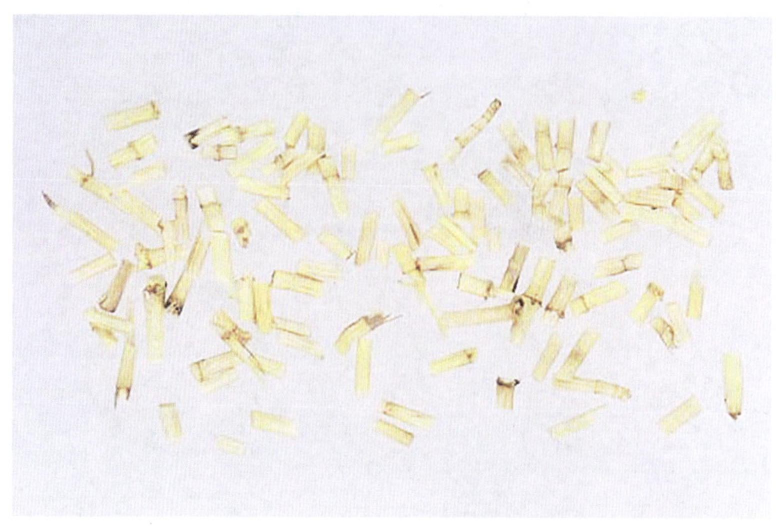

图 4-1-98　白茅根

醋没药（见图 4-1-99）

【来源】本品为橄榄科植物地丁树或哈地丁树的干燥树脂的炮制加工品。分为天然没药和胶质没药。

【饮片性状】本品呈不规则小块状或类圆形颗粒状，表面棕褐色或黑褐色，有光泽。具特异香气，略有醋香气，味苦而微辛。

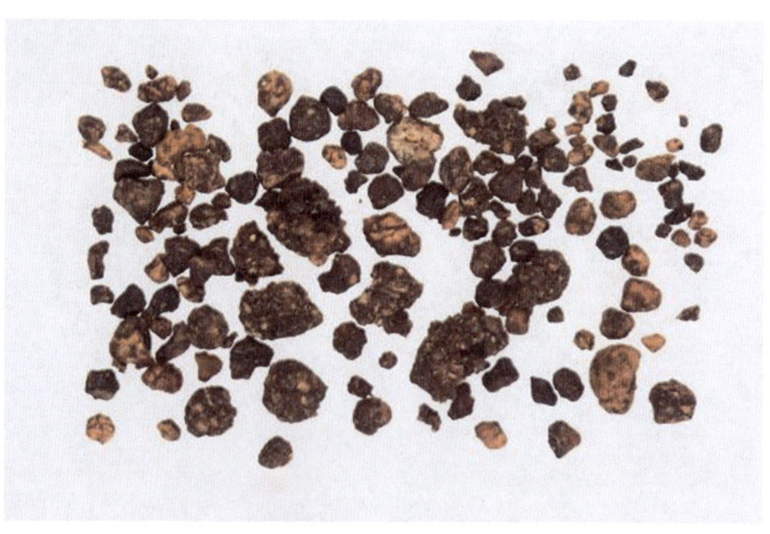

图 4-1-99　醋没药

醋乳香（见图 4-1-100）

【来源】本品为橄榄科植物乳香树及同属植物树皮渗出的树脂的炮制加工品。分为索马里乳香和埃塞俄比亚乳香，每种乳香又分为乳香珠和原乳香。

【饮片性状】本品为不规则的小块，表面深黄色，油亮。略有醋气。

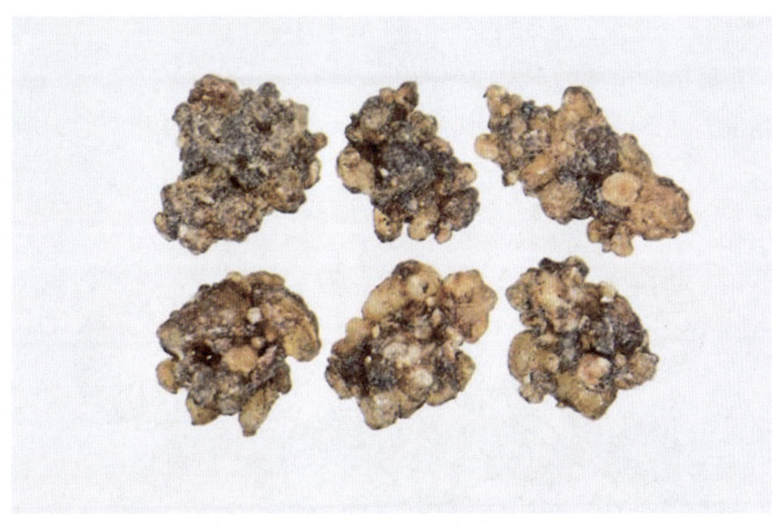

图 4-1-100　醋乳香

大腹皮（见图 4-1-101）

【来源】本品为棕榈科植物槟榔的干燥果皮。冬季至次春采收未成熟的果实，煮后干燥，纵剖两瓣，剥取果皮，习称“大腹皮”；春末至秋初采收成熟果实，煮后干燥，剥取果皮，打松，晒干，习称“大腹毛”。

【饮片性状】大腹皮　本品略呈椭圆形或长卵形瓢状，长 4～7 cm，宽 2～3.5 cm，厚 0.2～0.5 cm。外果皮深棕色至近黑色，具不规则的纵皱纹及隆起的横纹，顶端有花柱残痕，基部有果梗及残存萼片。内果皮凹陷，褐色或深棕色，光滑呈硬壳状。体轻，质硬，纵向撕裂后可见中果皮纤维。气微，味微涩。

大腹毛　本品略呈椭圆形或瓢状。外果皮多已脱落或残存。中果皮棕毛状，黄白色或淡棕色，疏松质柔。内果皮硬壳状，黄棕色或棕色，内表面光滑，有时纵向破裂。气微，味淡。

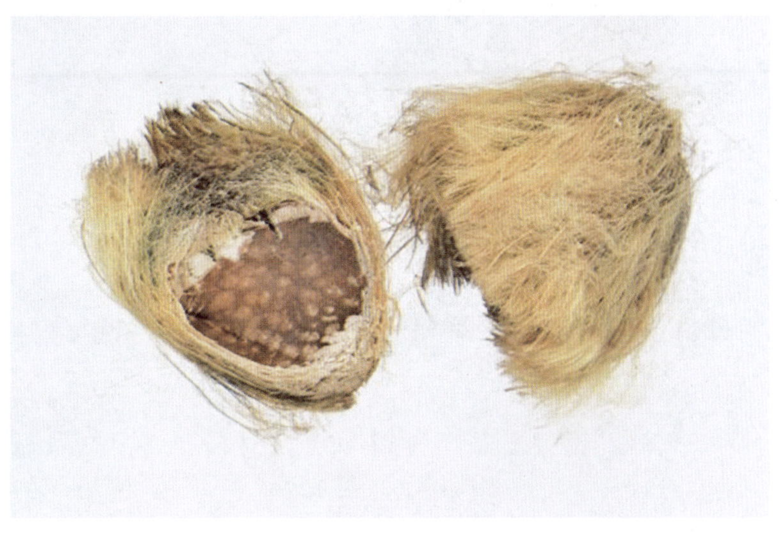

图 4-1-101　大腹皮

槟榔（见图 4-1-102）

【来源】本品为棕榈科植物槟榔的干燥成熟种子。

【饮片性状】本品呈类圆形的薄片。切面可见棕色种皮与白色胚乳相间的大理石样花纹。气微，味涩、微苦。

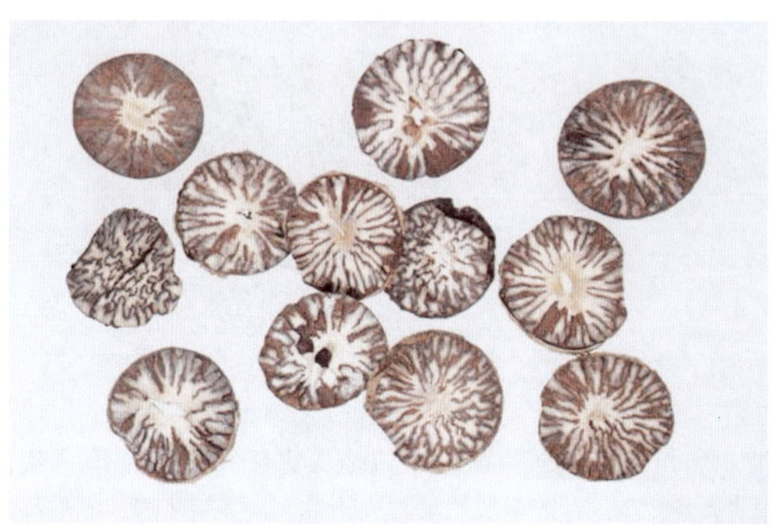

图 4-1-102 槟榔

冬瓜皮（见图 4-1-103）

【来源】本品为葫芦科植物冬瓜的干燥外层果皮。

【饮片性状】本品为不规则的碎片，常向内卷曲，大小不一。外表面灰绿色或黄白色，被有白霜，有的较光滑不被白霜；内表面较粗糙，有的可见筋脉状维管束。体轻，质脆。气微，味淡。

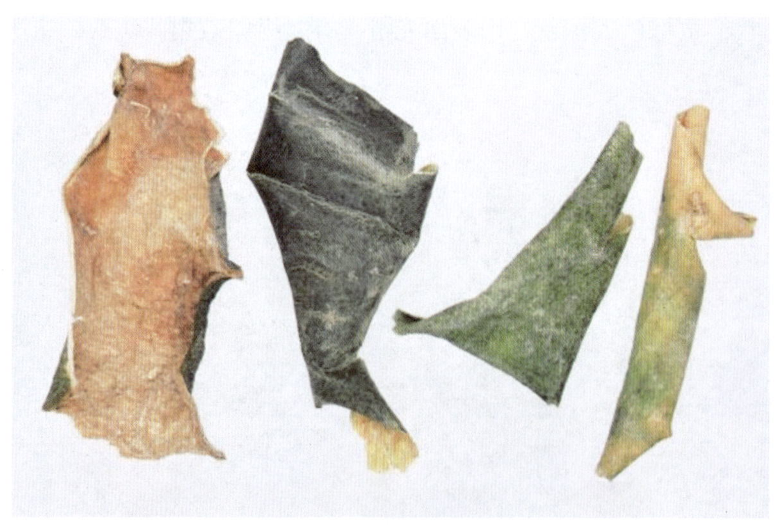

图 4-1-103 冬瓜皮

冬瓜子（见图 4-1-104）

【来源】本品为葫芦科植物冬瓜的干燥成熟种子。

【饮片性状】本品呈扁平卵圆形或长椭圆形。表面黄白色，一端较尖，尖端一侧有小突起的种脐，另端钝圆，边缘光滑或两面外缘各有一环纹。子叶 2，白色。气微，味微甜。

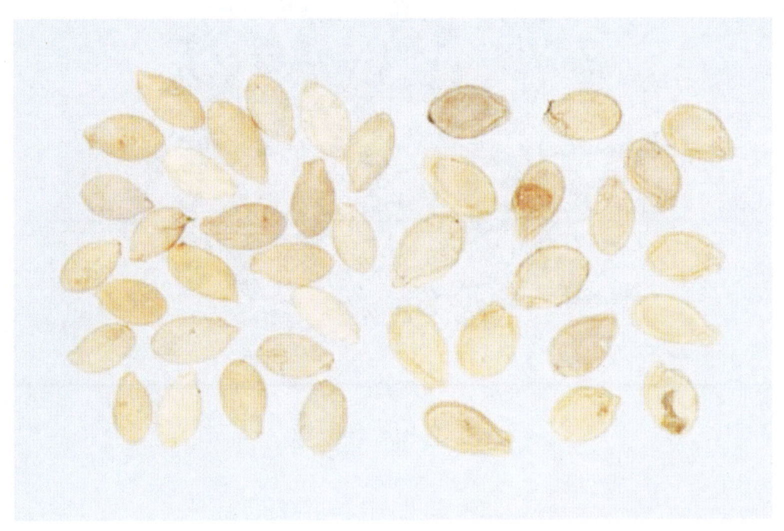

图 4-1-104 冬瓜子

焦槟榔（见图 4-1-105）

【来源】本品为棕榈科植物槟榔干燥成熟种子的炮制加工品。

【饮片性状】本品呈类圆形薄片，直径 1.5 ~ 3 cm，厚 1 ~ 2 mm。表面焦黄色，可见大理石样花纹。质脆，易碎。气微，味涩、微苦。

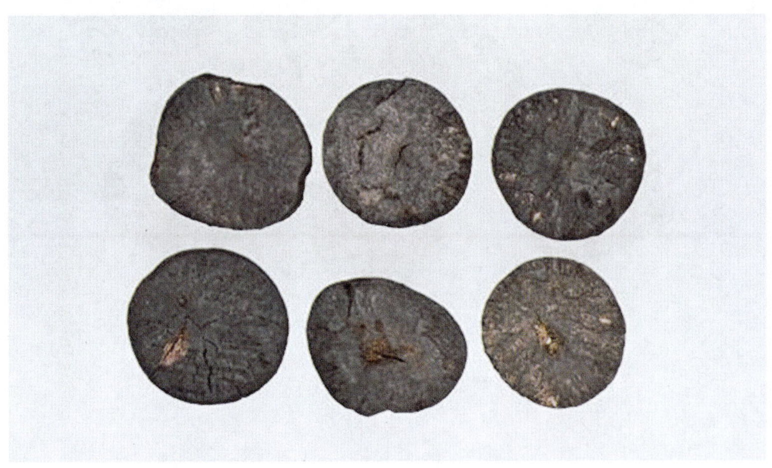

图 4-1-105 焦槟榔

焦麦芽（见图 4-1-106）

【来源】本品为禾本科植物大麦的成熟果实经发芽干燥的炮制加工品。

【饮片性状】本品呈梭形，长 8 ~ 12 mm，直径 3 ~ 4 mm。表面焦褐色，有焦斑。有焦香气，味微苦。

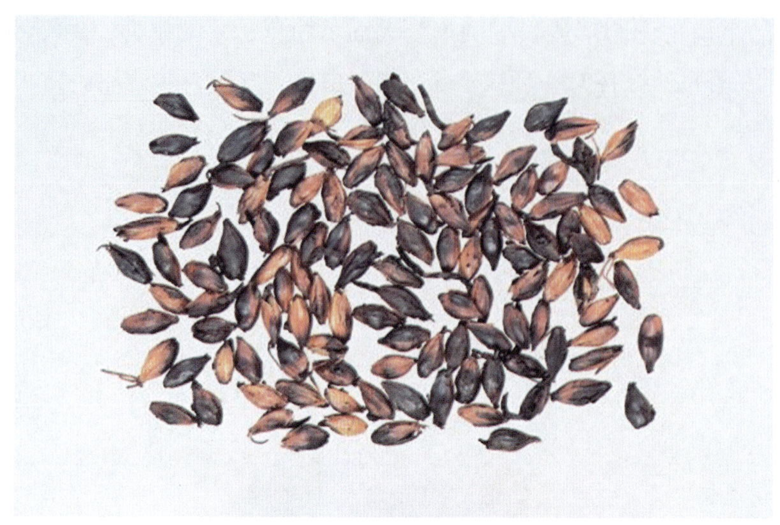

图 4-1-106 焦麦芽

焦山楂（见图 4-1-107）

【来源】本品为蔷薇科植物山里红或山楂的干燥成熟果实的炮制加工品。

【饮片性状】本品形如山楂片，表面焦褐色，内部黄褐色。有焦香气。

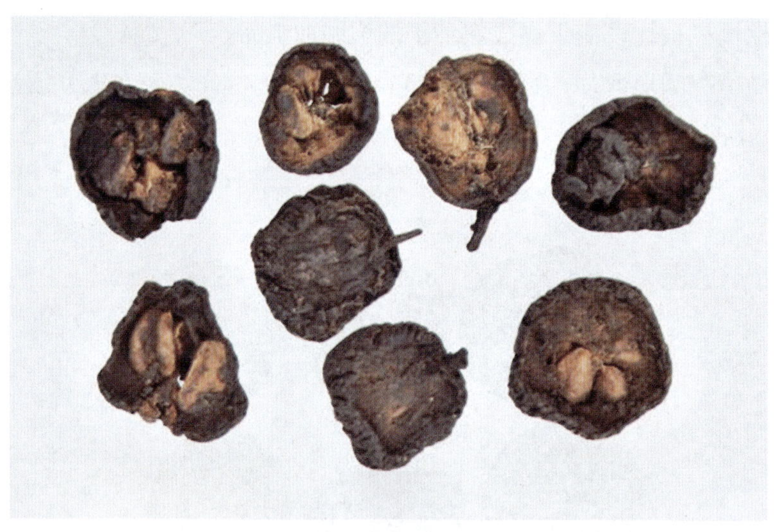

图 4-1-107 焦山楂

焦神曲（见图 4-1-108）

【来源】本品为麦粉和其他五种药物混合后经发酵而成的加工品。

【饮片性状】本品为立方形小块或圆柱条形的段。表面焦褐色，带焦斑，断面微黄色，粗糙，有焦香气。

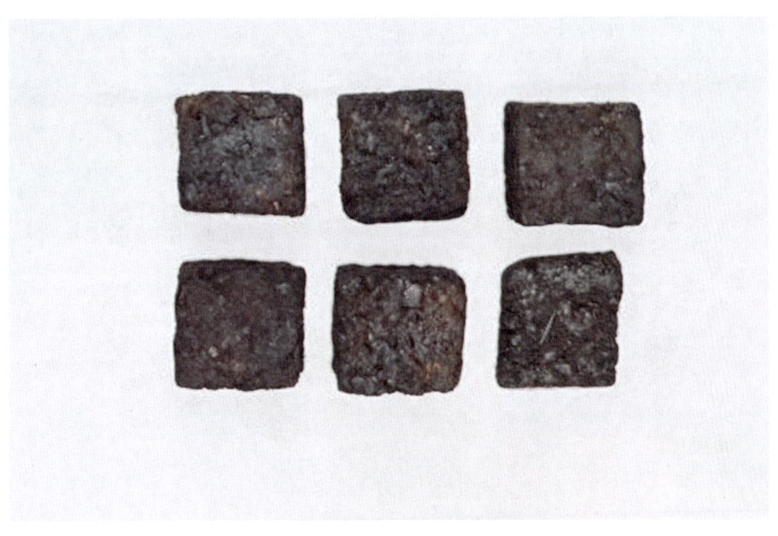

图 4-1-108 焦神曲

瓜蒌皮（见图 4-1-109）

【来源】本品为葫芦科植物栝楼或双边栝楼的干燥成熟果皮。

【饮片性状】本品呈丝条状，边缘向内卷曲。外表面橙红色或橙黄色，皱缩，有时可见残存果梗；内表面黄白色。质较脆，易折断。具焦糖气，味淡、微酸。

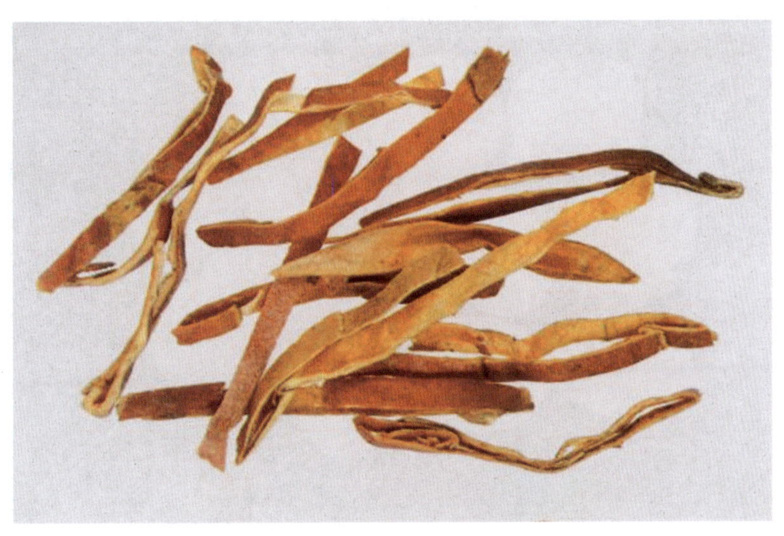

图 4-1-109 瓜蒌皮

瓜蒌子（见图 4-1-110）

【来源】本品为葫芦科植物栝楼或双边栝楼的干燥成熟种子。

【饮片性状】栝楼 本品呈扁平椭圆形，长 12 ~ 15 mm，宽 6 ~ 10 mm，厚约 3.5 mm。表面浅棕色至棕褐色，平滑，沿边缘有 1 圈沟纹。顶端较尖，有种脐，基部钝圆或较狭。种皮坚硬；内种皮膜质，灰绿色，子叶 2，黄白色，富油性。气微，味淡。

双边栝楼 本品较大而扁，长 15 ~ 19 mm，宽 8 ~ 10 mm，厚约 2.5 mm。表面棕褐色，沟纹明显而环边较宽。顶端平截。

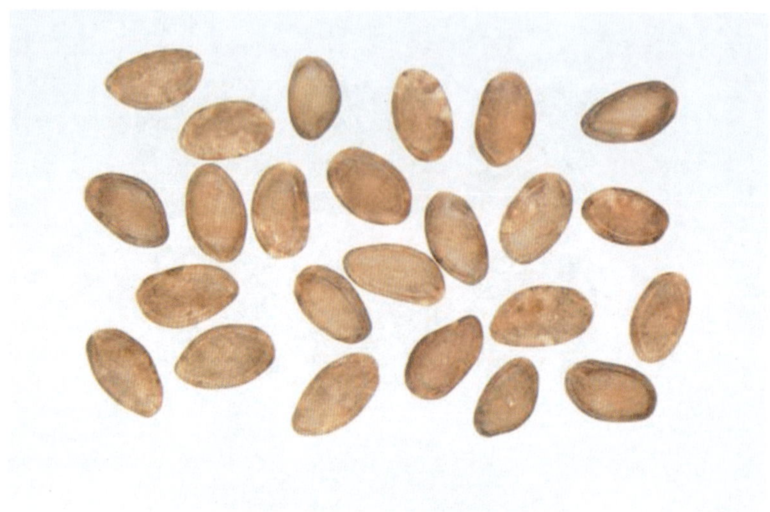

图 4-1-110 瓜蒌子

天花粉（见图 4-1-111）

【来源】本品为葫芦科植物栝楼或双边栝楼的干燥根。

【饮片性状】本品呈类圆形、半圆形或不规则形的厚片。外表皮黄白色或淡棕黄色。切面可见黄色木质部小孔，略呈放射状排列。气微，味微苦。

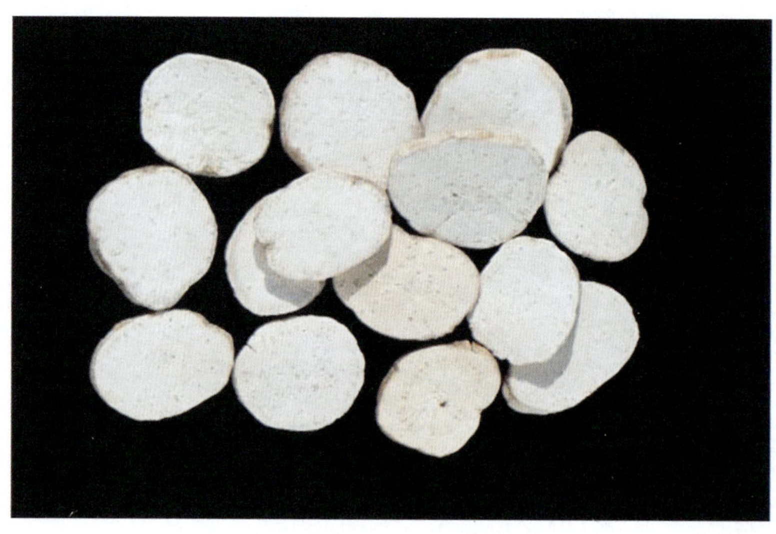

图 4-1-111 天花粉

山楂（见图 4-1-112）

【来源】本品为蔷薇科植物山里红或山楂的干燥成熟果实。

【饮片性状】本品为圆形片，皱缩不平，直径 1 ~ 2.5 cm，厚 0.2 ~ 0.4 cm。外皮红色，具皱纹，有灰白色小斑点。果肉深黄色至浅棕色。中部横切片具 5 粒浅黄色果核，有的核已脱落而中空。有的片上可见短而细的果梗或花萼残迹。气微清香，味酸、微甜。

带黏性。

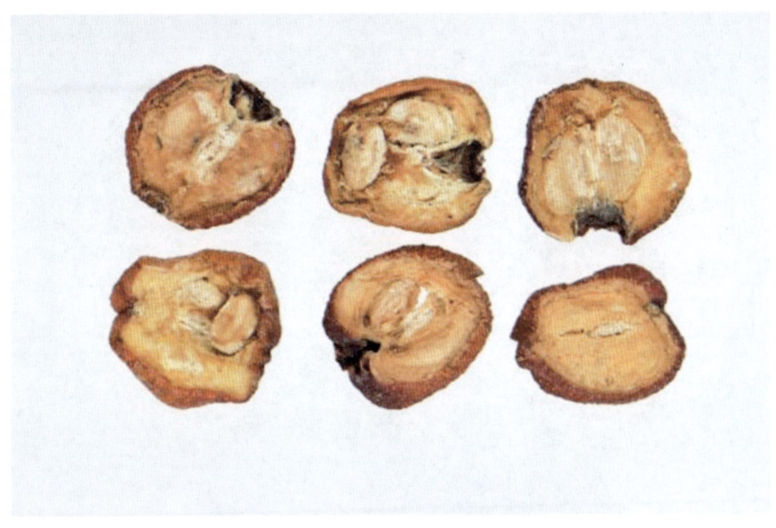

图 4-1-112　山楂

肉桂（见图 4-1-113）

【来源】本品为樟科植物肉桂的干燥树皮。

【饮片性状】本品呈小碎块或细丝，表面红棕色或棕色。气香浓烈，味甜、辣。

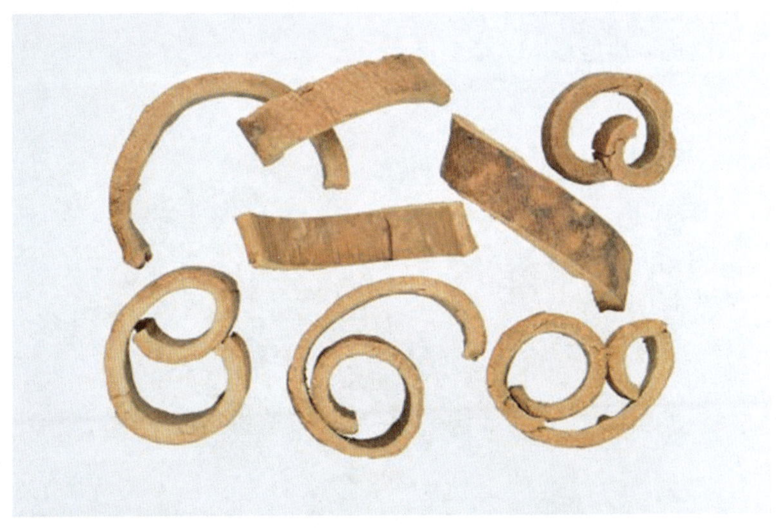

图 4-1-113　肉桂

白术（见图 4-1-114）

【来源】本品为菊科植物白术的干燥根茎。

【饮片性状】本品呈不规则的厚片。外表皮灰黄色或灰棕色。切面黄白色至淡棕色，散生棕黄色的点状油室，木部具放射状纹理；烘干者切面角质样，色较深或有裂隙。气清香，味甘、微辛，嚼之略带黏性。

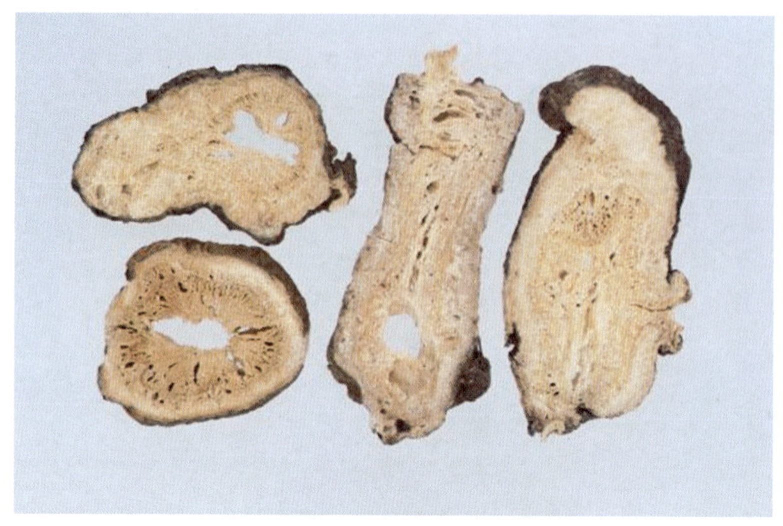

图 4–1–114　白术

蒺藜（见图 4–1–115）

【来源】本品为蒺藜科植物蒺藜的干燥成熟果实。

【饮片性状】本品由 5 个分果瓣组成，呈放射状排列，直径 7 ~ 12 mm。常裂为单一的分果瓣，分果瓣呈斧状，长 3 ~ 6 mm；背部黄绿色，隆起，有纵棱和多数小刺，并有对称的长刺和短刺各 1 对，两侧面粗糙，有网纹，灰白色。质坚硬。气微，味苦、辛。

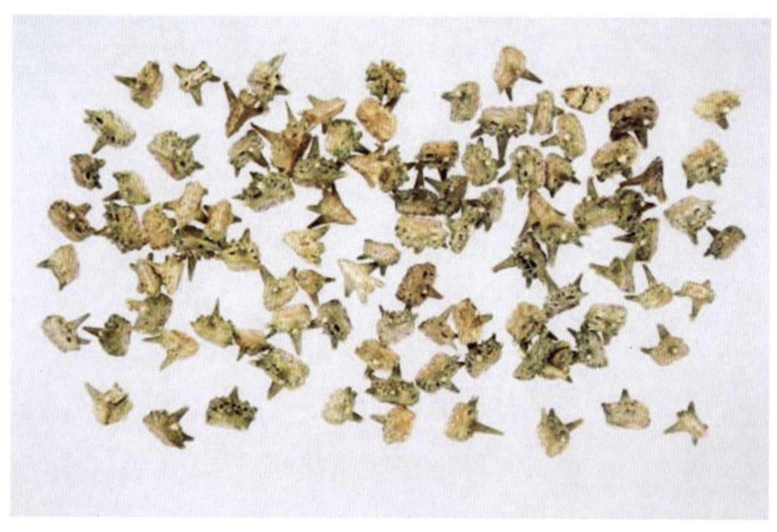

图 4–1–115　蒺藜

熟大黄（见图 4–1–116）

【来源】本品为蓼科植物掌叶大黄、唐古特大黄或药用大黄的干燥根和根茎的炮制加工品。

【饮片性状】本品呈不规则的块片，表面黑色，断面中间隐约可见放射状纹理，质坚硬，气微香。

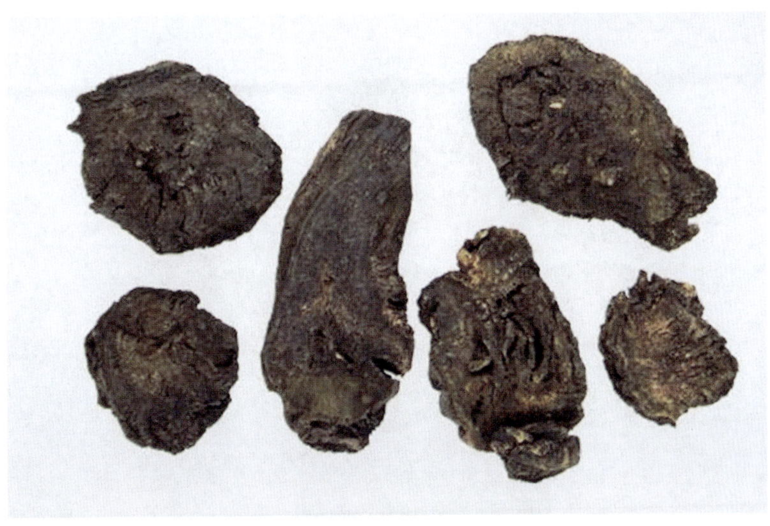

图 4-1-116　熟大黄

赤芍（见图 4-1-117）

【来源】本品为毛茛科植物芍药或川赤芍的干燥根。

【饮片性状】本品为类圆形切片，外表皮棕褐色。切面粉白色或粉红色，皮部窄，木部放射状纹理明显，有的有裂隙。

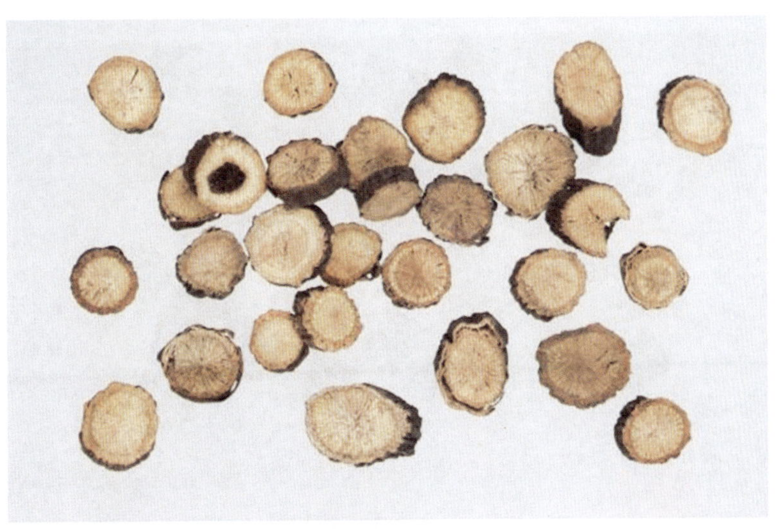

图 4-1-117　赤芍

青风藤（见图 4-1-118）

【来源】本品为防己科植物青藤和毛青藤的干燥藤茎。

【饮片性状】本品呈类圆形的厚片。外表面绿褐色至棕褐色，有的灰褐色，有纵纹，有的可见皮孔。切面灰黄色至淡灰黄色，皮部窄，木部有明显的放射状纹理，其间具有多数小孔，髓部淡黄白色至棕黄色。气微，味苦。

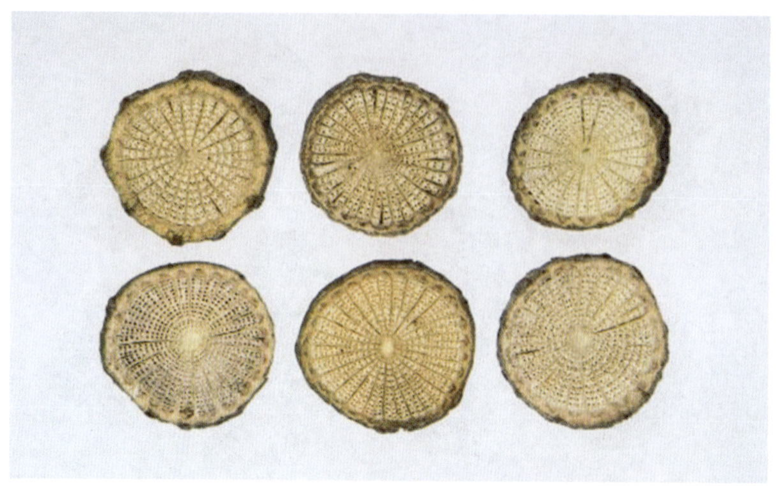

图 4-1-118 青风藤

杜仲（见图 4-1-119）

【来源】本品为杜仲科植物杜仲的干燥树皮。

【饮片性状】本品呈小方块或丝状。外表面淡棕色或灰褐色，有明显的皱纹。内表面暗紫色，光滑。断面有细密、银白色、富弹性的橡胶丝相连。气微，味稍苦。

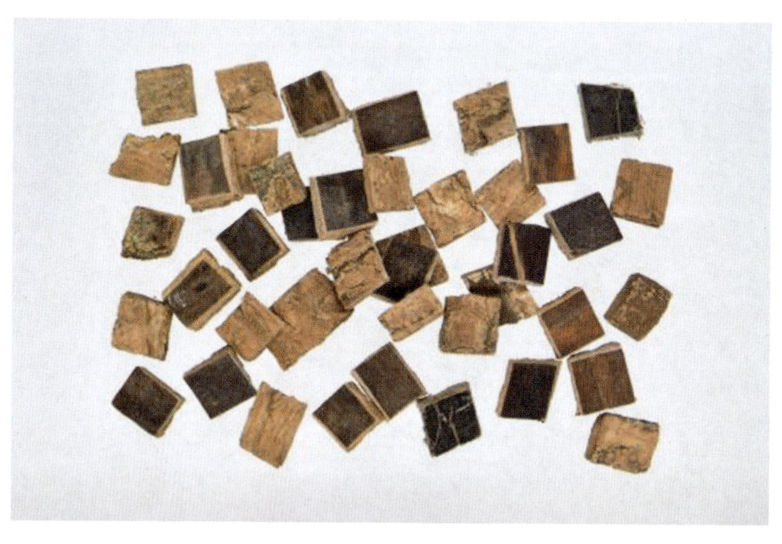

图 4-1-119 杜仲

紫草（见图 4-1-120）

【来源】本品为紫草科植物新疆紫草或内蒙紫草的干燥根。

【饮片性状】新疆紫草　切片为不规则的圆柱形切片或条形片状。圆柱形切片直径 1 ~ 2.5 cm，表面紫红色或紫褐色；皮部深紫色，疏松易剥落；木部较小，黄白色或黄色。气特异，味微苦、涩。

内蒙紫草　切片直径 0.5 ~ 4 cm，有的可见短硬毛。皮部略薄。质硬而脆。气特异，味涩。

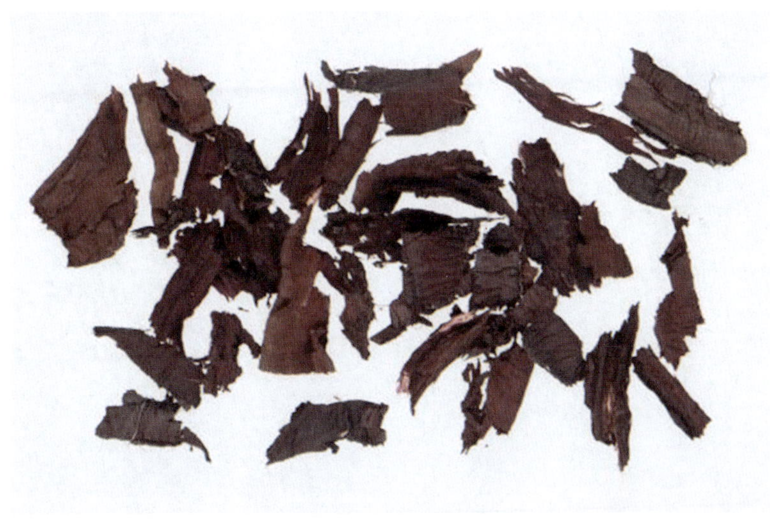

图 4-1-120　紫草

玉竹（见图 4-1-121）

【来源】本品为百合科植物玉竹的干燥根茎。

【饮片性状】本品呈不规则厚片或段。外表皮黄白色至淡黄棕色，有的半透明，有时可见环节。切面角质样或显颗粒性。气微，味甘，嚼之发黏。

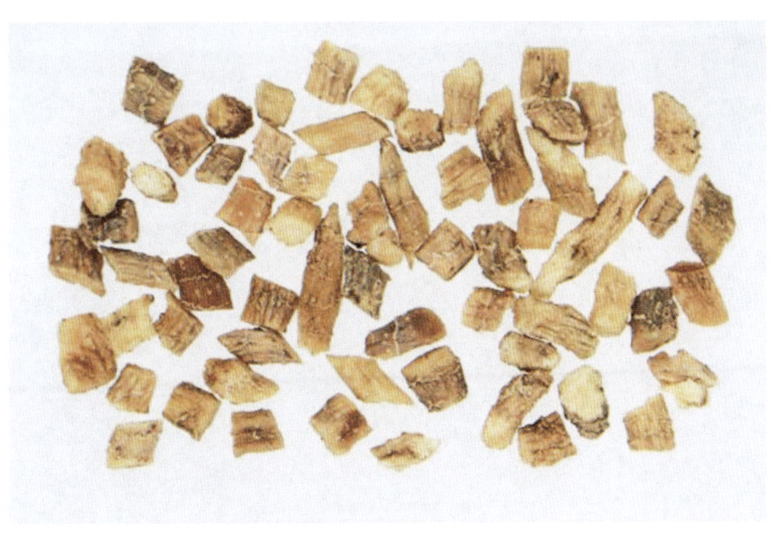

图 4-1-121　玉竹

片姜黄（见图 4-1-122）

【来源】本品为姜科植物温郁金的干燥根茎。

【饮片性状】本品呈长圆形或不规则的片状，大小不一，长 3 ~ 10 cm，宽 1 ~ 4 cm，厚 0.1 ~ 0.4 cm。外皮灰黄色，粗糙皱缩，有时可见环节及须根痕。切面黄白色至棕黄色，有一圈环纹及多数筋脉小点。质脆而坚实。断面灰白色至棕黄色，略粉质。气香特异，味微苦而辛凉。

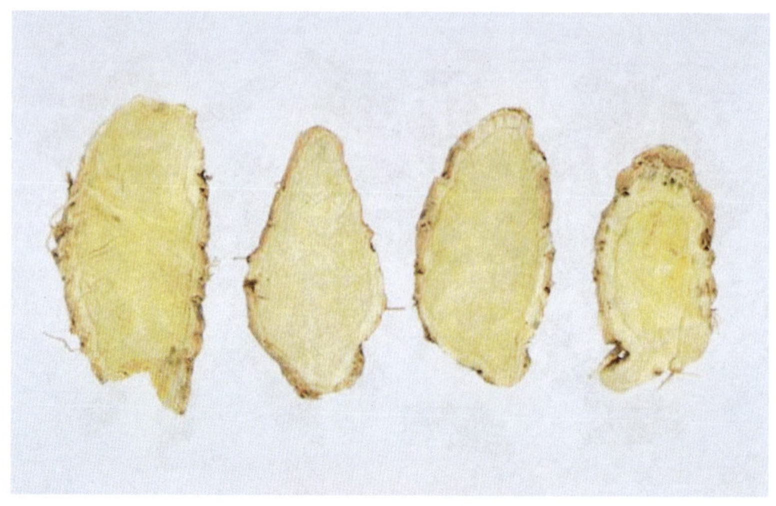

图 4-1-122　片姜黄

黄芪（见图 4-1-123）

【来源】本品为豆科植物蒙古黄芪或膜荚黄芪的干燥根。

【饮片性状】本品呈类圆形或椭圆形的厚片，外表皮黄白色至淡棕褐色，可见纵皱纹或纵沟。切面皮部黄白色，木部淡黄色，有放射状纹理及裂隙，有的中心偶有枯朽状，黑褐色或呈空洞。气微，味微甜，嚼之有豆腥味。

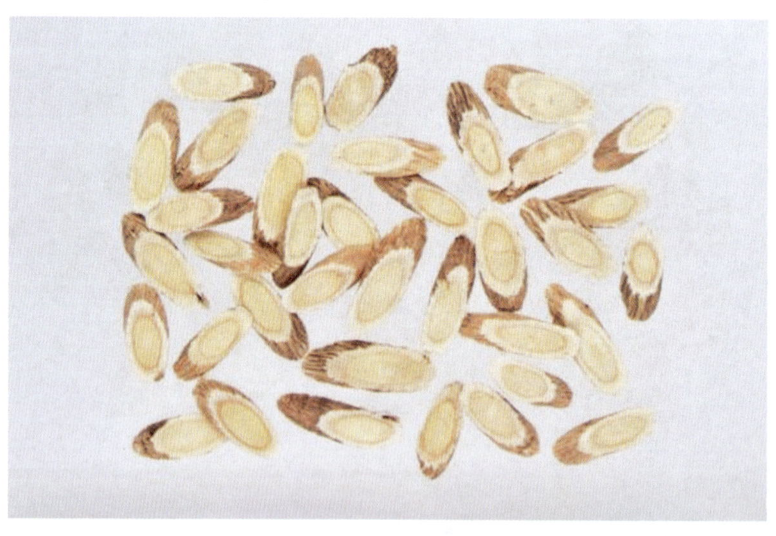

图 4-1-123　黄芪

炙黄芪（见图 4-1-124）

【来源】本品为豆科植物蒙古黄芪或膜荚黄芪的干燥根的炮制加工品。

【饮片性状】本品呈圆形或椭圆形的厚片，直径 0.8 ~ 3.5 cm，厚 0.1 ~ 0.4 cm，外表皮淡棕黄色或淡棕褐色，略有光泽，可见纵皱纹或纵沟。切面皮部黄白色，木部淡黄色，有放射状纹理和裂隙，有的中心偶有枯朽状，黑褐色或呈空洞。具蜜香气，味甜，略带黏性，嚼之微有豆腥味。

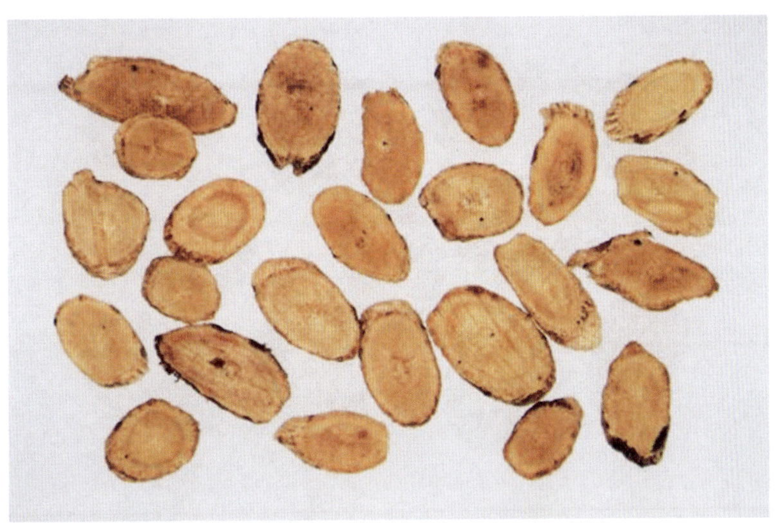

图 4-1-124　炙黄芪

（三）除加减桂枝汤处方以外的 77 味别名药中药饮片的性状鉴别

生姜（见图 4-1-125）

【来源】本品为姜科植物姜的新鲜根茎。

【饮片性状】本品呈不规则的块状，具指状分枝。切面浅黄色，内皮层环纹明显，维管束散在。气香特异，味辛辣。

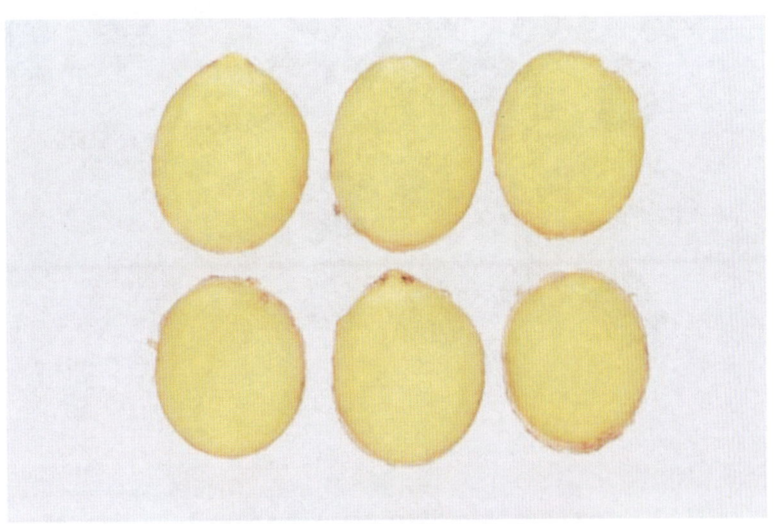

图 4-1-125　生姜

大枣（见图 4-1-126）

【来源】本品为鼠李科植物枣的干燥成熟果实。

【饮片性状】本品呈椭圆形或球形，长 2 ~ 3.5 cm，直径 1.5 ~ 2.5 cm。表面暗红色，略带光泽，有不规则皱纹。基部凹陷，有短果梗。外果皮薄，中果皮棕黄色或淡褐色，肉质，柔软，富糖性而油润。果核纺锤形，两端锐尖，质坚硬。气微香，味甜。

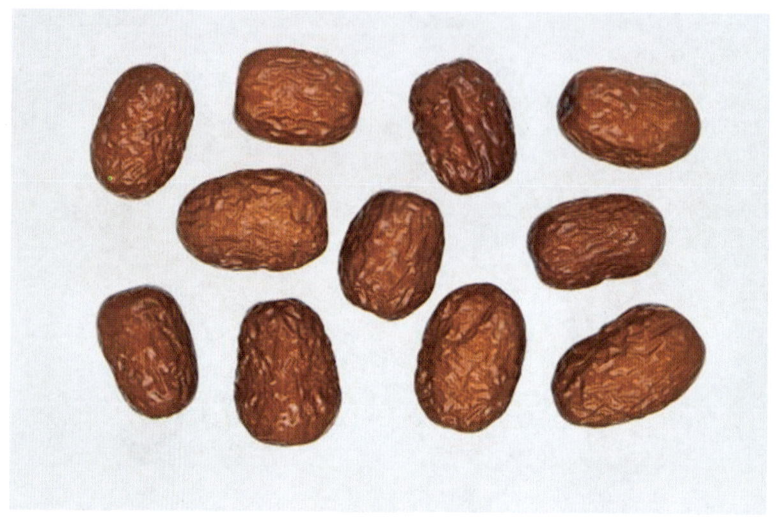

图 4-1-126 大枣

葛根（见图 4-1-127）

【来源】本品为豆科植物野葛的干燥根。习称“野葛”。

【饮片性状】本品呈不规则的厚片、粗丝或方块。切面浅黄棕色至棕黄色。质韧，纤维性强。气微，味微甜。

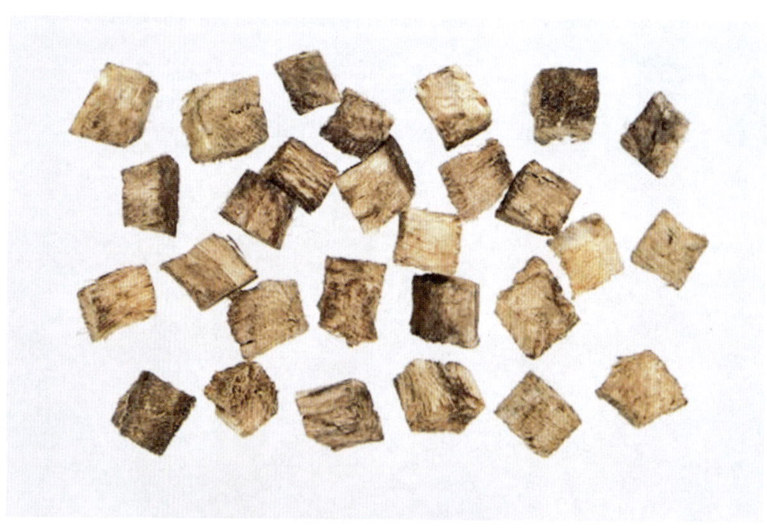

图 4-1-127 葛根

黄连（见图 4-1-128）

【来源】本品为毛茛科植物黄连、三角叶黄连或云连的干燥根茎。以上三种分别习称“味连”“雅连”和“云连”。

【饮片性状】味连 本品呈不规则的薄片。外表皮灰黄色或黄褐色，粗糙，有细小的须根。切面或碎断面鲜黄色或红黄色，具放射状纹理，气微，味极苦。

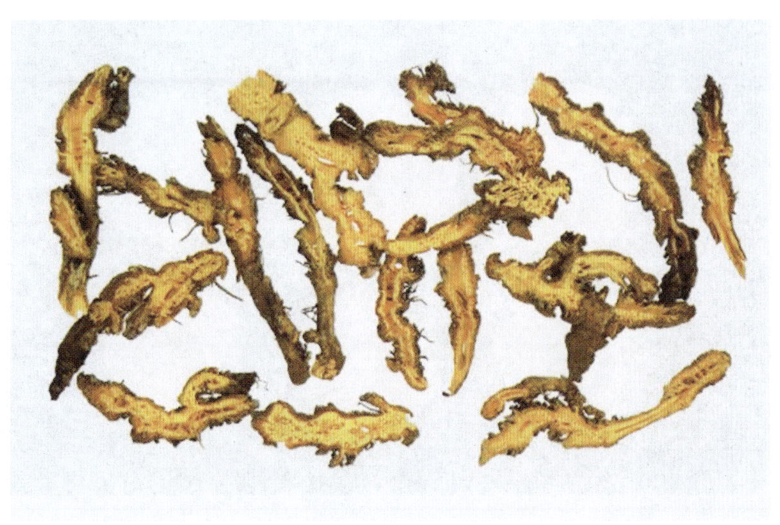

图 4-1-128 黄连

玄参（见图 4-1-129）

【来源】本品为玄参科植物玄参的干燥根。

【饮片性状】本品呈类圆形或椭圆形的薄片。外表皮灰黄色或灰褐色。切面黑色，微有光泽，有的具裂隙。气特异似焦糖，味甘、微苦。

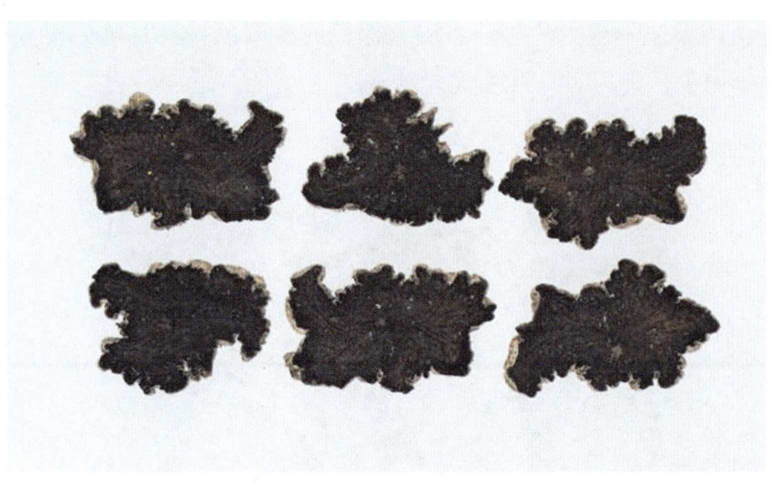

图 4-1-129 玄参

白芷（见图 4-1-130）

【来源】本品为伞形科植物白芷或杭白芷的干燥根。

【饮片性状】本品呈类圆形的厚片。外表皮灰棕色或黄棕色。切面白色或灰白色，具粉性，形成层环棕色，近方形或近圆形，皮部散有多数棕色油点。气芳香，味辛、微苦。

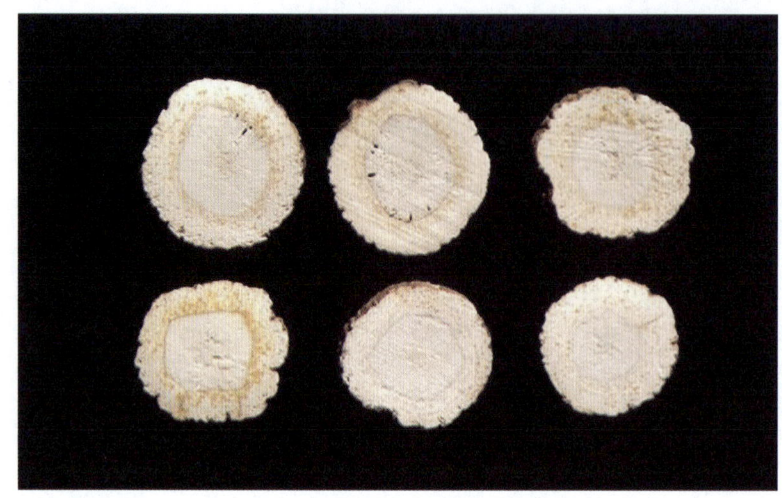

图 4-1-130　白芷

柴胡（见图 4-1-131）

【来源】本品为伞形科植物柴胡或狭叶柴胡的干燥根。按性状不同，分别习称“北柴胡”和“南柴胡”。

【饮片性状】北柴胡　本品呈不规则厚片。外表皮黑褐色或浅棕色，具纵皱纹和支根痕。切面淡黄白色，纤维性。质硬。气微香，味微苦。

南柴胡　本品呈类圆形或不规则片。外表皮红棕色或黑褐色。有时可见根头处具细密环纹或有细毛状枯叶纤维。切面黄白色，平坦。具败油气。

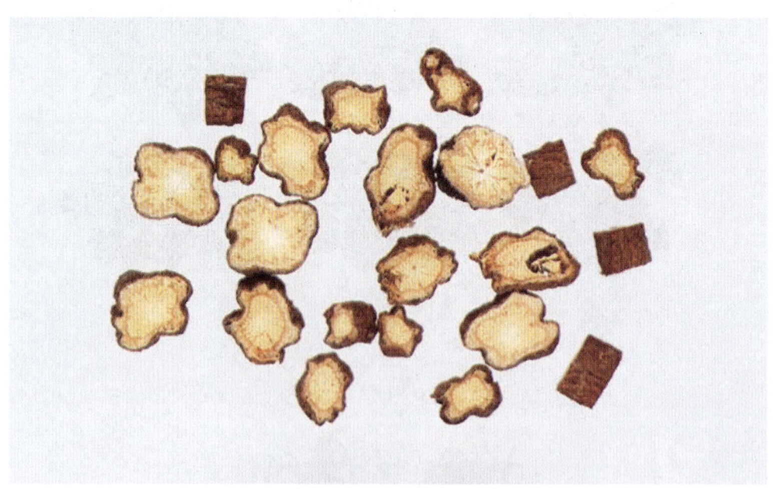

图 4-1-131　柴胡

山豆根（见图 4-1-132）

【来源】本品为豆科植物越南槐的干燥根和根茎。

【饮片性状】本品呈不规则的类圆形厚片。外表皮棕色至棕褐色。切面皮部浅棕色，木部淡黄色。有豆腥气，味极苦。

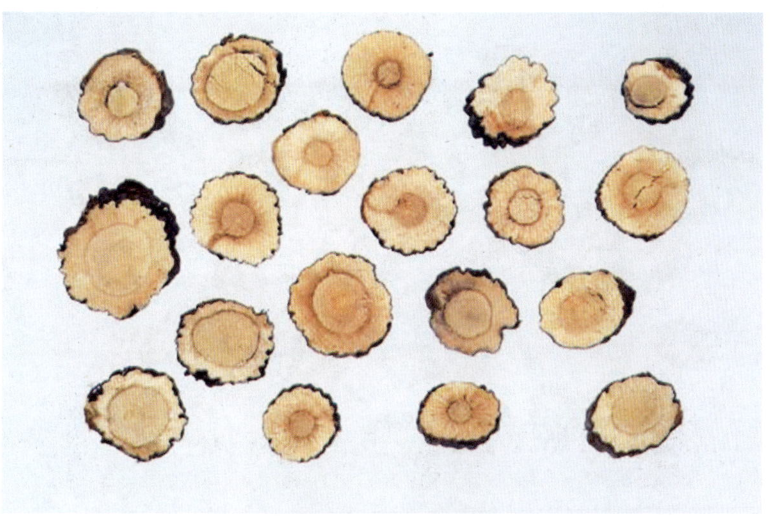

图 4-1-132　山豆根

黄芩（见图 4-1-133）

【来源】本品为唇形科植物黄芩的干燥根。

【饮片性状】本品为类圆形或不规则形薄片。外表皮黄棕色或棕褐色。切面黄棕色或黄绿色，具放射状纹理有的中心呈棕色或中空。味苦。

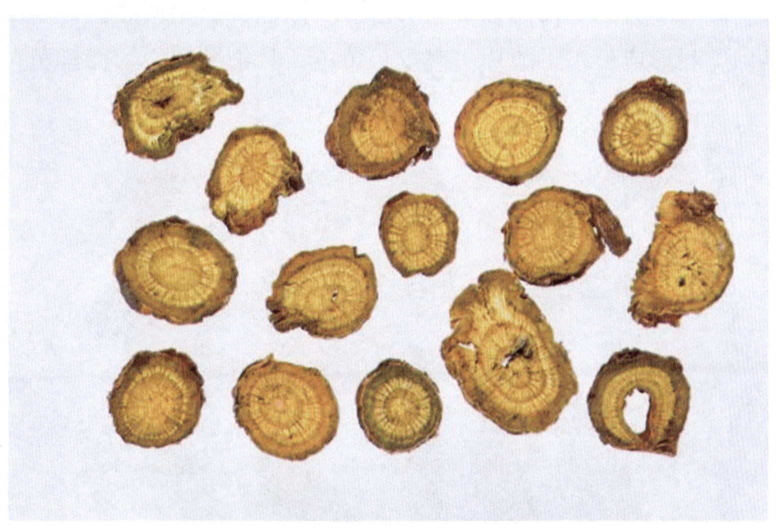

图 4-1-133　黄芩

丹参（见图 4-1-134）

【来源】本品为唇形科植物丹参的干燥根和根茎。

【饮片性状】本品呈类圆形或椭圆形的厚片。外表皮棕红色或暗棕红色，粗糙，具纵皱纹。切面有裂隙或略平整而致密，有的呈角质样，皮部棕红色，木部灰黄色或紫褐色，有黄白色放射状纹理。气微，味微苦涩。

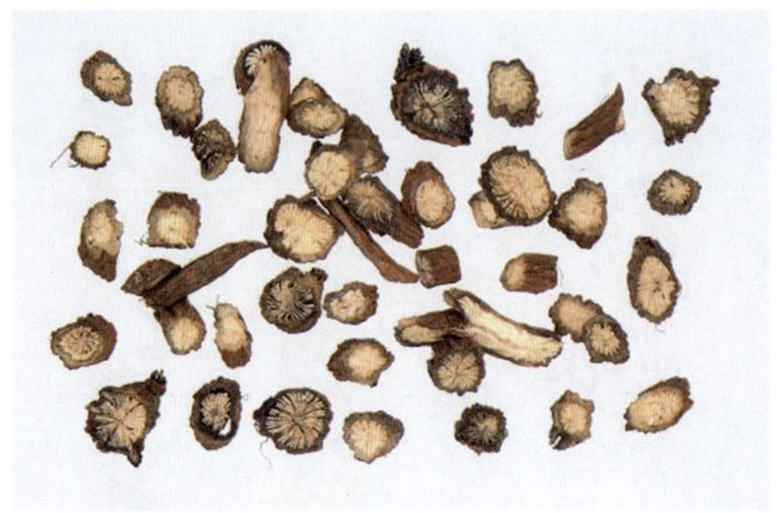

图 4-1-134 丹参

郁金（见图 4-1-135）

【来源】本品为姜科植物温郁金、姜黄、广西莪术或蓬莪术的干燥块根。前两者分别习称“温郁金”和“黄丝郁金”，其余按性状不同习称“桂郁金”或“绿丝郁金”。

【饮片性状】温郁金、桂郁金、绿丝郁金 本品呈椭圆形或长条形薄片。表皮棕色至棕褐色或灰褐色至灰棕色，具皱纹。切面棕黄色至棕褐色或灰褐色至灰棕色，或呈灰黑色；角质样或半角质样。

黄丝郁金 本品呈类圆形或长条形薄片。表皮灰黄色，具细皱纹。切面橙黄色或黄褐色，角质样。

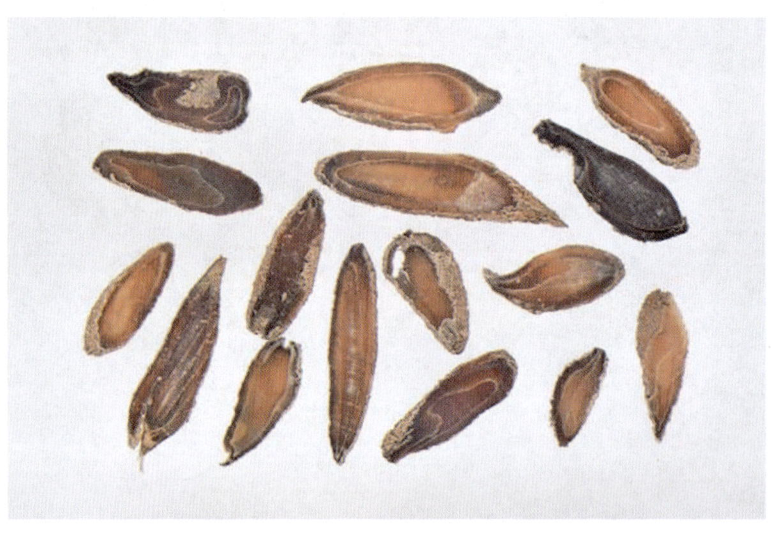

图 4-1-135 郁金

北沙参（见图 4-1-136）

【来源】本品为伞形科植物珊瑚菜的干燥根。

【饮片性状】本品为类圆形或圆柱形的段。外表面淡黄白色，略粗糙，偶有残存外皮，未去外皮的表面黄棕色。有纵皱纹及棕黄色点状突起的细根痕。切面皮部浅黄白色，形成层环棕黄色至深褐色，木部黄色，部分中间有裂隙或空洞。质坚脆。气特异，味微甘。

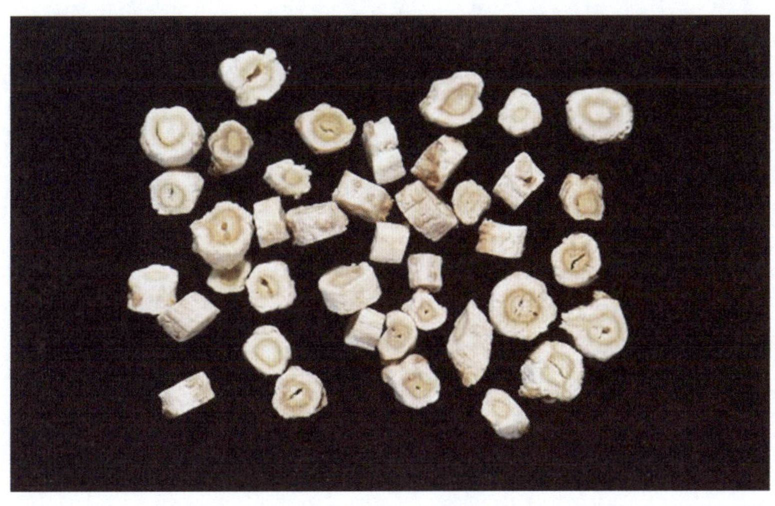

图 4-1-136　北沙参

南沙参（见图 4-1-137）

【来源】本品为桔梗科植物轮叶沙参或沙参的干燥根。

【性状】本品呈圆形、类圆形或不规则形厚片。外表皮黄白色或淡棕黄色，切面黄白色，有不规则裂隙。气微，味微甘。

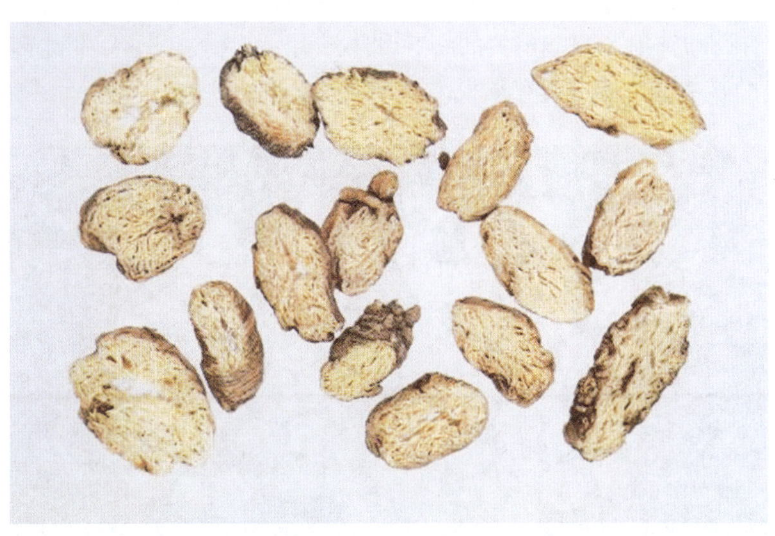

图 4-1-137　南沙参

延胡索（见图 4-1-138）

【来源】本品为罂粟科植物延胡索的干燥块茎。

【饮片性状】本品呈不规则的圆形厚片或扁球形。外表皮黄色或黄褐色，有不规则细皱纹。切面或断面黄色，角质样，具蜡样光泽。气微，味苦。

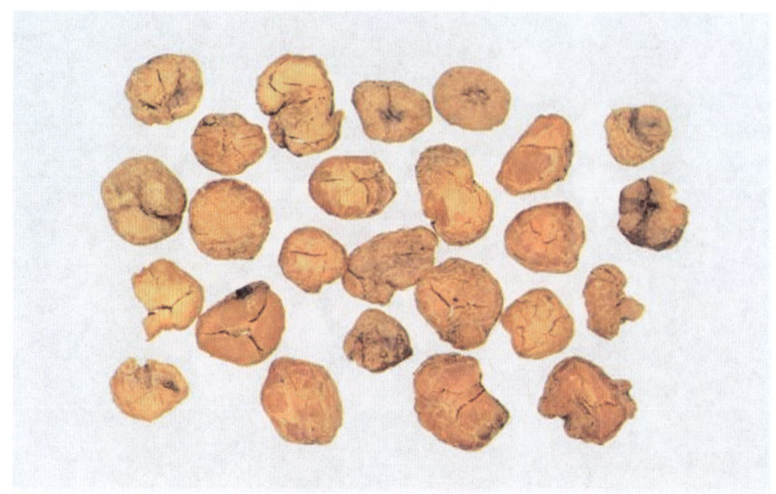

图 4-1-138　延胡索

川 贝 母

【来源】本品为百合科植物川贝母、暗紫贝母、甘肃贝母、梭砂贝母、太白贝母或瓦布贝母的干燥鳞茎。按性状不同分别习称“松贝”“青贝”“炉贝”和“栽培品”。

【饮片性状】松贝（见图 4-1-139） 本品呈类圆锥形或近球形，高 0.3 ~ 0.8 cm，直径 0.3 ~ 0.9 cm。表面类白色。外层鳞叶 2 瓣，大小悬殊，大瓣紧抱小瓣，未抱部分呈新月形，习称“怀中抱月”；顶部闭合，内有类圆柱形、顶端稍尖的心芽和小鳞叶 1 ~ 2 枚；先端钝圆或稍尖，底部平，微凹入，中心有 1 灰褐色的鳞茎盘，偶有残存须根。质硬而脆，断面白色，富粉性。气微，味微苦。

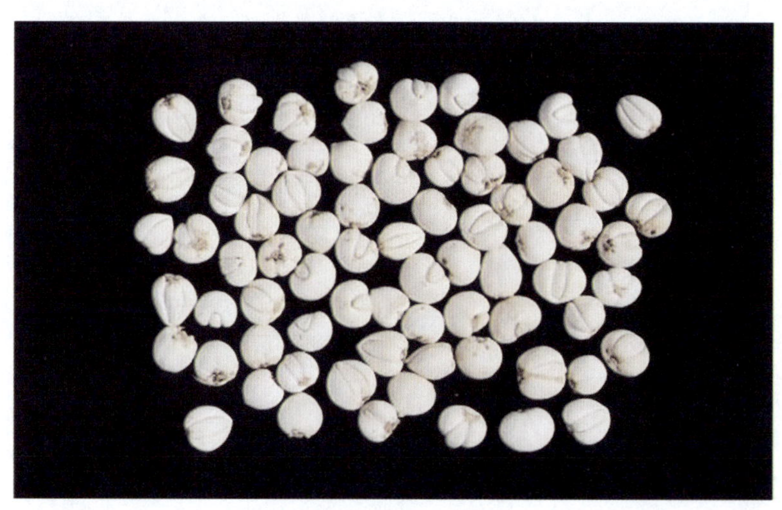

图 4-1-139　松贝

青贝　本品呈类扁球形，高 0.4 ~ 1.4 cm，直径 0.4 ~ 1.6 cm。外层鳞叶 2 瓣，大小相近，相对抱合，顶部开裂，内有心芽和小鳞叶 2 ~ 3 枚及细圆柱形的残茎。

炉贝　本品呈长圆锥形，高 0.7 ~ 2.5 cm，直径 0.5 ~ 2.5 cm。表面类白色或浅棕黄色，有的具棕色斑点。外层鳞叶 2 瓣，大小相近，顶部开裂而略尖，基部稍尖或较钝。

栽培品　本品呈类扁球形或短圆柱形，高 0.5 ~ 2 cm，直径 1 ~ 2.5 cm。表面类白色或浅棕黄色，稍粗糙，有的具浅黄色斑点。外层鳞叶 2 瓣，大小相近，顶部多开裂而较平。

大黄（见图 4-1-140）

【来源】本品为蓼科植物掌叶大黄、唐古特大黄或药用大黄的干燥根和根茎。

【饮片性状】本品呈不规则类圆形厚片或块，大小不等。外表皮黄棕色或棕褐色，有纵皱纹及疙瘩状隆起。切面黄棕色至淡红棕色，较平坦，有明显散在或排列成环的星点，有空隙。

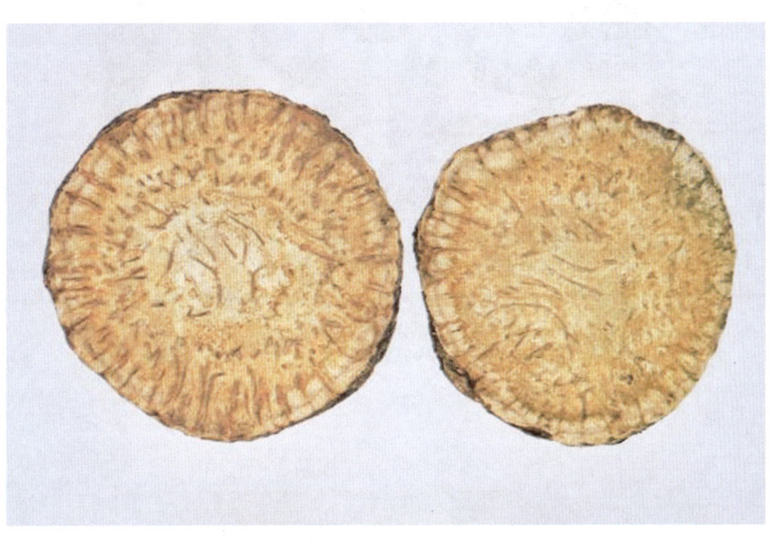

图 4-1-140　大黄

香附（见图 4-1-141）

【来源】本品为莎草科植物莎草的干燥根茎。

【饮片性状】本品为不规则厚片或颗粒状。外表皮棕褐色或黑褐色，有时可见环节。切面色白或黄棕色，质硬，内皮层环纹明显。气香，味微苦。

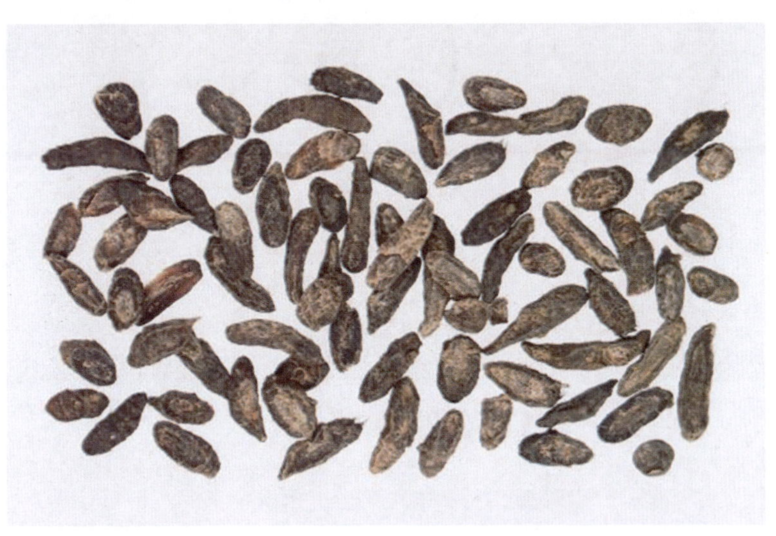

图 4-1-141　香附

续断（见图 4-1-142）

【来源】本品为川续断科植物川续断的干燥根。

【饮片性状】本品呈类圆形或椭圆形的厚片。外表皮灰褐色至黄褐色，有纵皱。切面皮部墨绿色或棕褐色，木部灰黄色或黄褐色，可见放射状排列的导管束纹，形成层部位多有深色环。气微，味苦、微甜而涩。

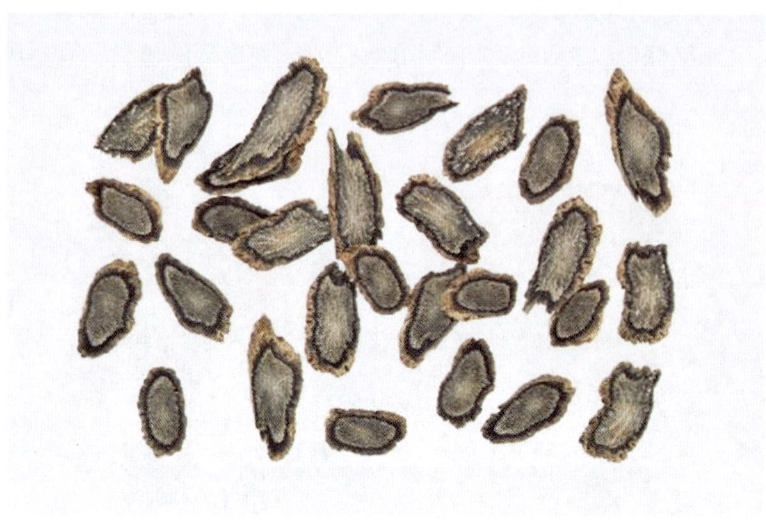

图 4-1-142　续断

防己（见图 4-1-143）

【来源】本品为防己科植物粉防己的干燥根。

【饮片性状】本品呈类圆形或半圆形的厚片。外表皮淡灰黄色至灰褐色。切面灰白色至灰黄色，粉性，有稀疏的放射状纹理，有的有裂隙。气微，味苦。

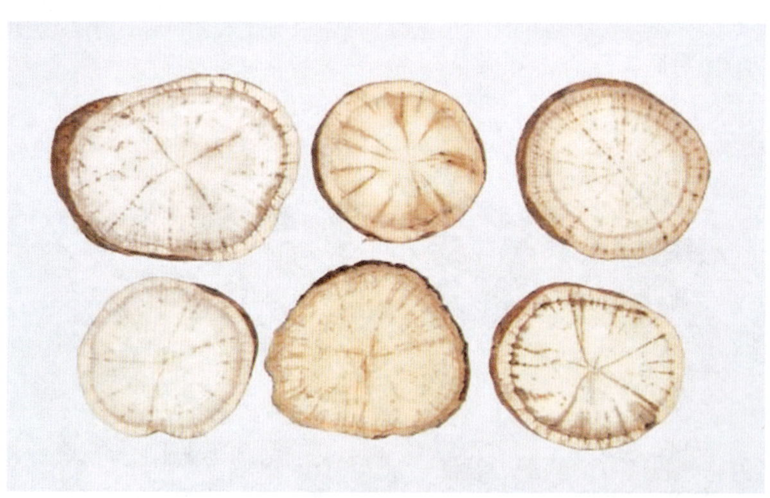

图 4-1-143　防己

苍术（见图 4-1-144）

【来源】本品为菊科植物茅苍术或北苍术的干燥根茎。

【饮片性状】茅苍术　本品呈不规则类圆形或条形厚片。外表皮灰棕色至黄棕色，有皱纹，有时可见根痕。切面较平坦，黄白色或淡红棕色至红棕色，散有多数橙黄色或棕红色油室，有的可析出白色细针状结晶。气香特异，味微甘、辛、苦。

北苍术　切面黄白色至灰白色，散有黄棕色油室。香气较淡，味辛、苦。

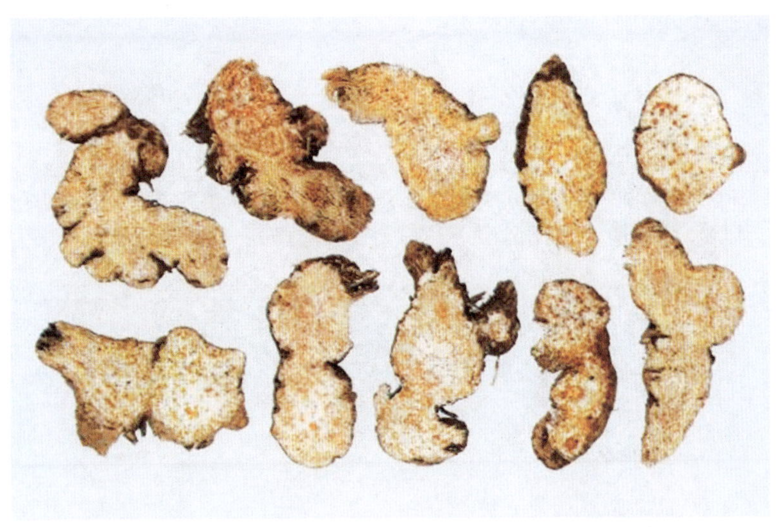

图 4–1–144　苍术

细辛（见图 4–1–145）

【来源】本品为马兜铃科植物北细辛、汉城细辛或华细辛的干燥根和根茎。前二种习称“辽细辛”。

【饮片性状】本品呈不规则的段。根茎呈不规则圆形，外表皮灰棕色，有时可见环形的节。根细，表面灰黄色，平滑或具纵皱纹。切面黄白色或白色。气辛香，味辛辣、麻舌。

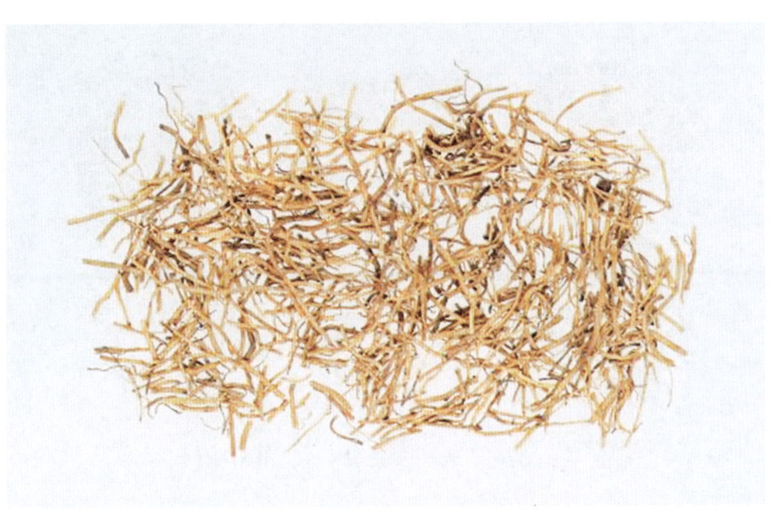

图 4–1–145　细辛

茜草（见图 4–1–146）

【来源】本品为茜草科植物茜草的干燥根和根茎。

【饮片性状】本品呈不规则的厚片或段。根呈圆柱形，外表皮红棕色或暗棕色，具细纵纹；皮部脱落处呈黄红色。切面皮部狭，紫红色，木部宽广，浅黄红色，导管孔多数。气微，味微苦，久嚼刺舌。

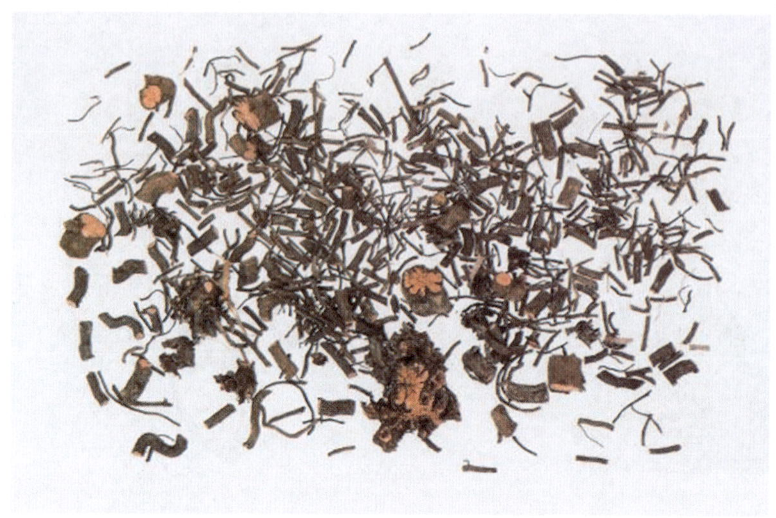

图 4-1-146　茜草

大血藤（见图 4-1-147）

【来源】本品为木通科植物大血藤的干燥藤茎。

【饮片性状】本品为类椭圆形的厚片。外表皮灰棕色，粗糙。切面皮部红棕色，有数处向内嵌入木部，木部黄白色，有多数导管孔，射线呈放射状排列。气微，味微涩。

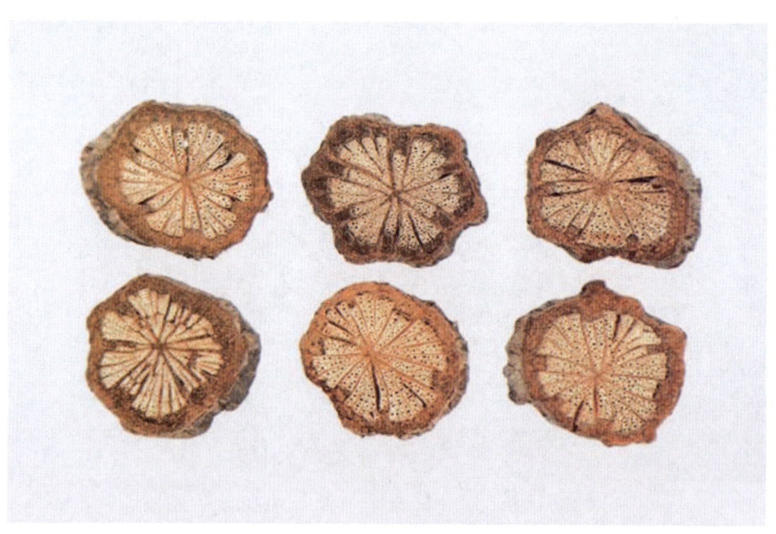

图 4-1-147　大血藤

首乌藤（见图 4-1-148）

【来源】本品为蓼科植物何首乌的干燥藤茎。

【饮片性状】本品呈圆柱形的段。外表面紫红色或紫褐色。切面皮部紫红色，木部黄白色或淡棕色，导管孔明显，髓部疏松，类白色。气微，味微苦涩。

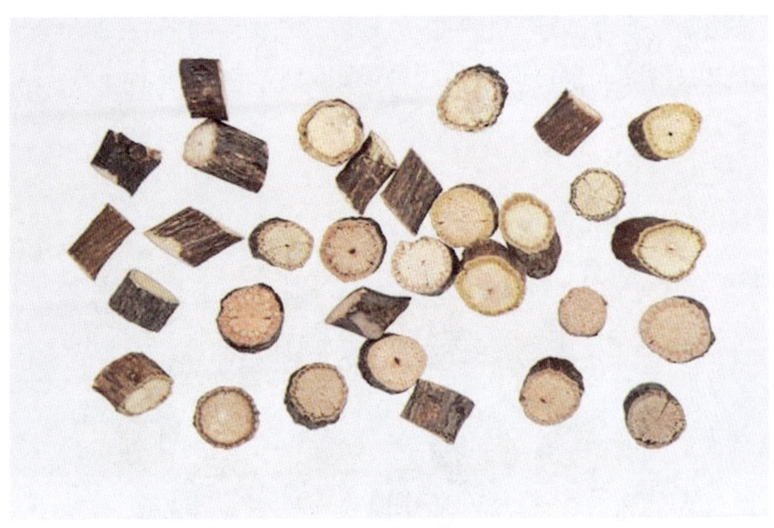

图 4-1-148　首乌藤

火麻仁（见图 4-1-149）

【来源】本品为桑科植物大麻的干燥成熟果实。

【饮片性状】本品呈卵圆形，种皮绿色。多有破碎，2 枚子叶分离，表面乳白色，富油性。气微香，味淡。

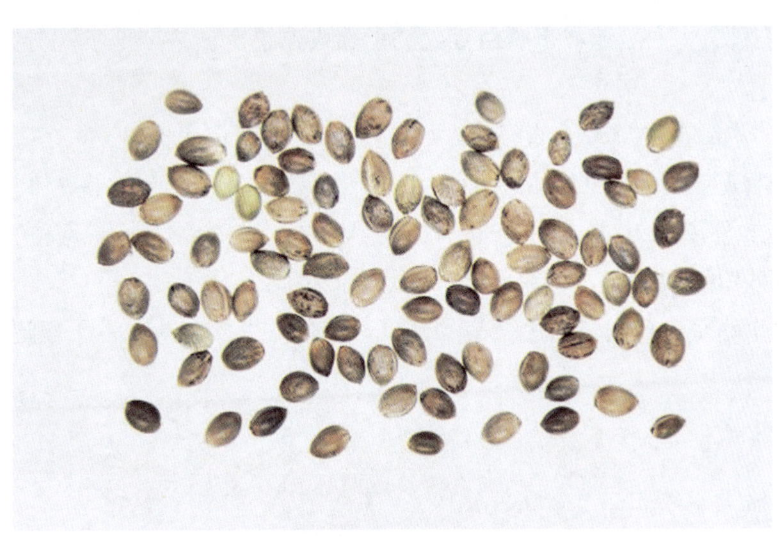

图 4-1-149　火麻仁

砂仁（见图 4-1-150）

【来源】本品为姜科植物阳春砂、绿壳砂或海南砂的干燥成熟果实。

【饮片性状】阳春砂、绿壳砂　本品呈椭圆形或卵圆形，有不明显的三棱，长 1.5～2 cm，直径 1～1.5 cm。表面棕褐色，密生刺状突起，顶端有花被残基，基部常有果梗。果皮薄而软。种子集结成团，具三钝棱，中有白色隔膜，将种子团分成 3 瓣，每瓣有种子 5～26 粒。种子为不规则多面体，直径 2～3 mm；表面棕红色或暗褐色，有细皱纹，外被淡棕色膜质假种皮；质硬，胚乳灰白色。气芳香而浓烈，味辛凉、微苦。

海南砂　本品呈长椭圆形或卵圆形，有明显的三棱，长 1.5 ~ 2 cm，直径 0.8 ~ 1.2 cm。表面被片状、分枝的软刺，基部具果梗痕。果皮厚而硬。种子团较小，每瓣有种子 3 ~ 24 粒；种子直径 1.5 ~ 2 mm。气味稍淡。

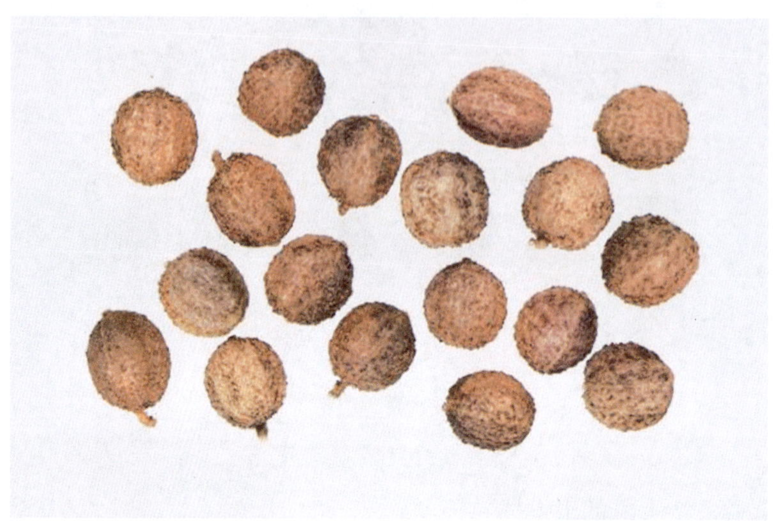

图 4-1-150　砂仁

豆蔻（见图 4-1-151）

【来源】本品为姜科植物白豆蔻或爪哇白豆蔻的干燥成熟果实。按产地不同分为“原豆蔻”和“印尼白蔻”。

【性状】原豆蔻　本品呈类球形，直径 1.2 ~ 1.8 cm。表面黄白色至淡黄棕色，有 3 条较深的纵向槽纹，顶端有突起的柱基，基部有凹下的果柄痕，两端均具浅棕色绒毛。果皮体轻，质脆，易纵向裂开，内分 3 室，每室含种子约 10 粒；种子呈不规则多面体，背面略隆起，直径 3 ~ 4 mm，表面暗棕色，有皱纹，并被有残留的假种皮。气芳香，味辛凉略似樟脑。

印尼白蔻　本品个略小。表面黄白色，有的微显紫棕色。果皮较薄，种子瘦瘪。气味较弱。

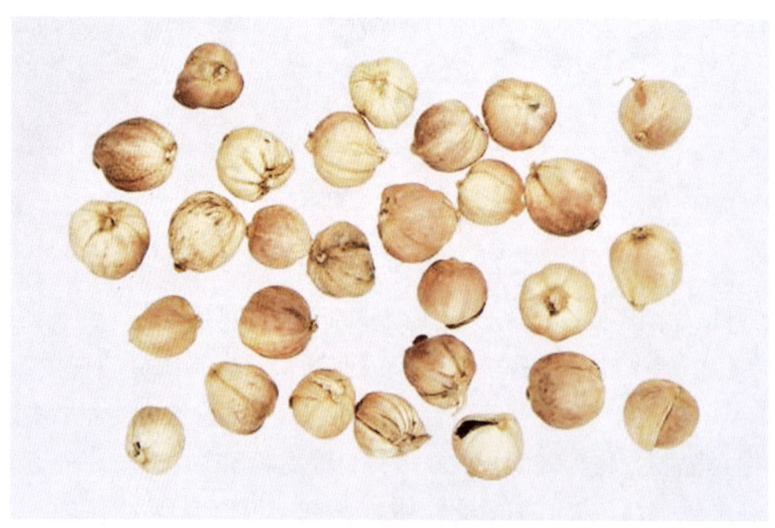

图 4-1-151　豆蔻

草豆蔻（见图 4–1–152）

【来源】本品为姜科植物草豆蔻的干燥近成熟种子。

【饮片性状】本品为类球形的种子团，直径 1.5 ~ 2.7 cm。表面灰绿色至灰褐色，中间有黄白色的隔膜，将种子团分成 3 瓣，每瓣有种子多数，粘连紧密，种子团略光滑。种子为卵圆状多面体，长 3 ~ 5 mm，直径约 3 mm，外被淡棕色膜质假种皮，种脊为一条纵沟，一端有种脐；质硬，将种子沿种脊纵剖两瓣，纵断面观呈斜心形，种皮沿种脊向内伸入部分约占整个表面积的 1/2；胚乳灰白色。气香，味辛、微苦。

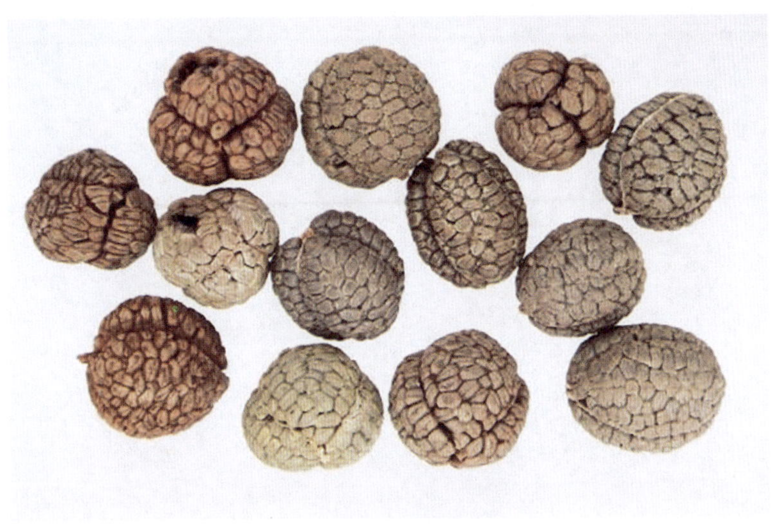

图 4–1–152　草豆蔻

肉豆蔻（见图 4–1–153）

【来源】本品为肉豆蔻科植物肉豆蔻的干燥种仁。

【饮片性状】本品呈卵圆形或椭圆形，长 2 ~ 3 cm，直径 1.5 ~ 2.5 cm。表面灰棕色或灰黄色，有时外被白粉（石灰粉末）。全体有浅色纵行沟纹和不规则网状沟纹。种脐位于宽端，呈浅色圆形突起，合点呈暗凹陷。种脊呈纵沟状，连接两端。质坚，断面显棕黄色相杂的大理石花纹，宽端可见干燥皱缩的胚，富油性。气香浓烈，味辛。

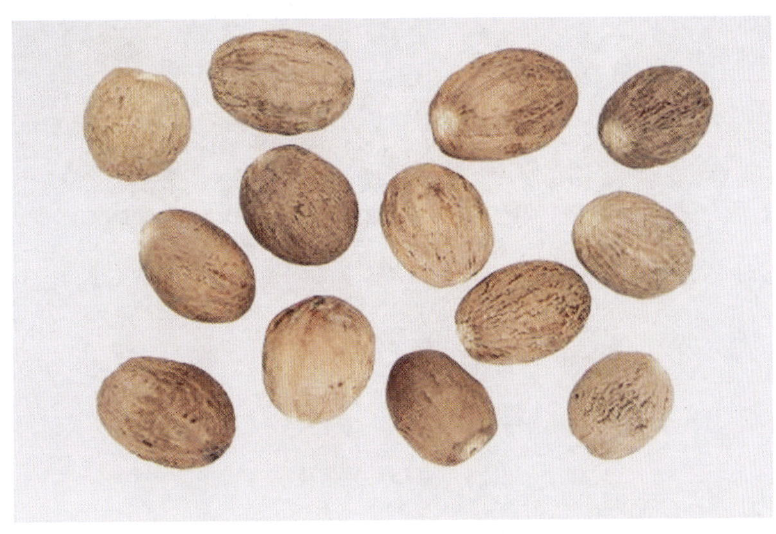

图 4–1–153　肉豆蔻

川楝子（见图 4–1–154）

【来源】本品为楝科植物川楝的干燥成熟果实。

【饮片性状】本品呈类球形，直径 2 ~ 3.2 cm。表面金黄色至棕黄色，微有光泽，少数凹陷或皱缩，具深棕色小点。顶端有花柱残痕，基部凹陷，有果梗痕。外果皮革质，与果肉间常成空隙，果肉松软，淡黄色，遇水润湿显黏性。果核球形或卵圆形，质坚硬，两端平截，有 6 ~ 8 条纵棱，内分 6 ~ 8 室，每室含黑棕色长圆形的种子 1 粒。气特异，味酸、苦。

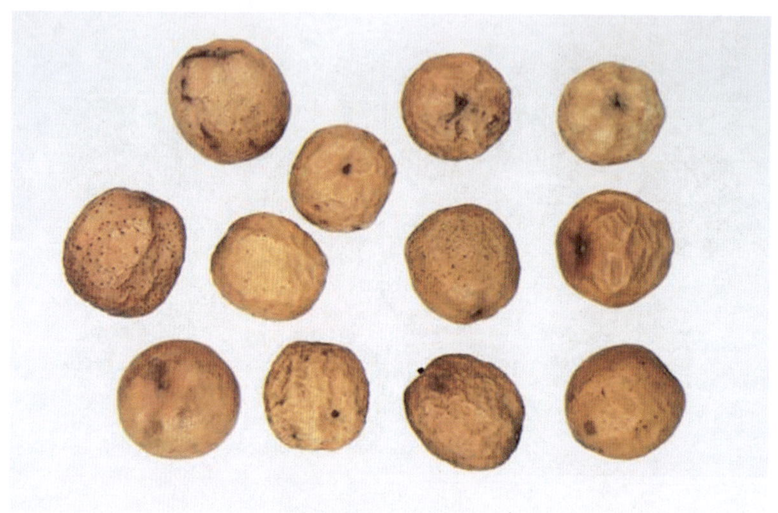

图 4–1–154　川楝子

吴茱萸（见图 4–1–155）

【来源】本品为芸香科植物吴茱萸、石虎或疏毛吴茱萸的干燥近成熟果实。

【饮片性状】本品呈球形或略呈五角状扁球形，直径 2 ~ 5 mm。表面暗黄绿色至褐色，粗糙，有多数点状突起或凹下的油点。顶端有五角星状的裂隙，基部残留被有黄色茸毛的果梗。质硬而脆，横切面可见子房 5 室，每室有淡黄色种子 1 粒。气芳香浓郁，味辛辣而苦。

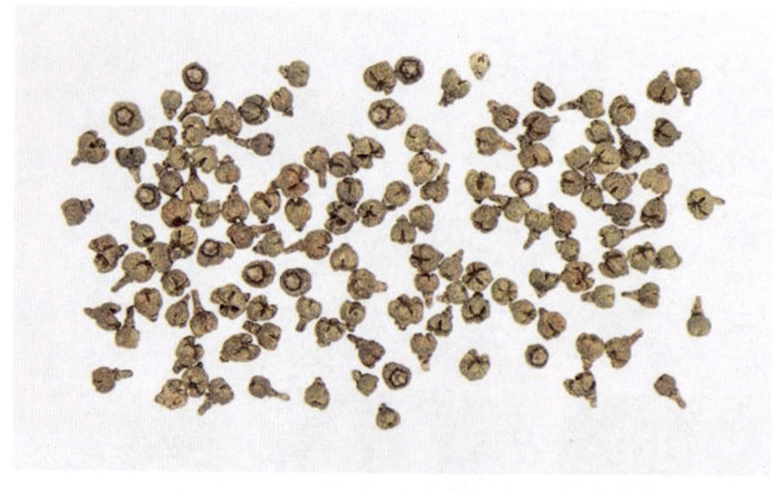

图 4–1–155　吴茱萸

沙苑子（见图 4–1–156）

【来源】本品为豆科植物扁茎黄芪的干燥成熟种子。

【饮片性状】本品略呈肾形而稍扁，长 2 ~ 2.5 mm，宽 1.5 ~ 2 mm，厚约 1 mm。表面光滑，褐绿色或灰褐色，边缘一侧微凹处具圆形种脐。质坚硬，不易破碎。子叶 2，淡黄色，胚根弯曲，长约 1 mm。气微，味淡，嚼之有豆腥味。

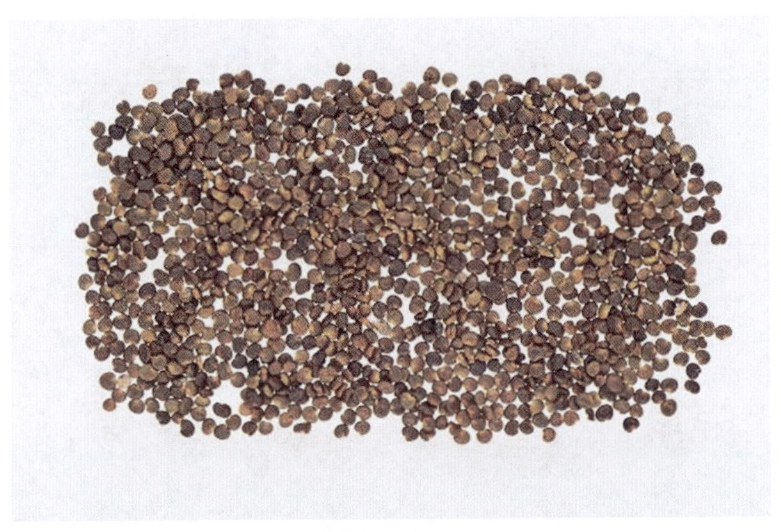

图 4–1–156　沙苑子

牵牛子（见图 4–1–157）

【来源】本品为旋花科植物裂叶牵牛或圆叶牵牛的干燥成熟种子。

【饮片性状】本品似橘瓣状，长 4 ~ 8 mm，宽 3 ~ 5 mm。表面灰黑色或淡黄白色，背面有一条浅纵沟，腹面棱线的下端有一点状种脐，微凹。质硬，横切面可见淡黄色或黄绿色皱缩折叠的子叶，微显油性。气微，味辛、苦，有麻感。

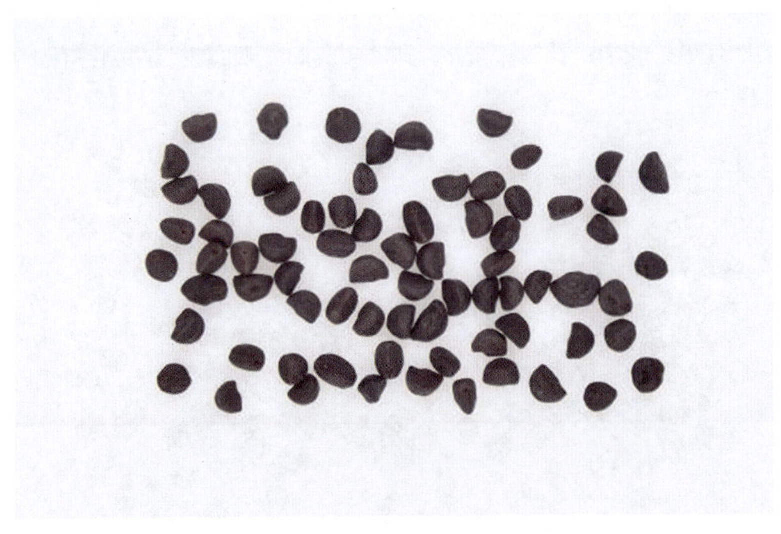

图 4–1–157　牵牛子

苦杏仁（见图 4–1–158）

【来源】本品为蔷薇科植物山杏、西伯利亚杏、东北杏或杏的干燥成熟种子。

【饮片性状】本品呈扁心形，长 1 ~ 1.9 cm，宽 0.8 ~ 1.5 cm，厚 0.5 ~ 0.8 cm。表面黄棕色至深棕色，一端尖，另端钝圆，肥厚，左右不对称，尖端一侧有短线形种脐，圆端合点处向上具多数深棕色的脉纹。种皮薄，子叶 2，乳白色，富油性。气微，味苦。

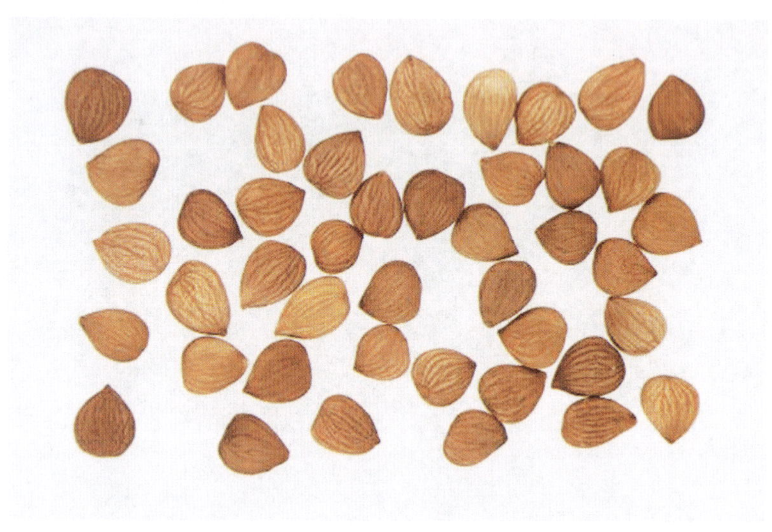

图 4–1–158　苦杏仁

决明子（见图 4–1–159）

【来源】本品为豆科植物钝叶决明或决明（小决明）的干燥成熟种子。

【饮片性状】决明（钝叶决明）　本品略呈菱方形或短圆柱形，两端平行倾斜，长 3 ~ 7 mm，宽 2 ~ 4 mm。表面绿棕色或暗棕色，平滑有光泽。一端较平坦，另端斜尖，背腹面各有 1 条突起的棱线，棱线两侧各有 1 条斜向对称而色较浅的线形凹纹。质坚硬，不易破碎。种皮薄，子叶 2，黄色，呈“S”形折曲并重叠。气微，味微苦。

小决明　本品呈短圆柱形，较小，长 3 ~ 5 mm，宽 2 ~ 3 mm。表面棱线两侧各有 1 片宽广的浅黄棕色带。

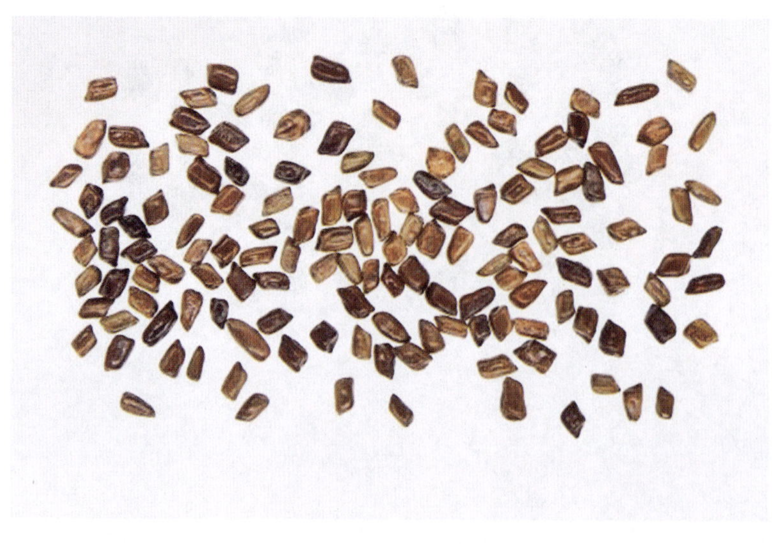

图 4–1–159　决明子

补骨脂（见图 4-1-160）

【来源】本品为豆科植物补骨脂的干燥成熟果实。

【饮片性状】本品呈肾形，略扁，长 3 ~ 5 mm，宽 2 ~ 4 mm，厚约 1.5 mm。表面黑色、黑褐色或灰褐色，具细微网状皱纹。顶端圆钝，有一小突起，凹侧有果梗痕。质硬。果皮薄，与种子不易分离；种子 1 枚，子叶 2，黄白色，有油性。气香，味辛、微苦。

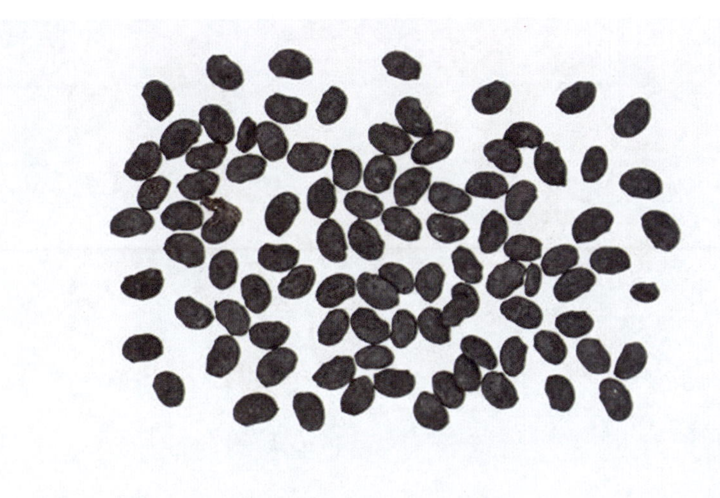

图 4-1-160 补骨脂

五味子（见图 4-1-161）

【来源】本品为木兰科植物五味子的干燥成熟果实。习称“北五味子”。

【饮片性状】本品呈不规则的球形或扁球形，直径 5 ~ 8 mm。表面红色、紫红色或暗红色，皱缩，显油润；有的表面呈黑红色或出现“白霜”。果肉柔软，种子 1 ~ 2，肾形，表面棕黄色，有光泽，种皮薄而脆。果肉气微，味酸；种子破碎后，有香气，味辛、微苦。

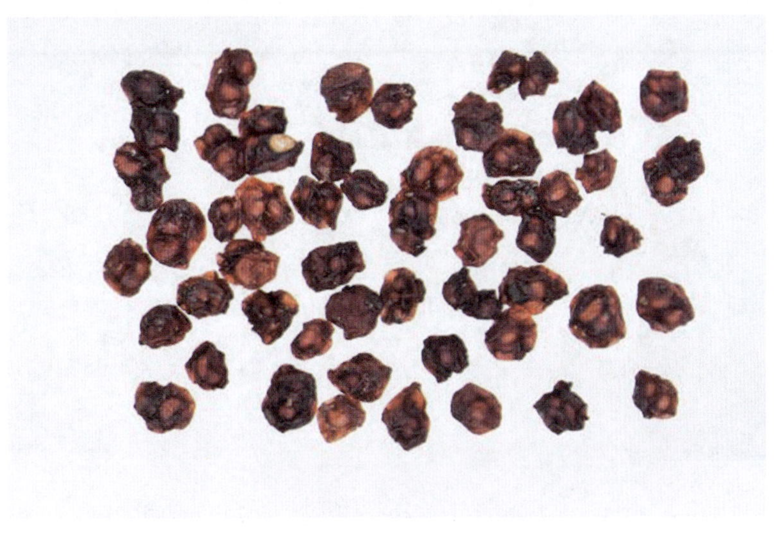

图 4-1-161 五味子

栀子（见图 4–1–162）

【来源】本品为茜草科植物栀子的干燥成熟果实。

【饮片性状】本品呈不规则的碎块。果皮表面红黄色或棕红色，有的可见翅状纵棱。种子多数，扁卵圆形，深红色或红黄色。气微，味微酸而苦。

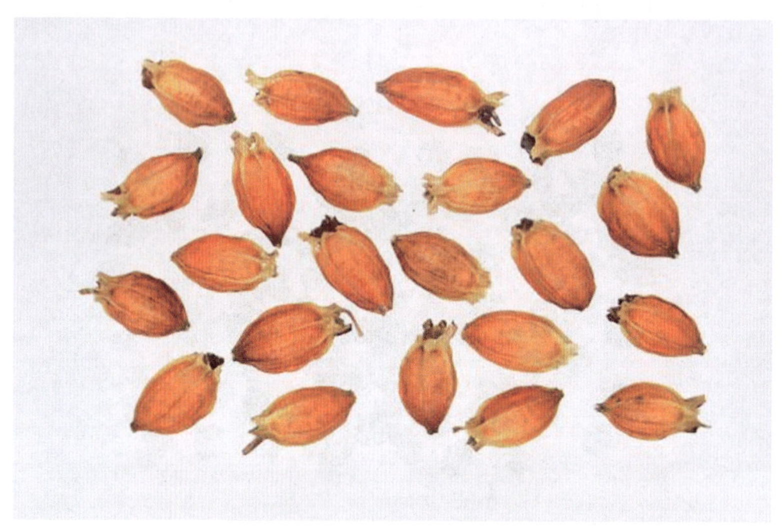

图 4–1–162　栀子

莱菔子（见图 4–1–163）

【来源】本品为十字花科植物萝卜的干燥成熟种子。

【饮片性状】本品呈类卵圆形或椭圆形，稍扁，长 2.5 ~ 4 mm，宽 2 ~ 3 mm。表面黄棕色、红棕色或灰棕色。一端有深棕色圆形种脐，一侧有数条纵沟。种皮薄而脆，子叶 2，黄白色，有油性。气微，味淡、微苦辛。

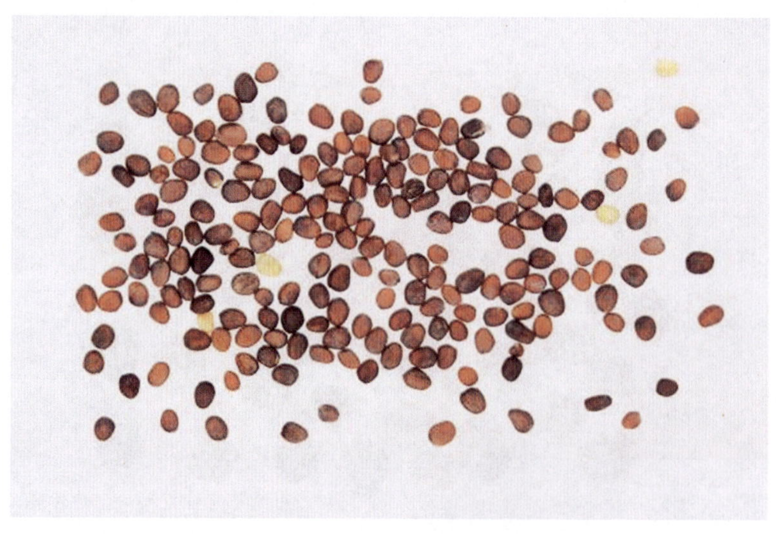

图 4–1–163　莱菔子

桑椹（见图 4–1–164）

【来源】本品为桑科植物桑的干燥果穗。

【饮片性状】本品为聚花果，由多数小瘦果集合而成，呈长圆形，长 1 ~ 2 cm，直径 0.5 ~ 0.8 cm。黄棕色、棕红色或暗紫色，有短果序梗。小瘦果卵圆形，稍扁，长约 2 mm，宽约 1 mm，外具肉质花被片 4 枚。气微，味微酸而甜。

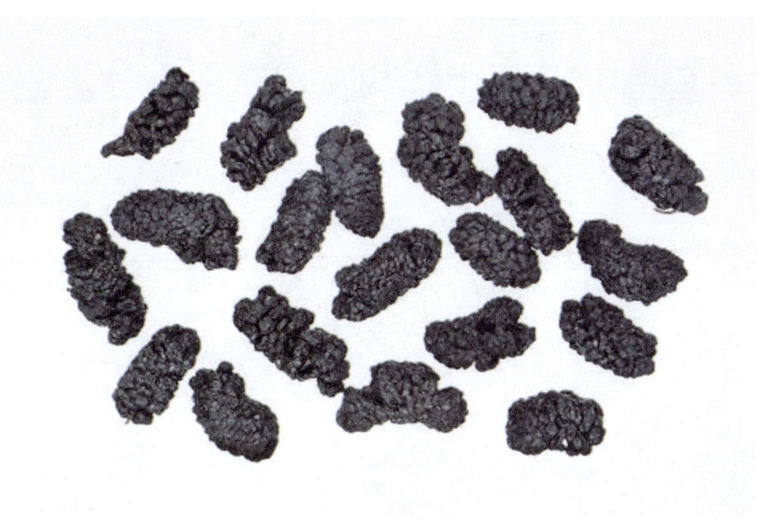

图 4–1–164 桑椹

桑叶（见图 4–1–165）

【来源】本品为桑科植物桑的干燥叶。

【饮片性状】本品为不规则的破碎叶片。叶片边缘可见锯齿或钝锯齿，有的有不规则分裂。上表面黄绿色或浅黄棕色；下表面颜色稍浅，叶脉突出，小脉网状，脉上被疏毛，脉基具簇毛。质脆。气微，味淡、微苦涩。

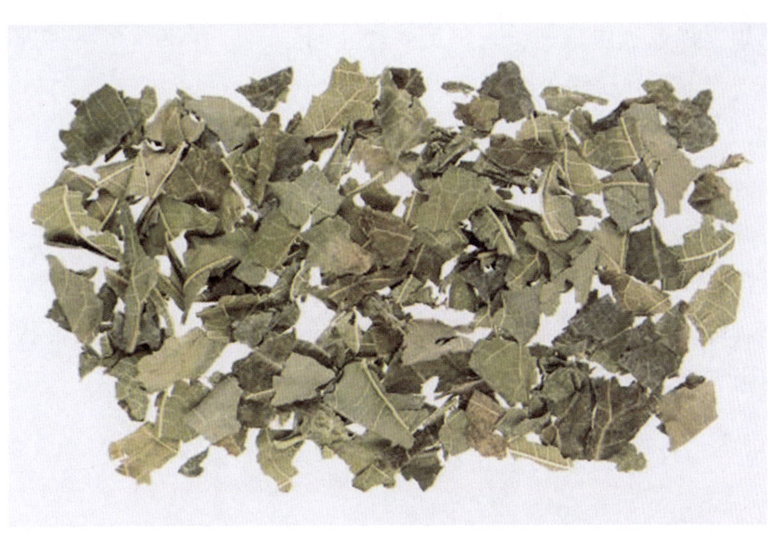

图 4–1–165 桑叶

桑枝（见图 4-1-166）

【来源】本品为桑科植物桑的干燥嫩枝。

【饮片性状】本品呈类圆形或椭圆形的厚片。外表皮灰黄色或黄褐色，有点状皮孔。切面皮部较薄，木部黄白色，射线放射状，髓部白色或黄白色。气微，味淡。

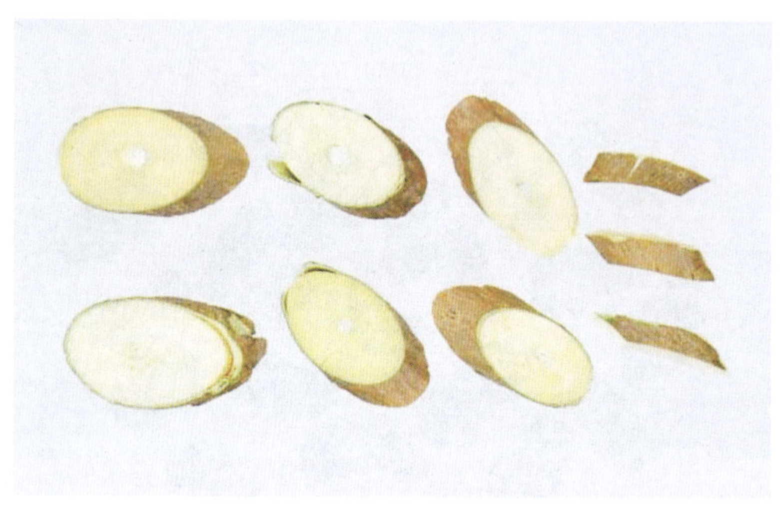

图 4-1-166 桑枝

菊　花

【来源】本品为菊科植物菊的干燥头状花序。药材按产地和加工方法不同，分为“亳菊”“滁菊”“贡菊”“杭菊”和“怀菊”。

【性状】亳菊　本品呈倒圆锥形或圆筒形，有时稍压扁呈扇形，直径 1.5 ~ 3 cm，离散。总苞碟状；总苞片 3 ~ 4 层，卵形或椭圆形，草质，黄绿色或褐绿色，外面被柔毛，边缘膜质。花托半球形，无托片或托毛。舌状花数层，雌性，位于外围，类白色，劲直，上举，纵向折缩，散生金黄色腺点；管状花多数，两性，位于中央，为舌状花所隐藏，黄色，顶端 5 齿裂。瘦果不发育，无冠毛。体轻，质柔润，干时松脆。气清香，味甘、微苦。

滁菊　本品呈不规则球形或扁球形，直径 1.5 ~ 2.5 cm。舌状花类白色，不规则扭曲，内卷，边缘皱缩，有时可见淡褐色腺点；管状花大多隐藏。

贡菊　本品呈扁球形或不规则球形，直径 1.5 ~ 2.5 cm。舌状花白色或类白色，斜升，上部反折，边缘稍内卷而皱缩，通常无腺点；管状花少，外露。

杭菊（见图 4-1-167）　本品呈碟形或扁球形，直径 2.5 ~ 4 cm，常数个相连成片。舌状花类白色或黄色，平展或微折叠，彼此粘连，通常无腺点；管状花多数，外露。

怀菊　本品呈不规则球形或扁球形，直径 1.5 ~ 2.5 cm。多数为舌状花，舌状花类白色或黄色，不规则扭曲，内卷，边缘皱缩，有时可见腺点；管状花大多隐藏。

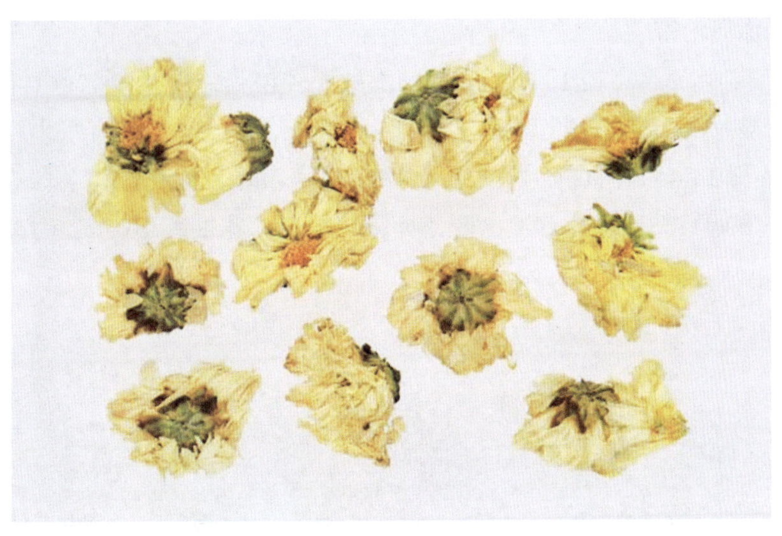

图 4-1-167 杭菊

野菊花（见图 4-1-168）

【来源】本品为菊科植物野菊的干燥头状花序。

【饮片性状】本品呈类球形，直径 0.3 ~ 1 cm，棕黄色。总苞由 4 ~ 5 层苞片组成，外层苞片卵形或条形，外表面中部灰绿色或浅棕色，通常被白毛，边缘膜质；内层苞片长椭圆形，膜质，外表面无毛。总苞基部有的残留总花梗。舌状花 1 轮，黄色至棕黄色，皱缩卷曲；管状花多数，深黄色。体轻。气芳香，味苦。

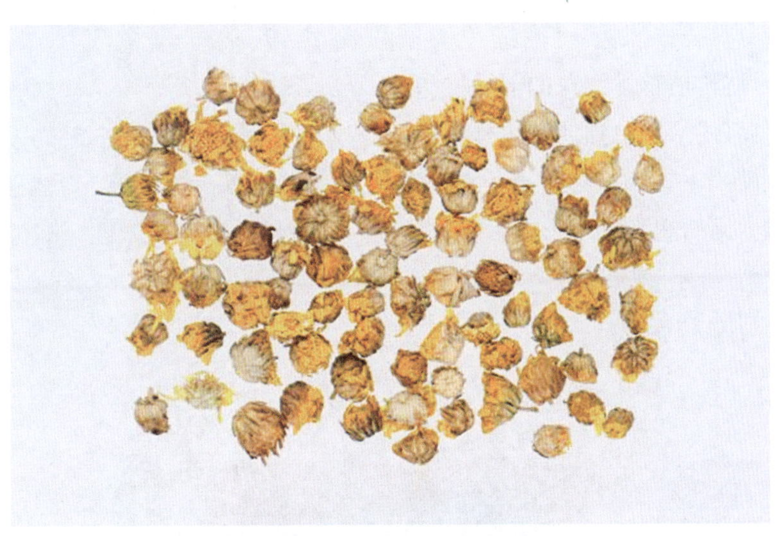

图 4-1-168 野菊花

辛夷（见图 4-1-169）

【来源】本品为木兰科植物望春花、玉兰或武当玉兰的干燥花蕾。

【饮片性状】望春花 本品呈长卵形，似毛笔头，长 1.2 ~ 2.5 cm，直径 0.8 ~ 1.5 cm。基部常具短梗，长约 5 mm，梗上有类白色点状皮孔。苞片 2 ~ 3 层，每层 2 片，两层苞片间有小鳞芽，苞片外表面密被灰白色或灰绿色茸毛，内表面类棕色，无毛。花被片 9，棕色，外轮花被片 3，条形，约为内两轮长的 1/4，呈萼片状，内两轮花被片 6，每轮 3，轮状排列。雄蕊和雌蕊多数，螺旋状排列。体轻，质脆。气芳香，味辛凉而稍苦。

玉兰 本品长 1.5 ~ 3 cm，直径 1 ~ 1.5 cm。基部枝梗较粗壮，皮孔浅棕色。苞片外表面密被灰白色或灰绿色茸毛。花被片 9，内外轮同型。

武当玉兰 本品长 2 ~ 4 cm，直径 1 ~ 2 cm。基部枝梗粗壮，皮孔红棕色。苞片外表面密被淡黄色或淡黄绿色茸毛，有的最外层苞片茸毛已脱落而呈黑褐色。花被片 10 ~ 12（15），内外轮无显著差异。

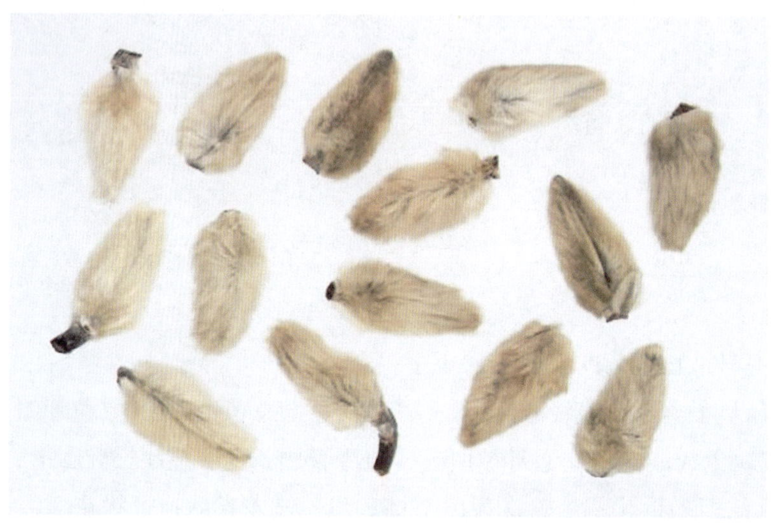

图 4-1-169 辛夷

西红花（见图 4-1-170）

【来源】本品为鸢尾科植物番红花的干燥柱头。

【饮片性状】本品呈线形，单独或三枚柱头连于一枚花柱上，长约 2 ~ 3.5 cm，略弯曲，下端易断。暗红色，上部较宽而略扁平，顶端边缘显不整齐的齿状，内侧有一短裂隙，下端有时残留一小段黄色花柱。体轻，质松软，无油润光泽，干燥后质脆易断。气特异，微有刺激性，味微苦。

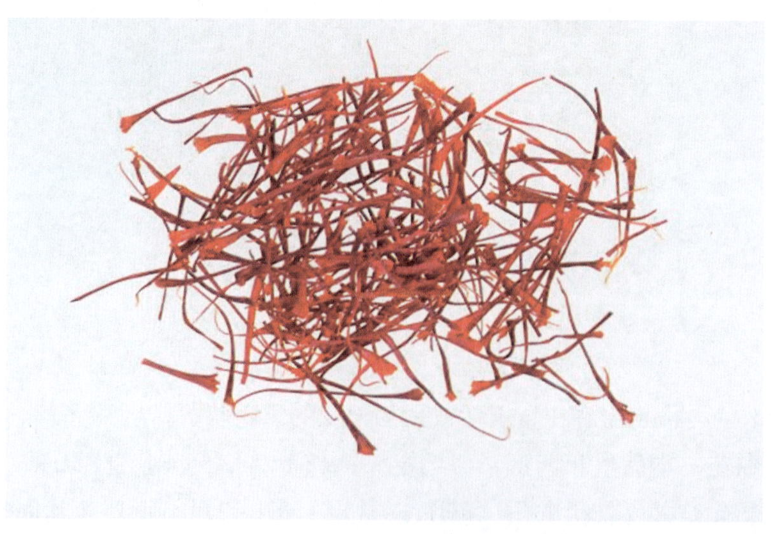

图 4-1-170 西红花

红花（见图 4–1–171）

【来源】本品为菊科植物红花的干燥花。

【饮片性状】本品为不带子房的管状花，长 1 ~ 2 cm。表面红黄色或红色。花冠筒细长，先端 5 裂，裂片呈狭条形，长 5 ~ 8 mm；雄蕊 5，花药聚合成筒状，黄白色；柱头长圆柱形，顶端微分叉。质柔软。气微香，味微苦。

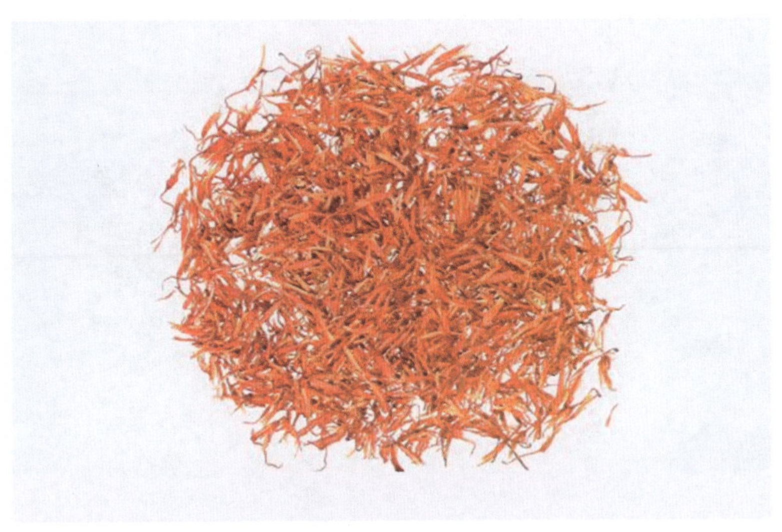

图 4–1–171　红花

鱼腥草（见图 4–1–172）

【来源】本品为三白草科植物蕺菜的新鲜全草或干燥地上部分。

【饮片性状】本品为不规则的段。茎呈扁圆柱形，表面淡红棕色至黄棕色，有纵棱。叶片多破碎，黄棕色至暗棕色。穗状花序黄棕色。搓碎具鱼腥气，味涩。

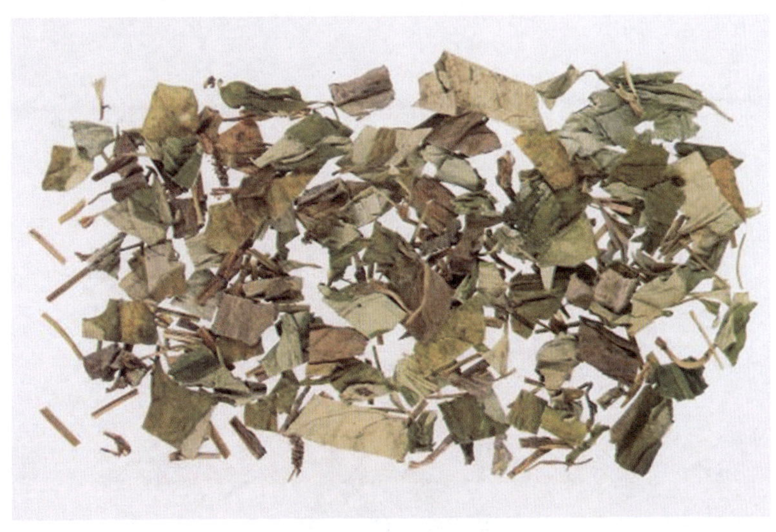

图 4–1–172　鱼腥草

广藿香（见图 4-1-173）

【来源】本品为唇形科植物广藿香的干燥地上部分。

【饮片性状】本品呈不规则的段。茎略呈方柱形，表面灰褐色、灰黄色或带红棕色，被柔毛。切面有白色髓。叶破碎或皱缩成团，完整者展平后呈卵形或椭圆形，两面均被灰白色茸毛；基部楔形或钝圆，边缘具大小不规则的钝齿；叶柄细，被柔毛。气香特异，味微苦。

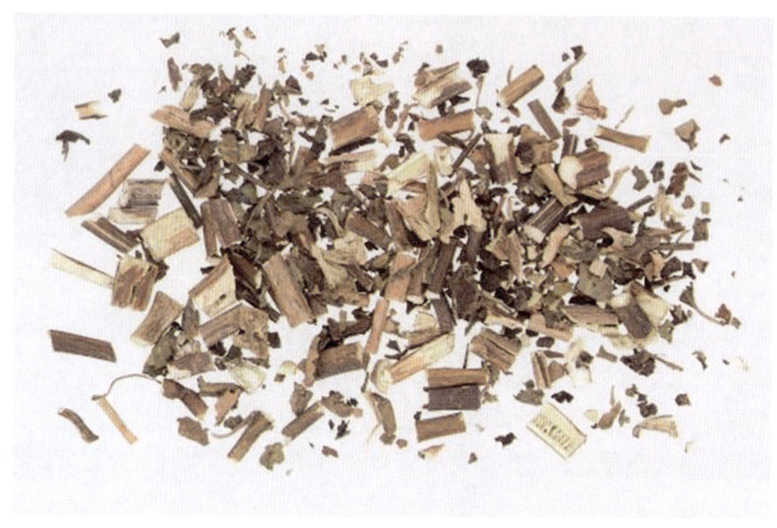

图 4-1-173 广藿香

益母草（见图 4-1-174）

【来源】本品为唇形科植物益母草的新鲜或干燥地上部分。

【性状】本品呈不规则的段。茎方形，四面凹下成纵沟，灰绿色或黄绿色。切面中部有白髓。叶片灰绿色，多皱缩、破碎。轮伞花序腋生，花黄棕色，花萼筒状，花冠二唇形。气微，味微苦。

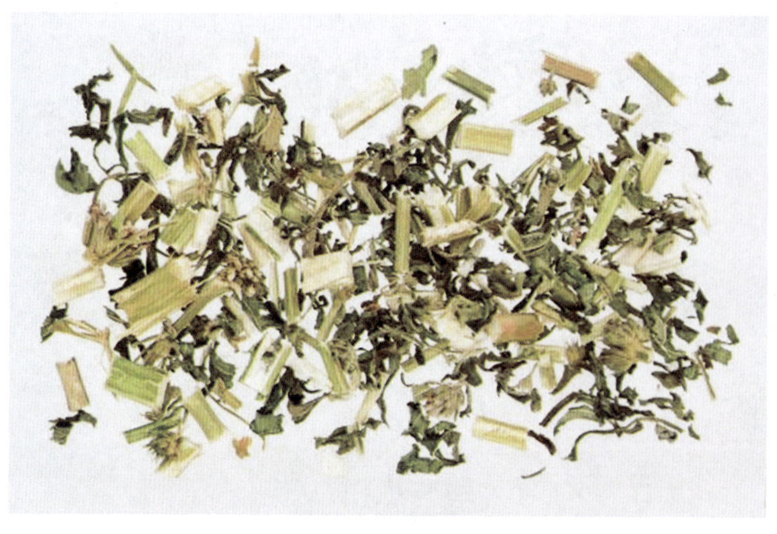

图 4-1-174 益母草

淫羊藿（见图 4–1–175）

【来源】本品为小檗科植物淫羊藿、箭叶淫羊藿、柔毛淫羊藿或朝鲜淫羊藿的干燥叶。

【饮片性状】本品呈丝片状。上表面绿色、黄绿色或浅黄色，下表面灰绿色，网脉明显，中脉及细脉凸出，边缘具黄色刺毛状细锯齿。近革质。气微，味微苦。

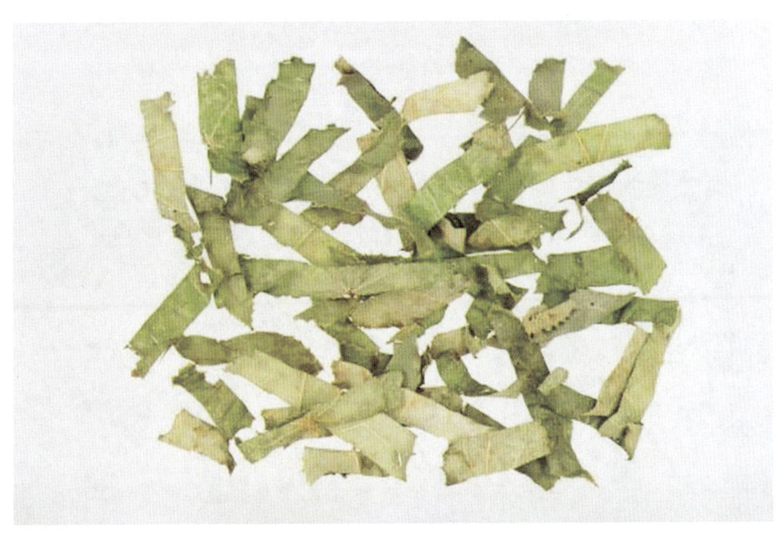

图 4–1–175　淫羊藿

肉苁蓉（见图 4–1–176）

【来源】本品为列当科植物肉苁蓉或管花肉苁蓉的干燥带鳞叶的肉质茎。

【饮片性状】肉苁蓉片　本品呈不规则形的厚片。表面棕褐色或灰棕色。有的可见肉质鳞叶。切面有淡棕色或棕黄色点状维管束，排列成波状环纹。气微，味甜、微苦。

管花肉苁蓉片　本品切面散生点状维管束。

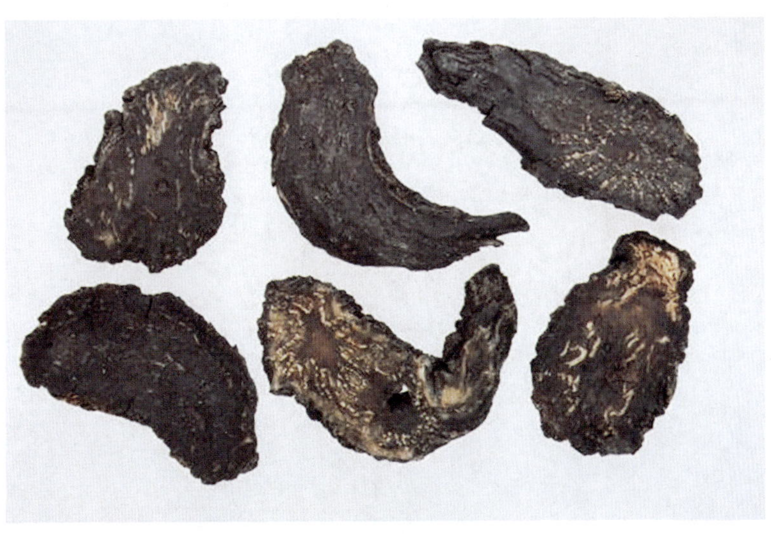

图 4–1–176　肉苁蓉

墨旱莲（见图 4-1-177）

【来源】本品为菊科植物鳢肠的干燥地上部分。

【饮片性状】本品呈不规则的段。茎圆柱形，表面绿褐色或墨绿色，具纵棱，有白毛，切面中空或有白色髓。叶多皱缩或破碎，墨绿色，密生白毛，展平后，可见边缘全缘或具浅锯齿。头状花序。气微，味微咸。

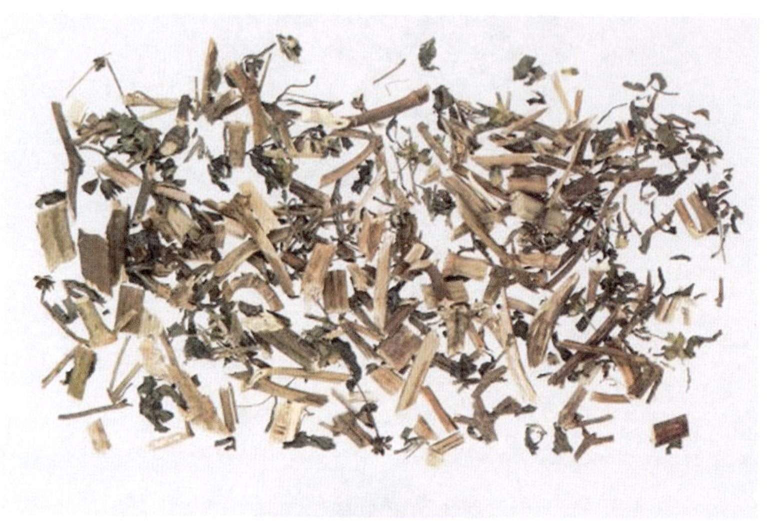

图 4-1-177　墨旱莲

桑白皮（见图 4-1-178）

【来源】本品为桑科植物桑的干燥根皮。

【饮片性状】本品呈丝条状，外表面白色或淡黄白色，有的残留橙黄色或棕黄色鳞片状粗皮；内表面黄白色或灰黄色，有细纵纹。体轻，质韧，纤维性强。气微，味微甘。

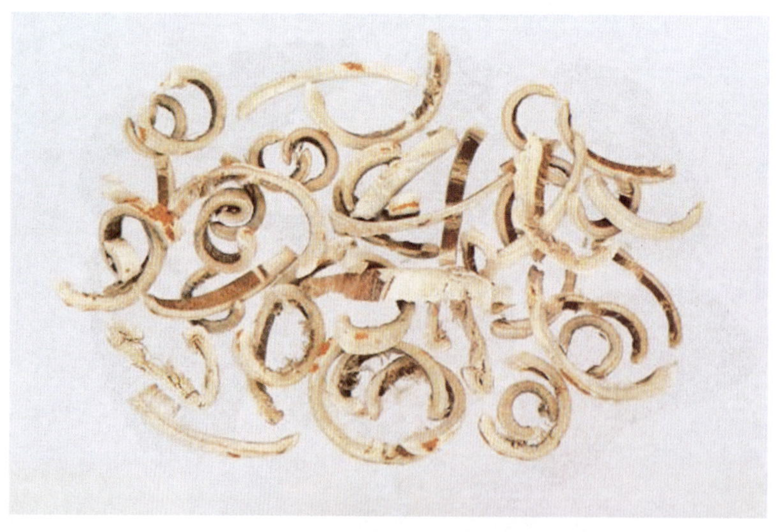

图 4-1-178　桑白皮

土鳖虫（见图 4–1–179）

【来源】本品为鳖蠊科昆虫地鳖或冀地鳖的雌虫干燥体。

【饮片性状】地鳖　本品呈扁平卵形，长 1.3 ~ 3 cm，宽 1.2 ~ 2.4 cm。前端较窄，后端较宽，背部紫褐色，具光泽，无翅。前胸背板较发达，盖住头部；腹背板 9 节，呈覆瓦状排列。腹面红棕色，头部较小，有丝状触角 1 对，常脱落，胸部有足 3 对，具细毛和刺。腹部有横环节。质松脆，易碎。气腥臭，味微咸。

冀地鳖　本品长 2.2 ~ 3.7 cm，宽 1.4 ~ 2.5 cm。背部黑棕色，通常在边缘带有淡黄褐色斑块及黑色小点。

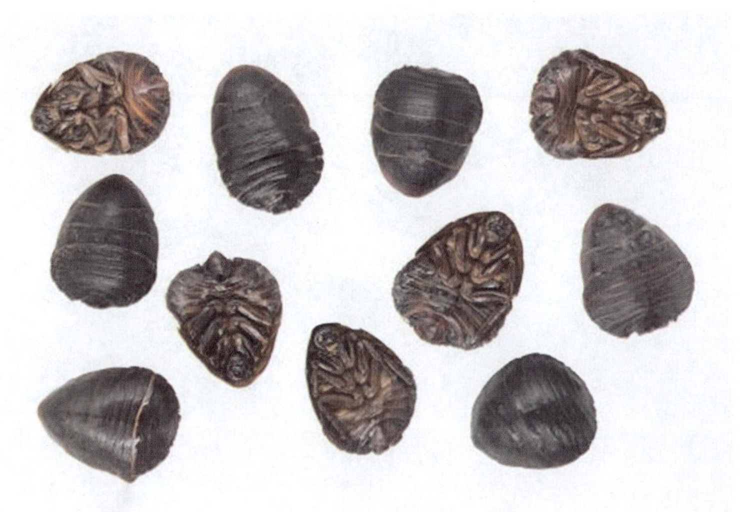

图 4–1–179　土鳖虫

海螵蛸（见图 4–1–180）

【来源】本品为乌贼科动物曼氏无针乌贼或金乌贼的干燥内壳。

【饮片性状】本品为不规则形或类方形小块，类白色或微黄色，气微腥，味微咸。

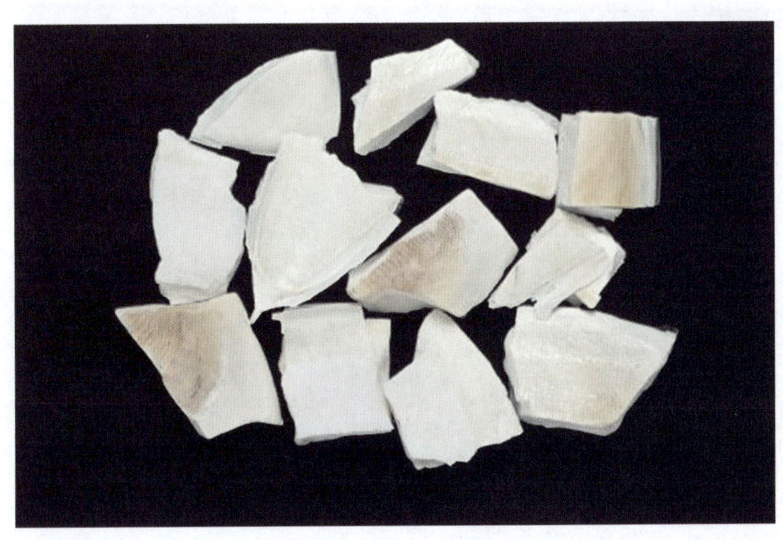

图 4–1–180　海螵蛸

全蝎（见图 4-1-181）

【来源】本品为钳蝎科动物东亚钳蝎的干燥体。

【饮片性状】本品头胸部与前腹部呈扁平长椭圆形，后腹部呈尾状，皱缩弯曲，完整者体长约 6 cm。头胸部呈绿褐色，前面有 1 对短小的螯肢和 1 对较长大的钳状脚须，形似蟹螯，背面覆有梯形背甲，腹面有足 4 对，均为 7 节，末端各具 2 爪钩；前腹部由 7 节组成，第 7 节色深，背甲上有 5 条隆脊线。背面绿褐色，后腹部棕黄色，6 节，节上均有纵沟，末节有锐钩状毒刺，毒刺下方无距。气微腥，味咸。

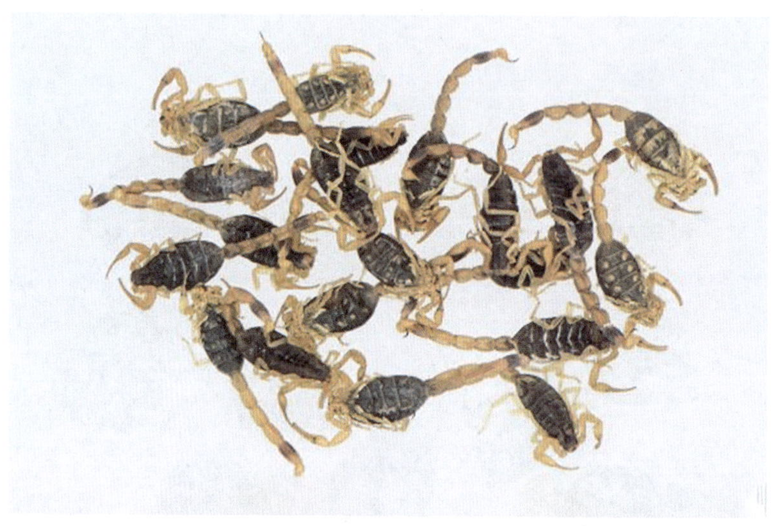

图 4-1-181　全蝎

蝉蜕（见图 4-1-182）

【来源】本品为蝉科昆虫黑蚱蝉的若虫羽化时脱落的皮壳。

【饮片性状】本品略呈椭圆形而弯曲，长约 3.5 cm，宽约 2 cm。表面黄棕色，半透明，有光泽。头部有丝状触角 1 对，多已断落，复眼突出。额部先端突出，口吻发达，上唇宽短，下唇伸长成管状。胸部背面呈十字形裂开，裂口向内卷曲，脊背两旁具小翅 2 对；腹面有足 3 对，被黄棕色细毛。腹部钝圆，共 9 节。体轻，中空，易碎。气微，味淡。

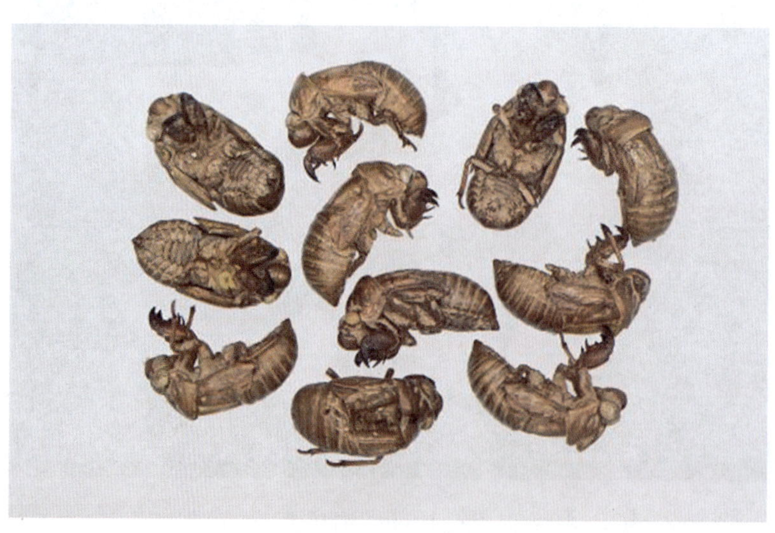

图 4-1-182　蝉蜕

芒硝（见图 4-1-183）

【来源】本品为硫酸盐类矿物芒硝族芒硝，经加工精制而成的结晶体，主含含水硫酸钠（$Na_2SO_4 \cdot 10H_2O$）。

【饮片性状】本品为棱柱状、长方形或不规则块状及粒状。无色透明或类白色半透明。质脆，易碎，断面呈玻璃样光泽。气微，味咸。

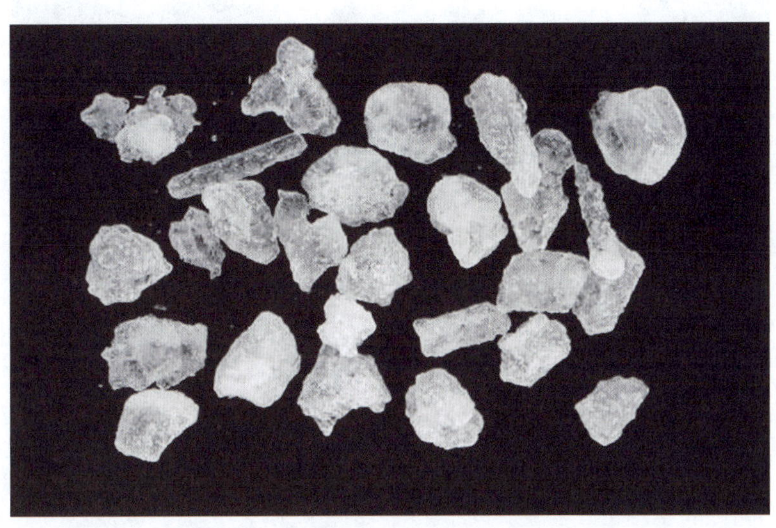

图 4-1-183　芒硝

玄明粉（见图 4-1-184）

【来源】本品为芒硝经风化干燥制得，主含硫酸钠（Na_2SO_4）。

【饮片性状】本品为白色粉末。气微，味咸。有引湿性。

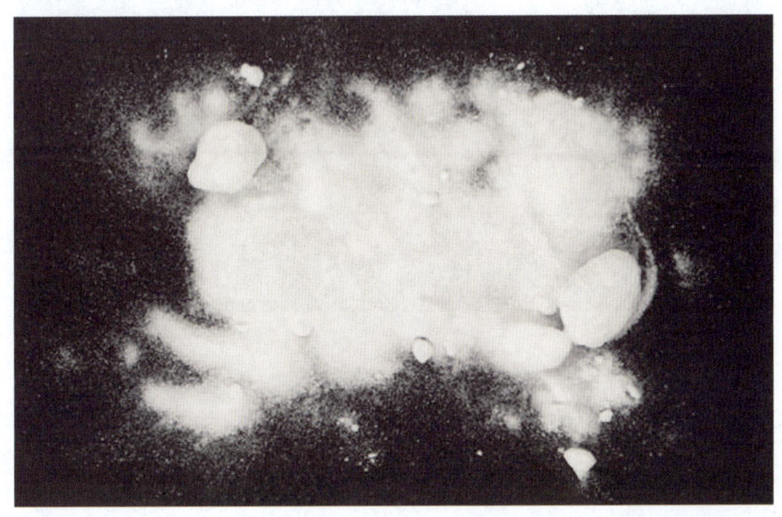

图 4-1-184　玄明粉

通草（见图 4-1-185）

【来源】本品为五加科植物通脱木的干燥茎髓。

【饮片性状】本品为圆形或类圆形厚片。表面白色或淡黄色，有浅纵沟纹。体轻，质松软，稍有弹性，切面平坦，呈银白色光泽，中部空心或有半透明的薄膜，实心者少见。气微，味淡。

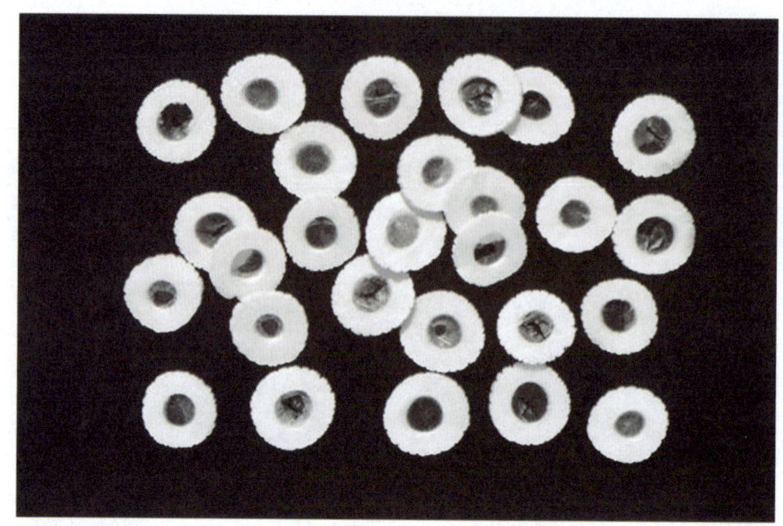

图 4-1-185　通草

天竺黄（见图 4-1-186）

【来源】本品为禾本科植物青皮竹或华思劳竹等秆内的分泌液干燥后的块状物。

【饮片性状】本品为不规则的片块或颗粒，大小不一。表面灰蓝色、灰黄色或灰白色，有的洁白色，半透明，略带光泽。体轻，质硬而脆，易破碎，吸湿性强。气微，味淡。

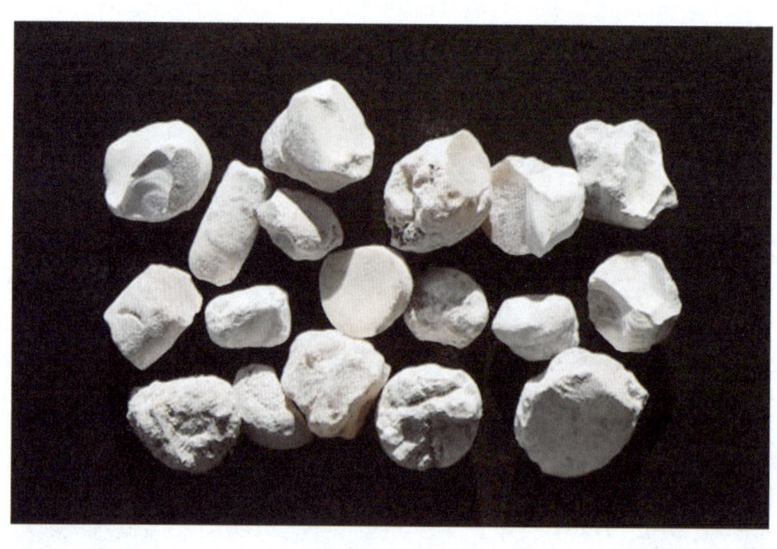

图 4-1-186　天竺黄

使君子（见图 4-1-187）

【来源】本品为使君子科植物使君子的干燥成熟果实。

【饮片性状】本品呈椭圆形或卵圆形，具 5 条纵棱，偶有 4 ~ 9 棱，长 2.5 ~ 4 cm，直径约 2 cm。表面黑褐色至紫黑色，平滑，微具光泽。顶端狭尖，基部钝圆，有明显圆形的果梗痕。质坚硬，横切面多呈五角星形，棱角处壳较厚，中间呈类圆形空腔。种子长椭圆形或纺锤形，长约 2 cm，直径约 1 cm；表面棕褐色或黑褐色，有多数纵皱纹；种皮薄，易剥离；子叶 2，黄白色，有油性，断面有裂隙。气微香，味微甜。

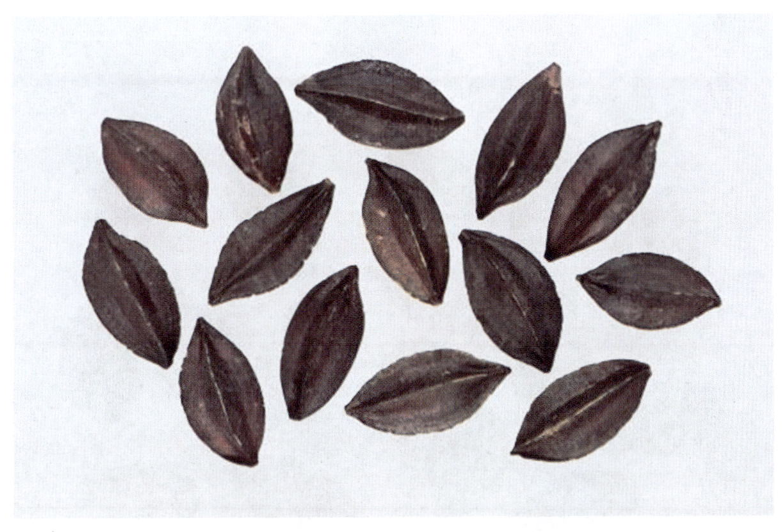

图 4-1-187　使君子

海风藤（见图 4-1-188）

【来源】本品为胡椒科植物风藤的干燥藤茎。

【饮片性状】本品呈不规则的扁圆柱形厚片，直径 0.3 ~ 2.0 cm。表面灰褐色或褐色，有纵向棱状纹理。切面皮部窄，木部宽广呈灰黄色，导管孔多束，有灰黄色与灰白色相间排列的放射状纹理，皮部与木部交界处有裂隙，中心有灰褐色髓。体轻，质脆。气香，味微苦、辛。

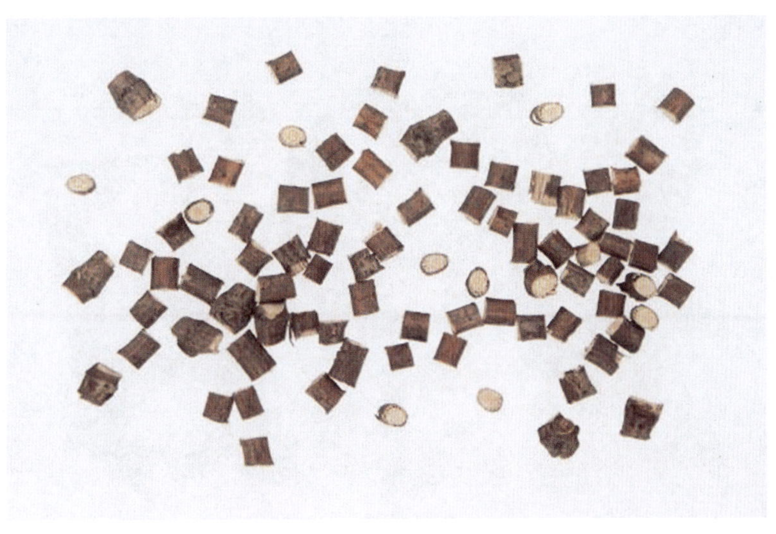

图 4-1-188　海风藤

胖大海（见图 4-1-189）

【来源】本品为梧桐科植物胖大海的干燥成熟种子。

【饮片性状】本品呈纺锤形或椭圆形，长 2 ~ 3 cm，直径 1 ~ 1.5 cm。先端钝圆，基部略尖而歪，具浅色的圆形种脐。表面棕色或暗棕色，微有光泽，具不规则的干缩皱纹。外层种皮极薄，质脆，易脱落。中层种皮较厚，黑褐色，质松易碎，遇水膨胀成海绵状。断面可见散在的树脂状小点。内层种皮可与中层种皮剥离，稍革质，内有 2 片肥厚胚乳，广卵形；子叶 2 枚，菲薄，紧贴于胚乳内侧，与胚乳等大。气微，味淡，嚼之有黏性。

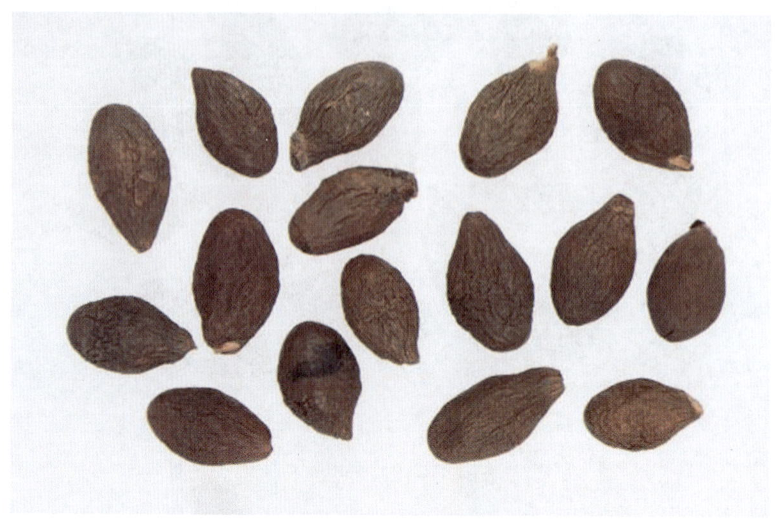

图 4-1-189 胖大海

枇杷叶（见图 4-1-190）

【来源】本品为蔷薇科植物枇杷的干燥叶。

【饮片性状】本品呈丝条状。表面灰绿色、黄棕色或红棕色，较光滑。下表面可见绒毛，主脉突出。革质而脆。气微，味微苦。

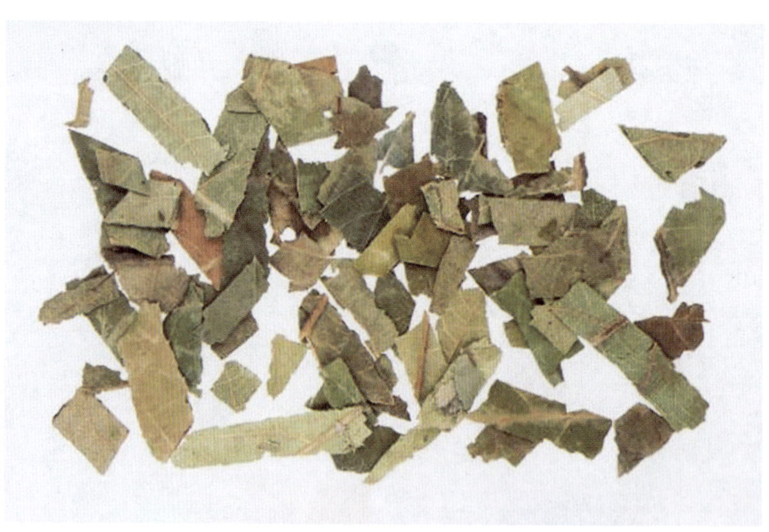

图 4-1-190 枇杷叶

前胡（见图 4-1-191）

【来源】本品为伞形科植物白花前胡的干燥根。

【饮片性状】本品呈类圆形或不规则形的薄片。外表皮黑褐色或灰黄色，有时可见残留的纤维状叶鞘残基。切面黄白色至淡黄色，皮部散有多数棕黄色油点，可见一棕色环纹及放射状纹理。气芳香，味微苦、辛。

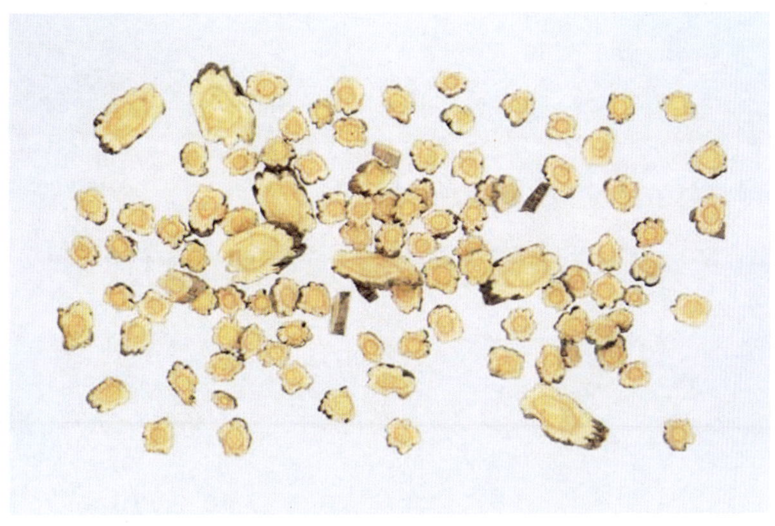

图 4-1-191　前胡

石菖蒲（见图 4-1-192）

【来源】本品为天南星科植物石菖蒲的干燥根茎。

【饮片性状】本品呈扁圆形或长条形的厚片。外表皮棕褐色或灰棕色，有的可见环节及根痕。切面纤维性，类白色或微红色，有明显环纹及油点。气芳香，味苦、微辛。

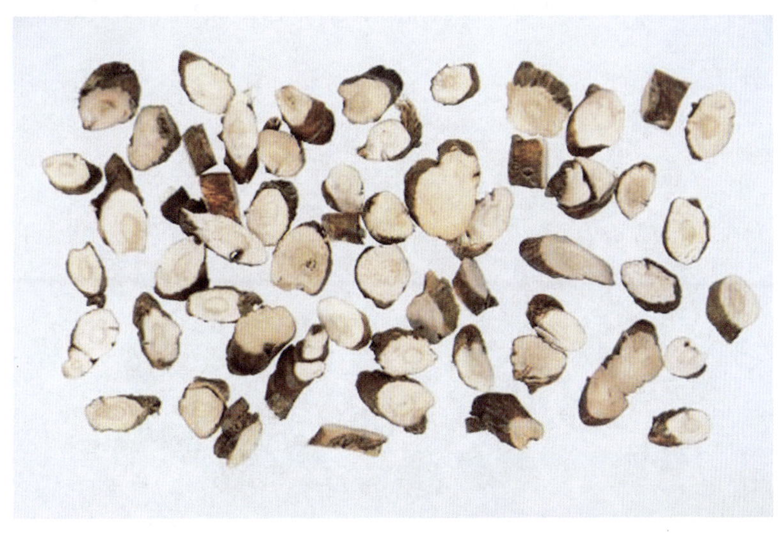

图 4-1-192　石菖蒲

党参（见图 4-1-193）

【来源】本品为桔梗科植物党参、素花党参或川党参的干燥根。

【饮片性状】本品呈类圆形的厚片。外表皮灰黄色、黄棕色至灰棕色，有时可见根头部有多数疣状突起的茎痕和芽。切面皮部淡棕黄色至黄棕色，木部淡黄色至黄色，有裂隙或放射状纹理。有特殊香气，味微甜。

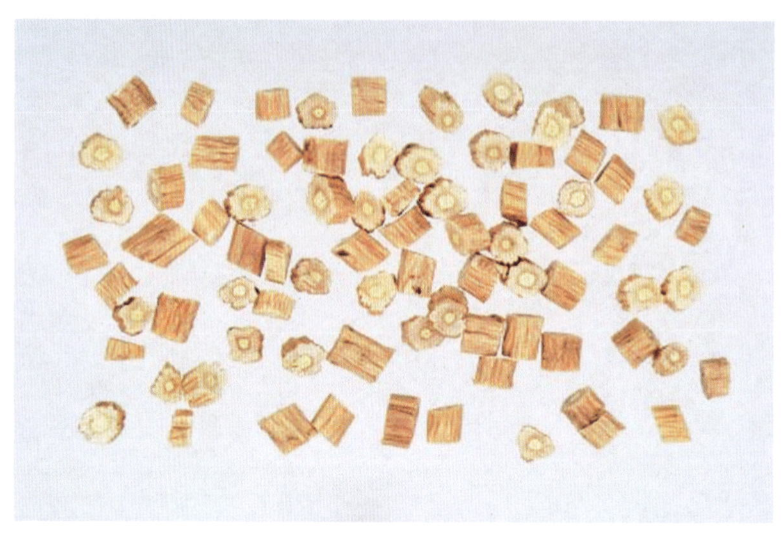

图 4-1-193 党参

女贞子（见图 4-1-194）

【来源】本品为木犀科植物女贞的干燥成熟果实。

【饮片性状】本品呈卵形、椭圆形或肾形，长 6 ~ 8.5 mm，直径 3.5 ~ 5.5 mm。表面黑紫色或灰黑色，皱缩不平，基部有果梗痕或具宿萼及短梗。体轻。外果皮薄，中果皮较松软，易剥离，内果皮木质，黄棕色，具纵棱，破开后种子通常为 1 粒，肾形，紫黑色，油性。气微，味甘、微苦涩。

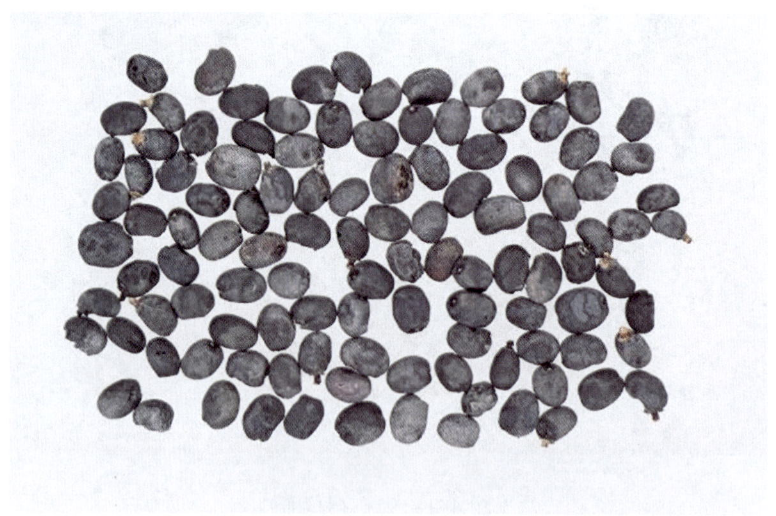

图 4-1-194 女贞子

木通（见图 4-1-195）

【来源】本品为木通科植物木通、三叶木通或白木通的干燥藤茎。

【饮片性状】本品呈圆形、椭圆形或不规则形片。外表皮灰棕色或灰褐色。切面射线呈放射状排列，髓小或有时中空。气微，味微苦而涩。

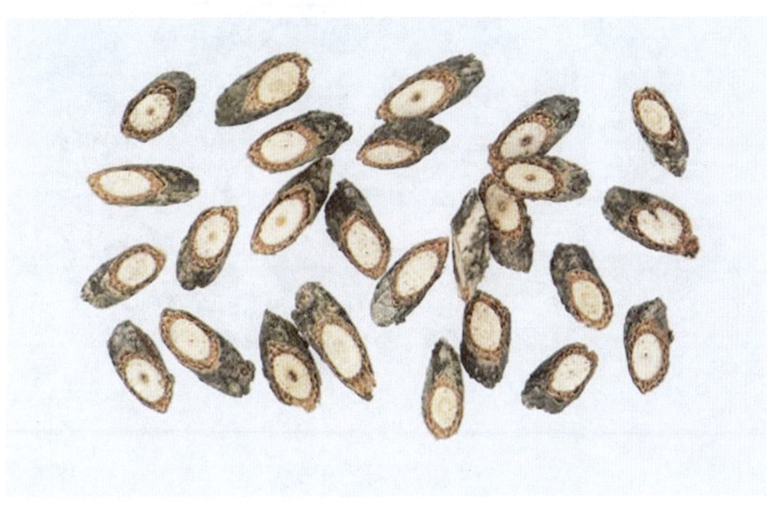

图 4–1–195　木通

枸杞子（见图 4–1–196）

【来源】本品为茄科植物宁夏枸杞的干燥成熟果实。

【饮片性状】本品呈类纺锤形或椭圆形，长 6 ~ 20 mm，直径 3 ~ 10 mm。表面红色或暗红色，顶端有小突起状的花柱痕，基部有白色的果梗痕。果皮柔韧，皱缩；果肉肉质，柔润。种子 20 ~ 50 粒，类肾形，扁而翘，长 1.5 ~ 1.9 mm，宽 1 ~ 1.7 mm，表面浅黄色或棕黄色。气微，味甜。

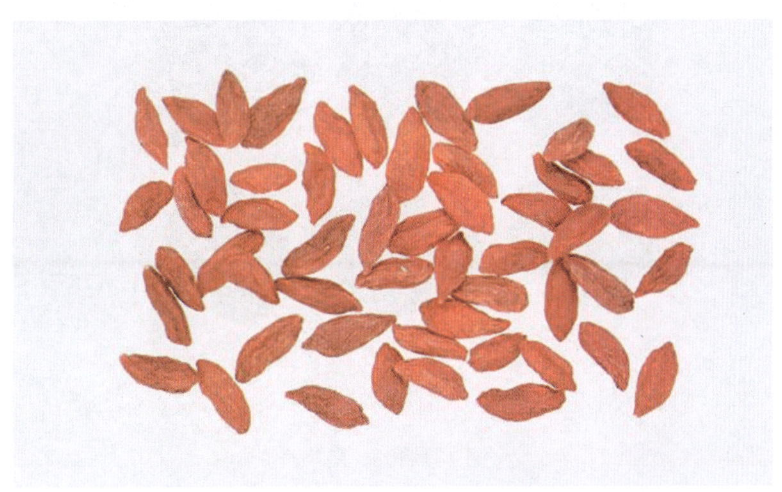

图 4–1–196　枸杞子

升麻（见图 4–1–197）

【来源】本品为毛茛科植物大三叶升麻、兴安升麻或升麻的干燥根茎。

【饮片性状】本品为不规则的厚片，厚 2 ~ 4 mm。外表面黑褐色或棕褐色，粗糙不平，有的可见须根痕或坚硬的细须根残留，切面黄绿色或淡黄白色，具有网状或放射状纹理。体轻，质硬，纤维性。气微，味微苦而涩。

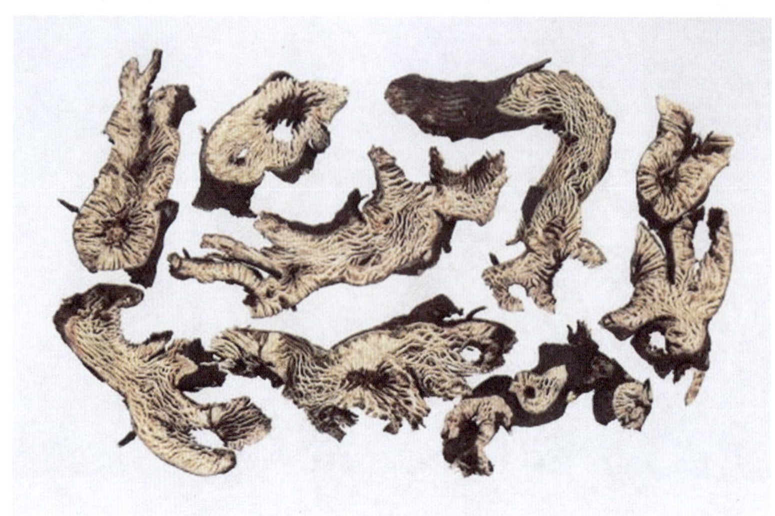

图 4-1-197　升麻

乌梅（见图 4-1-198）

【来源】本品为蔷薇科植物梅的干燥近成熟果实。

【饮片性状】本品呈类球形或扁球形，直径 1.5～3 cm。表面乌黑色或棕黑色，皱缩不平，基部有圆形果梗痕。果核坚硬，椭圆形，棕黄色，表面有凹点；种子扁卵形，淡黄色。气微，味极酸。

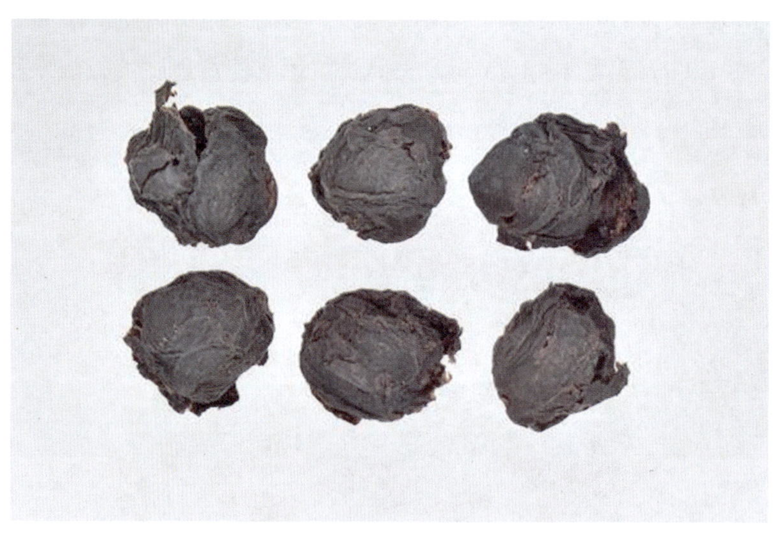

图 4-1-198　乌梅

鸦胆子（见图 4-1-199）

【来源】本品为苦木科植物鸦胆子的干燥成熟果实。

【饮片性状】本品为卵形或不规则碎块。呈黄绿色、浅黄色或棕色。质软而易碎；富油性。气微，味极苦。

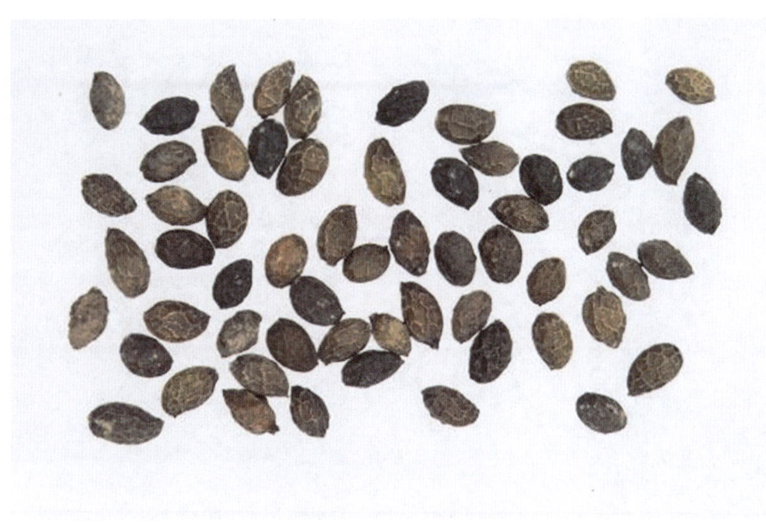

图 4-1-199　鸦胆子

天麻（见图 4-1-200）

【来源】本品为兰科植物天麻的干燥块茎。

【饮片性状】本品呈不规则的薄片。外表皮淡黄色至黄棕色，有时可见点状排成的横环纹。切面黄白色至淡棕色。角质样，半透明。气微，味甘。

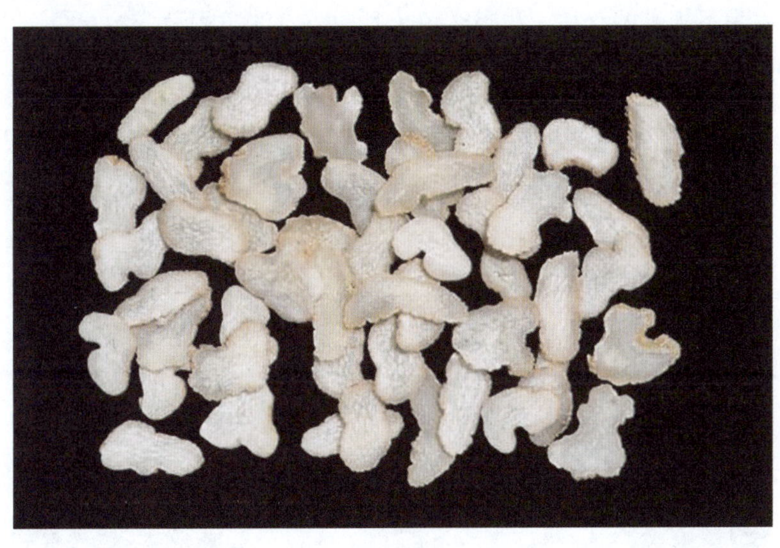

图 4-1-200　天麻

威灵仙（见图 4-1-201）

【来源】本品为毛茛科植物威灵仙、棉团铁线莲或东北铁线莲的干燥根和根茎。

【饮片性状】本品呈不规则的段。表面黑褐色、棕褐色或棕黑色，有细纵纹，有的皮部脱落，露出黄白色木部。切面皮部较广，木部淡黄色，略呈方形或近圆形，皮部与木部间常有裂隙。

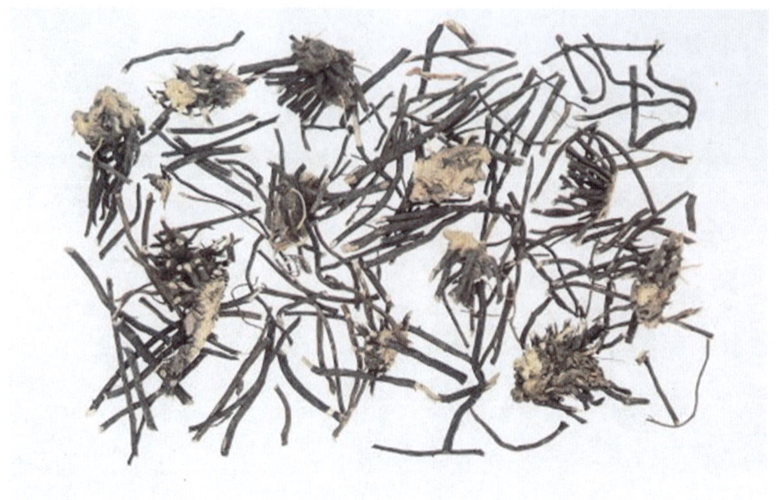

图 4-1-201 威灵仙

（四）除加减银翘散处方以外的 71 味特殊处理药中药饮片的性状鉴别

珍珠母（见图 4-1-202）

【来源】本品为蚌科动物三角帆蚌、褶纹冠蚌或珍珠贝科动物合浦珠母贝的贝壳。

【饮片性状】本品为不规则的碎块，浅粉红色、乳白色、淡黄褐色或银灰色，表面可见彩色光泽及云片状纹理。断面可见层纹。质硬而重。气微腥，味淡。

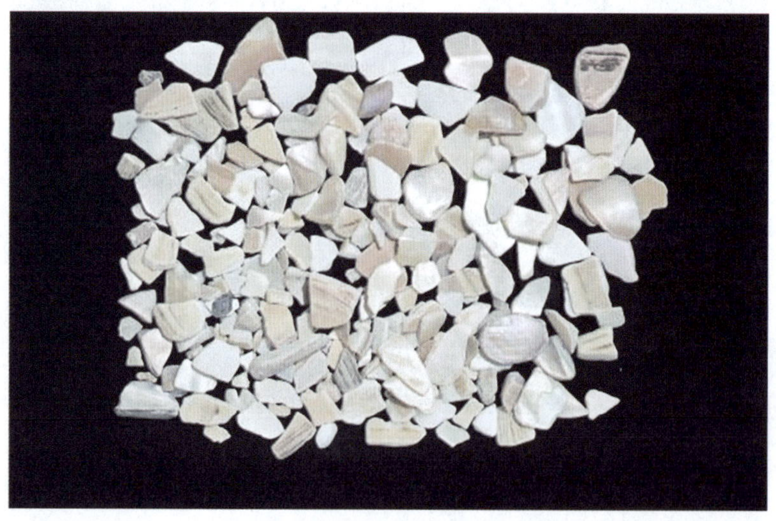

图 4-1-202 珍珠母

瓦楞子（见图 4-1-203）

【来源】本品为蚶科动物毛蚶、泥蚶或魁蚶的贝壳。

【饮片性状】本品为不规则碎块或粉末。类白色、灰白色至灰黄色。较大碎块外表可见放射状肋线，有的可见棕褐色茸毛。气微，味淡。

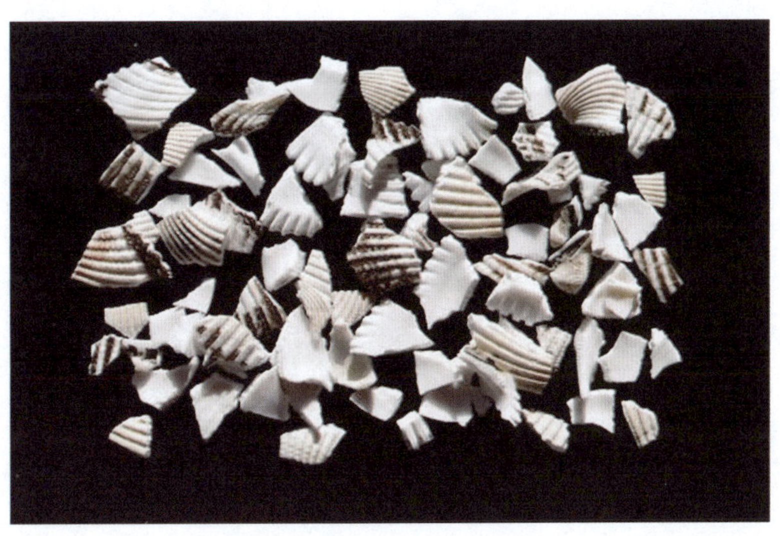

图 4-1-203 瓦楞子

石决明（见图 4-1-204）

【来源】本品为鲍科动物杂色鲍、皱纹盘鲍、羊鲍、澳洲鲍、耳鲍或白鲍的贝壳。

【饮片性状】本品为不规则的碎块。灰白色，有珍珠样彩色光泽。质坚硬。气微，味微咸。

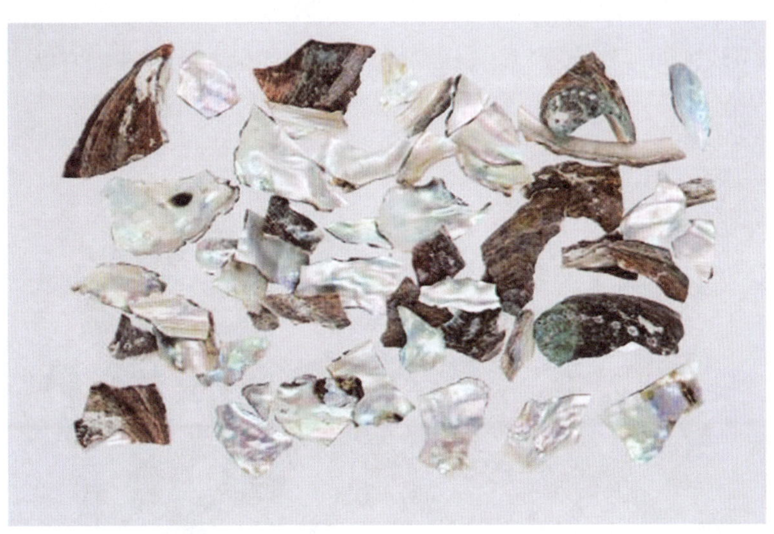

图 4-1-204 石决明

赭石（见图 4-1-205）

【来源】本品为氧化物类矿物刚玉族赤铁矿，主含三氧化二铁（Fe_2O_3）。

【饮片性状】本品为不规则的块片状。暗棕红色或灰黑色，有的具有金属光泽，有的可见圆形突起或凹窝。体重，质硬，断面常见层叠状。气微，味淡。

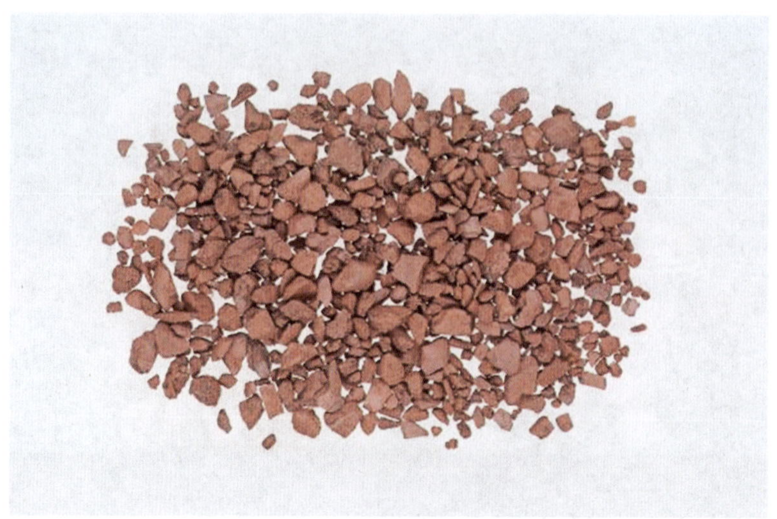

图 4-1-205　赭石

磁石（见图 4-1-206）

【来源】本品为氧化物类矿物尖晶石族磁铁矿，主含四氧化三铁（Fe_3O_4）。

【饮片性状】磁石　本品为不规则的碎块。灰黑色或褐色，条痕黑色，具金属光泽。质坚硬。具磁性。有土腥气，味淡。

煅磁石　本品为不规则的碎块或颗粒。表面黑色。质硬而酥。无磁性。有醋香气。

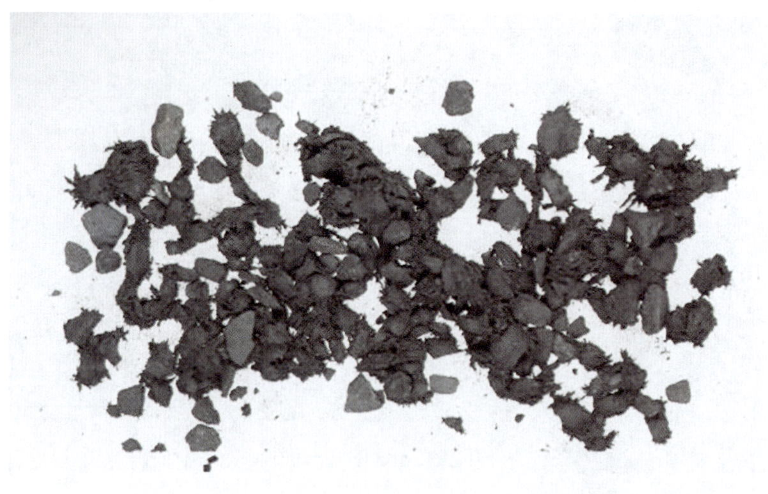

图 4-1-206　磁石

石膏（见图 4-1-207）

【来源】本品为硫酸盐类矿物石膏族石膏，主含含水硫酸钙（$CaSO_4 \cdot 2H_2O$）。

【饮片性状】本品为不规则长条形碎块或粗粉。表面白色、灰白色或淡黄色，有的半透明。体重、质软，碎块纵断面具绢丝样光泽。气微，味淡。

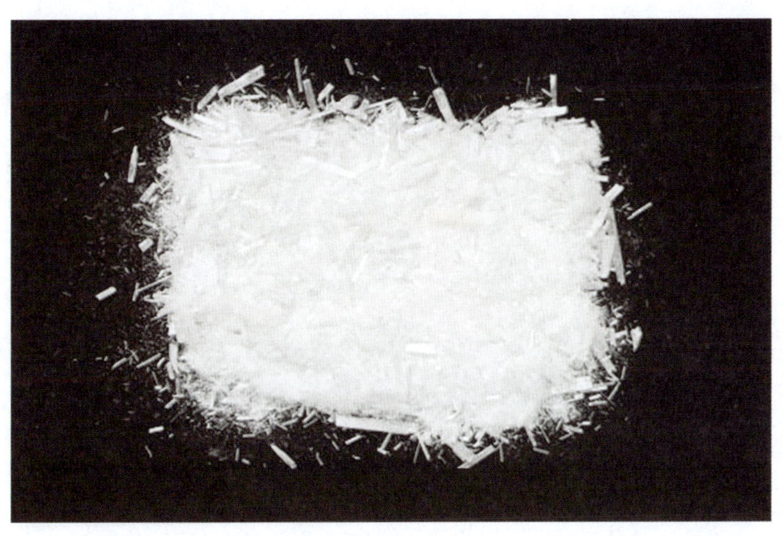

图 4-1-207　石膏

紫石英（见图 4-1-208）

【来源】本品为氟化物类矿物萤石族萤石，主含氟化钙（CaF_2）。

【饮片性状】本品为不规则碎块。紫色或绿色，有的带有白色，深浅不匀，条痕白色。半透明至透明，有玻璃样光泽。气微，味淡。

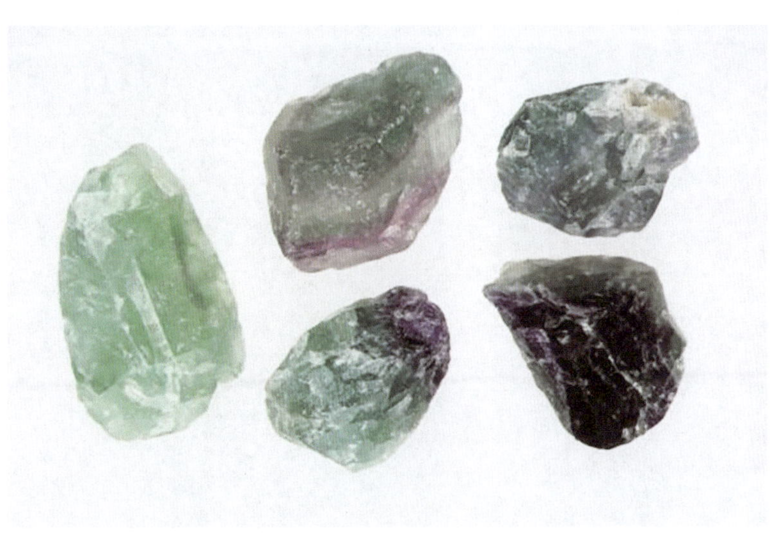

图 4-1-208　紫石英

自然铜（见图 4-1-209）

【来源】本品为硫化物类矿物黄铁矿族黄铁矿，主含二硫化铁（FeS_2）。

【饮片性状】自然铜　本品晶形多为立方体，集合体呈致密块状。表面亮淡黄色，有金属光泽；有的黄棕色或棕褐色，无金属光泽。具条纹，条痕绿黑色或棕红色。体重，质坚硬或稍脆，易砸碎，断面黄白色，有金属光泽；或断面棕褐色，可见银白色亮星。

煅自然铜　本品为小立方体或不规则的碎粒或粉末状，呈棕褐色至黑褐色或灰黑色，无金属光泽。质酥脆。略有醋酸气。

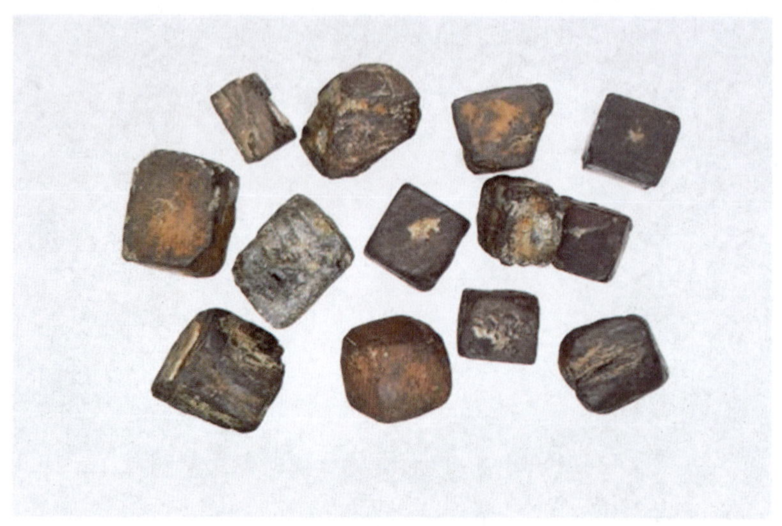

图 4-1-209　自然铜

花蕊石（见图 4-1-210）

【来源】本品为变质岩类岩石蛇纹大理岩，主含碳酸钙（$CaCO_3$）。

【饮片性状】本品为不规则碎块，或带有碎末。碎块表面白色或浅灰白色，有的夹有点状或条状的蛇纹石，呈浅绿色或淡黄色，对光观察有闪星状光泽。体重，质硬。气微，味淡。

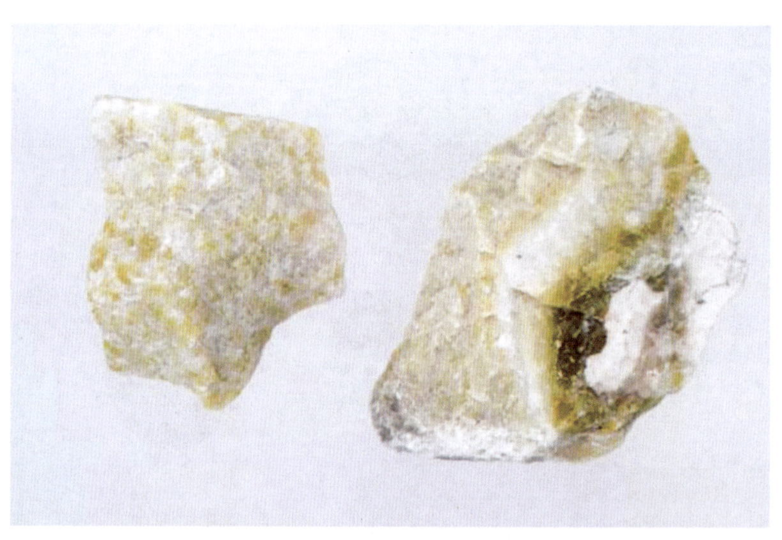

图 4-1-210　花蕊石

龟甲（见图 4-1-211）

【来源】本品为龟科动物乌龟的背甲及腹甲。

【饮片性状】龟甲　本品背甲及腹甲由甲桥相连，背甲稍长于腹甲，与腹甲常分离。背甲呈长椭圆形拱状，长 7.5 ~ 22 cm，宽 6 ~ 18 cm；外表面棕褐色或黑褐色，脊棱 3 条；颈盾 1 块，前窄后宽；椎盾 5 块，第 1 椎盾长大于宽或近相等，第 2 ~ 4 椎盾宽大于长；肋盾两侧对称，各 4 块；缘盾每侧 11 块；臀盾 2 块。腹甲呈板片状，近长方椭圆形，长 6.4 ~ 21 cm，宽 5.5 ~ 17 cm；外表面淡黄棕色至棕黑色，盾片 12 块，每块常具紫褐色放射状纹理，腹盾、胸盾和股盾中缝均长，喉盾、肛盾次之，肱盾中缝最短；内表面黄白色至灰白色，有的略带血迹或残肉，除净后可见骨板 9 块，呈锯齿状嵌接；

前端钝圆或平截，后端具三角形缺刻，两侧残存呈翼状向斜上方弯曲的甲桥。质坚硬。气微腥，味微咸。

醋龟甲　本品呈不规则的块状。背甲盾片略呈拱状隆起，腹甲盾片呈平板状，大小不一。表面黄色或棕褐色，有的可见深棕褐色斑点，有不规则纹理。内表面棕黄色或棕褐色，边缘有的呈锯齿状。断面不平整，有的有蜂窝状小孔。质松脆。气微腥，味微咸，微有醋香气。

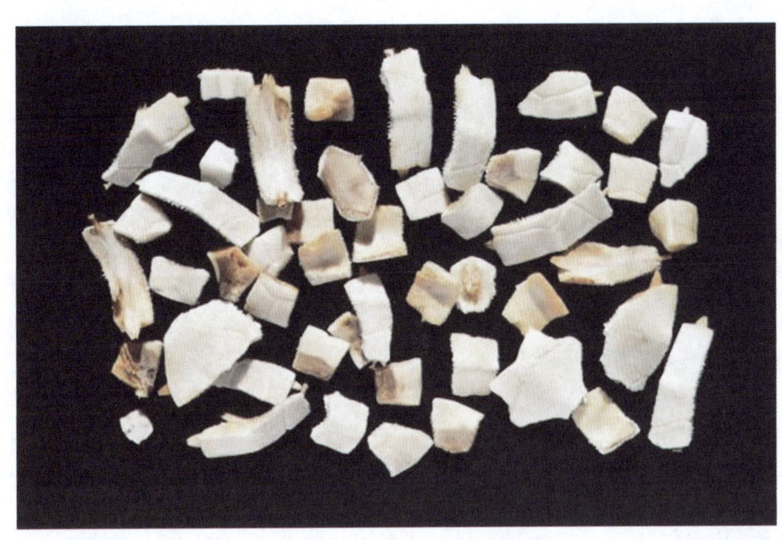

图 4-1-211　龟甲

鳖甲（见图 4-1-212）

【来源】本品为鳖科动物中华鳖的背甲。

【饮片】鳖甲块　本品为不规则的碎块，外表面灰白色，略有光泽，具细网状皱纹，有的边缘呈细锯齿状。

醋鳖甲　本品形如鳖甲块，表面黄色，微有醋酸气。

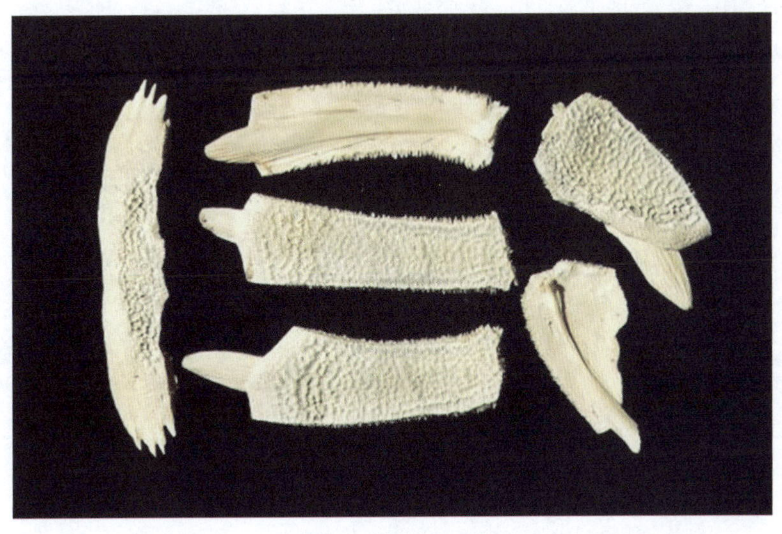

图 4-1-212　鳖甲

青蒿（见图 4-1-213）

【来源】本品为菊科植物黄花蒿的干燥地上部分。

【饮片性状】本品呈不规则的段，长 0.5 ~ 1.5 cm。茎呈圆柱形，表面黄绿色或棕黄色，具纵棱线，质略硬，切面黄白色，髓白色。叶片多皱缩或破碎，暗绿色或棕绿色，完整者展平后为三回羽状深裂，裂片及小裂片矩圆形或长椭圆形，两面被短毛。花黄色，气香特异，味微苦。

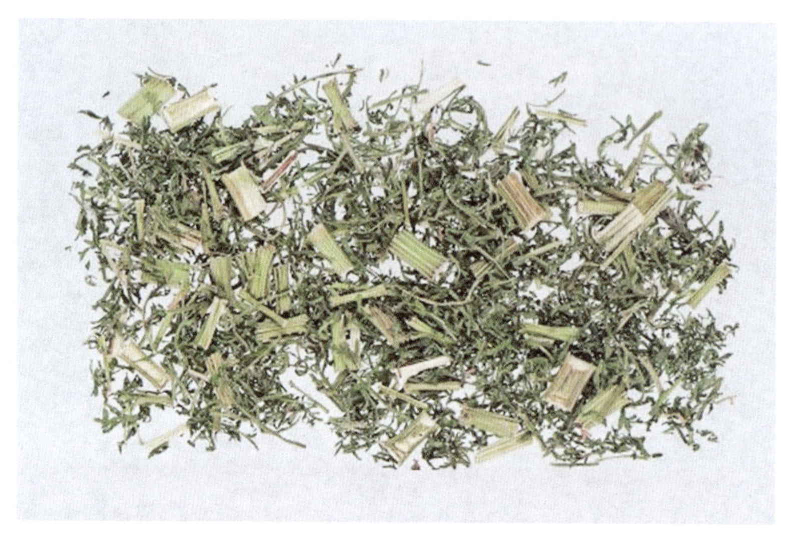

图 4-1-213　青蒿

玫瑰花（见图 4-1-214）

【来源】本品为蔷薇科植物玫瑰的干燥花蕾。

【饮片性状】本品略呈半球形或不规则团状，直径 0.7 ~ 1.5 cm。残留花梗上被细柔毛，花托半球形，与花萼基部合生；萼片 5，披针形，黄绿色或棕绿色，被有细柔毛；花瓣多皱缩，展平后宽卵形，呈覆瓦状排列，紫红色，有的黄棕色；雄蕊多数，黄褐色；花柱多数，柱头在花托口集成头状，略突出，短于雄蕊。体轻，质脆。气芳香浓郁，味微苦涩。

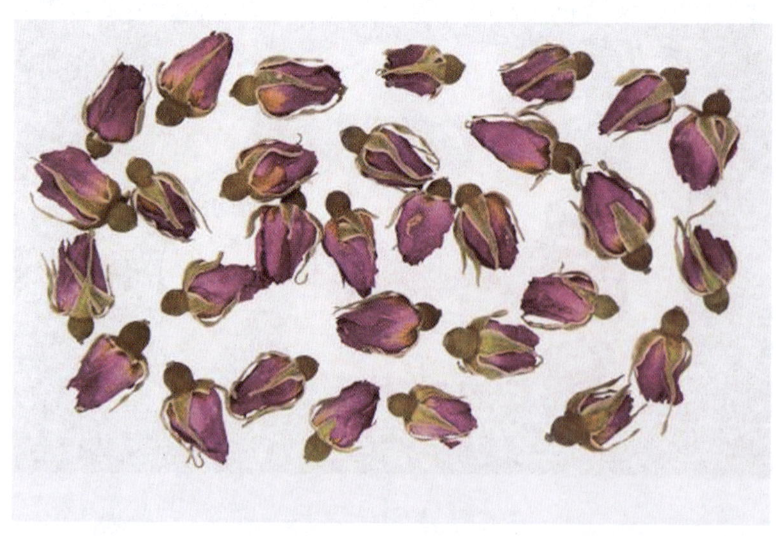

图 4-1-214　玫瑰花

降香（见图 4–1–215）

【来源】本品为豆科植物降香檀树干和根的干燥心材。

【饮片性状】本品呈类圆柱形或不规则块状。表面紫红色或红褐色，切面有致密的纹理。质硬，有油性。气微香，味微苦。

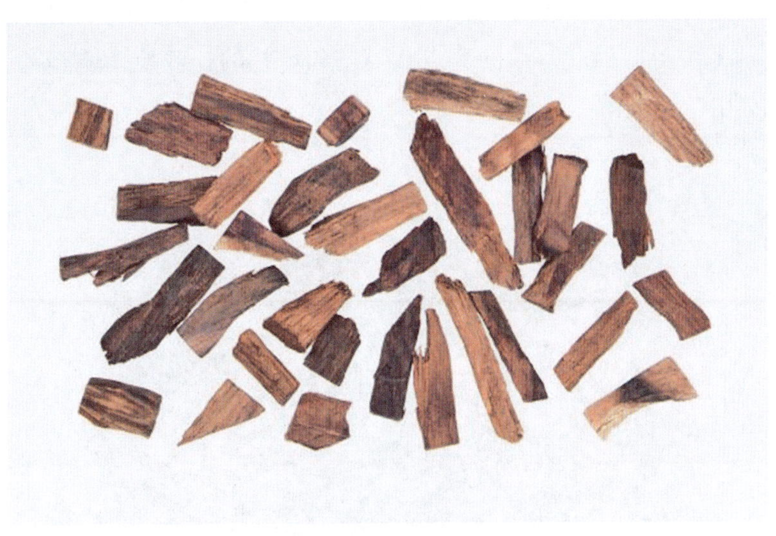

图 4–1–215　降香

沉香（见图 4–1–216）

【来源】本品为瑞香科植物白木香含有树脂的木材。

【饮片性状】本品呈不规则片状、长条形或类方形小碎块状，长 0.3 ~ 7.0 cm，宽 0.2 ~ 5.5 cm。表面凹凸不平，有的有刀痕，偶有孔洞，可见黑褐色树脂与黄白色木部相间的斑纹。质较坚实，刀切面平整，折断面刺状。气芳香，味苦。

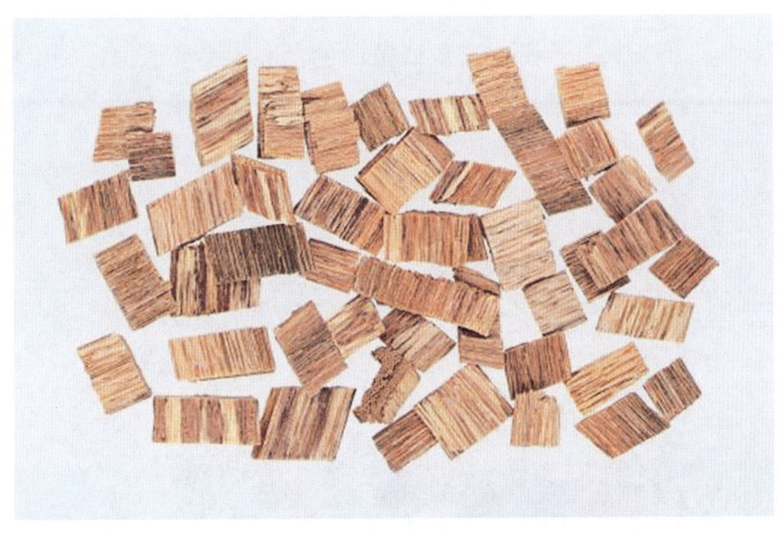

图 4–1–216　沉香

钩藤（见图 4–1–217）

【来源】本品为茜草科植物钩藤、大叶钩藤、毛钩藤、华钩藤或无柄果钩藤的干燥带钩茎枝。

【饮片性状】本品茎枝呈圆柱形或类方柱形，长 2 ~ 3 cm，直径 0.2 ~ 0.5 cm。表面红棕色至紫红色者具细纵纹，光滑无毛；黄绿色至灰褐色者有的可见白色点状皮孔，被黄褐色柔毛。多数枝节上对生两个向下弯曲的钩（不育花序梗），或仅一侧有钩，另一侧为突起的疤痕；钩略扁或稍圆，先端细尖，基部较阔；钩基部的枝上可见叶柄脱落后的窝点状痕迹和环状的托叶痕。质坚韧，断面黄棕色，皮部纤维性，髓部黄白色或中空。气微，味淡。

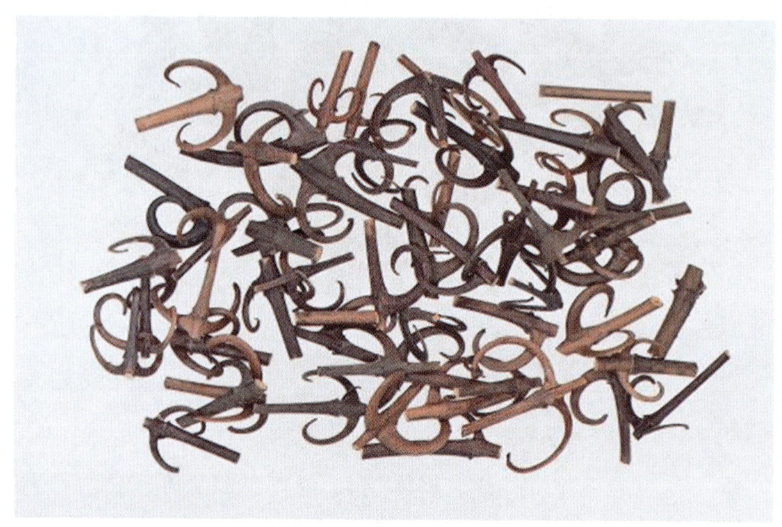

图 4–1–217　钩藤

徐长卿（见图 4–1–218）

【来源】本品为萝藦科植物徐长卿的干燥根和根茎。

【饮片性状】本品呈不规则的段。根茎有节，四周着生多数根。根圆柱形，表面淡黄白色至淡棕黄色或棕色，有细纵皱纹。切面粉性，皮部类白色或黄白色，形成层环淡棕色，木部细小。气香，味微辛凉。

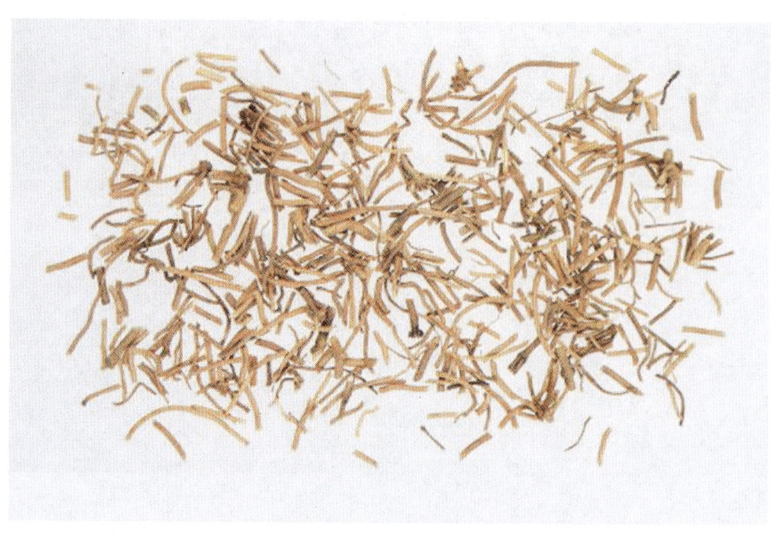

图 4–1–218　徐长卿

番泻叶（见图 4-1-219）

【来源】本品为豆科植物狭叶番泻或尖叶番泻的干燥小叶。

【饮片性状】狭叶番泻　本品呈长卵形或卵状披针形，长 1.5 ~ 5 cm，宽 0.4 ~ 2 cm，叶端急尖，叶基稍不对称，全缘。上表面黄绿色，下表面浅黄绿色，无毛或近无毛，叶脉稍隆起。革质。气微弱而特异，味微苦，稍有黏性。

尖叶番泻　本品呈披针形或长卵形，略卷曲，叶端短尖或微突，叶基不对称，两面均有细短毛茸。

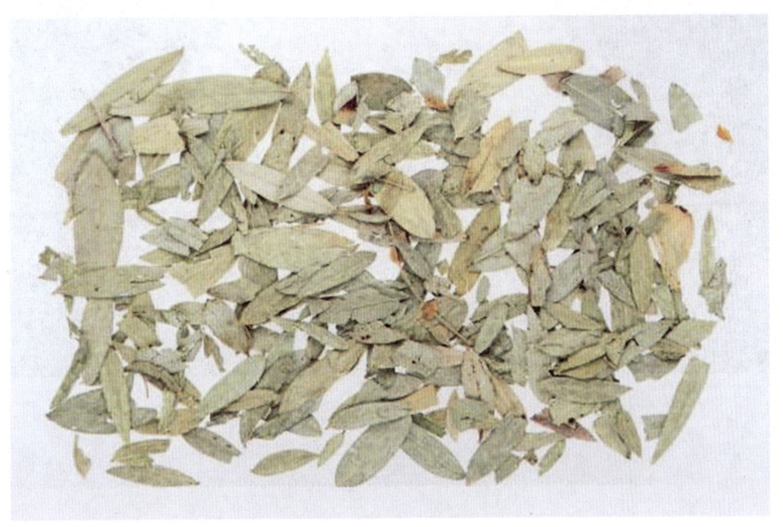

图 4-1-219　番泻叶

旋覆花（见图 4-1-220）

【来源】本品为菊科植物旋覆花或欧亚旋覆花的干燥头状花序。

【饮片性状】本品呈扁球形或类球形，直径 1 ~ 2 cm。总苞由多数苞片组成，呈覆瓦状排列，苞片披针形或条形，灰黄色，长 4 ~ 11 mm；总苞基部有时残留花梗，苞片及花梗表面被白色茸毛，舌状花 1 列，黄色，长约 1 cm，多卷曲，常脱落，先端 3 齿裂；管状花多数，棕黄色，长约 5 mm，先端 5 齿裂；子房顶端有多数白色冠毛，长 5 ~ 6 mm。有的可见椭圆形小瘦果。体轻，易散碎。气微，味微苦。

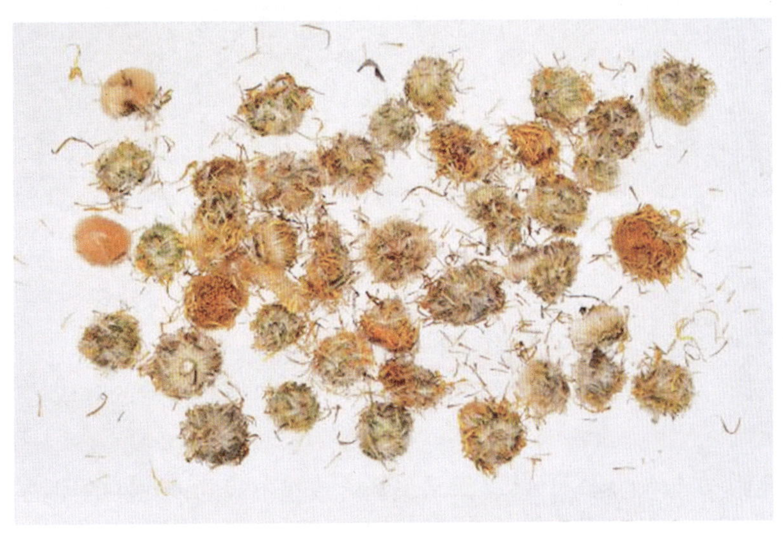

图 4-1-220　旋覆花

蒲黄（见图 4-1-221）

【来源】本品为香蒲科植物水烛香蒲、东方香蒲或同属植物的干燥花粉。

【饮片性状】本品为黄色粉末。体轻，放水中则漂浮水面。手捻有滑腻感，易附着手指上。

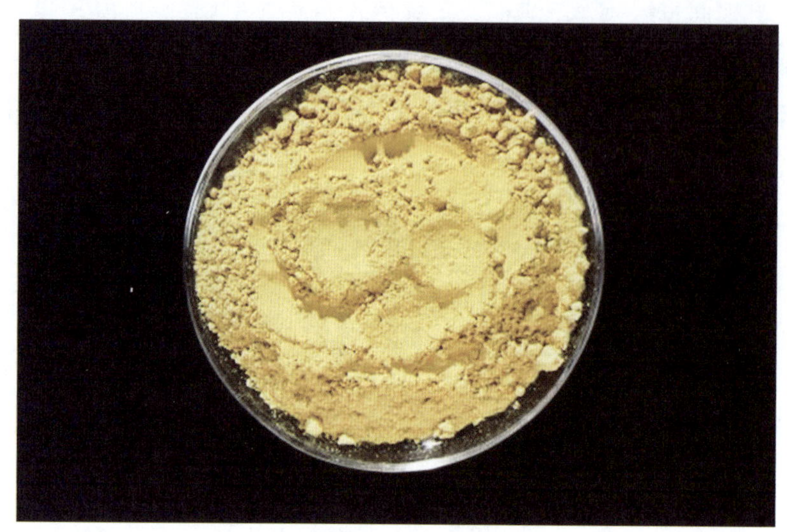

图 4-1-221　蒲黄

松花粉（见图 4-1-222）

【来源】本品为松科植物马尾松、油松或同属数种植物的干燥花粉。

【饮片性状】本品为淡黄色的细粉。体轻，易飞扬，手捻有滑润感。气微，味淡。

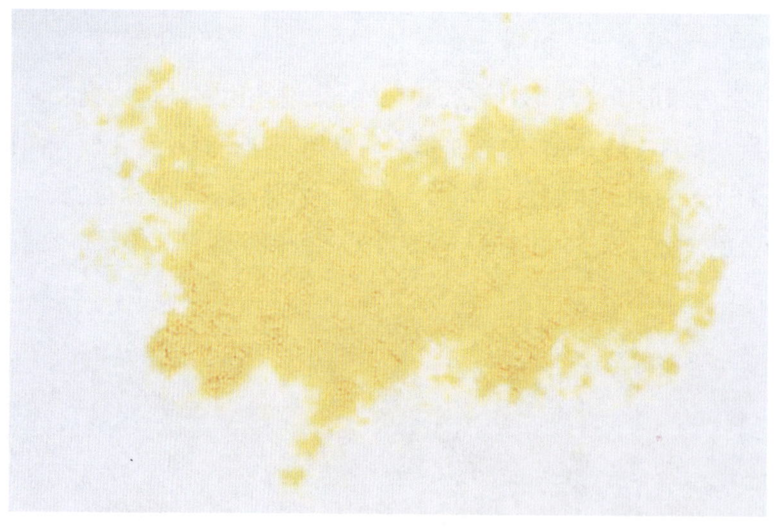

图 4-1-222　松花粉

青黛（见图 4-1-223）

【来源】本品为爵床科植物马蓝、蓼科植物蓼蓝或十字花科植物菘蓝的叶或茎叶经加工制得的干燥粉末、团块或颗粒。

【饮片性状】本品为深蓝色的粉末，体轻，易飞扬；或呈不规则多孔性的团块、颗粒，用手搓捻即成细末。微有草腥气，味淡。

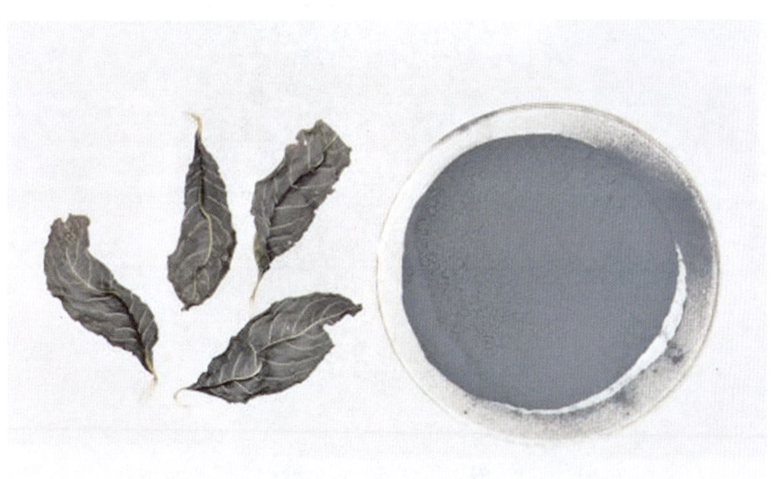

图 4-1-223　青黛

滑石粉（见图 4-1-224）

【来源】本品系滑石经精选净制、粉碎、干燥制成。

【饮片性状】本品为白色或类白色、微细、无砂性的粉末，手摸有滑腻感。气微，味淡。

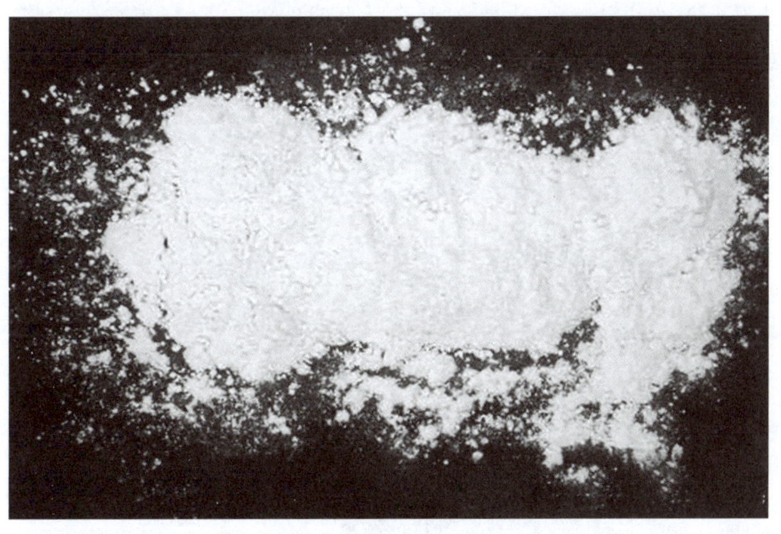

图 4-1-224　滑石粉

海金沙（见图 4-1-225）

【来源】本品为海金沙科植物海金沙的干燥成熟孢子。

【饮片性状】本品呈粉末状，棕黄色或浅棕黄色。体轻，手捻有光滑感，置手中易由指缝滑落。气微，味淡。

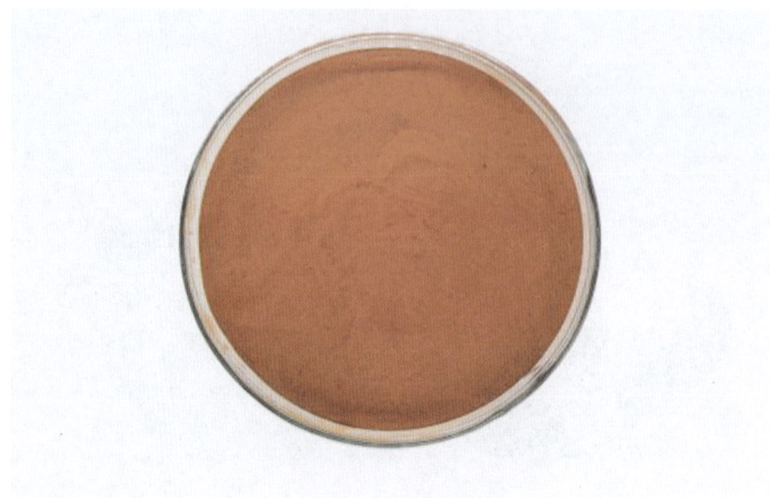

图 4-1-225 海金沙

马勃（见图 4-1-226）

【来源】本品为灰包科真菌脱皮马勃、大马勃或紫色马勃的干燥子实体。

【饮片性状】脱皮马勃 本品呈不规则的小块，无不孕基部，直径 15 ~ 20 cm。包被灰棕色至黄褐色，纸质，常破碎呈块片状，或已全部脱落。孢体灰褐色或浅褐色，紧密，有弹性，用手撕之，内有灰褐色棉絮状的丝状物。触之则孢子呈尘土样飞扬，手捻有细腻感。臭似尘土，无味。

大马勃 本品呈不规则的小块，不孕基部小或无。残留的包被由黄棕色的膜状外包被和较厚的灰黄色的内包被所组成，光滑，质硬而脆，成块脱落。孢体浅青褐色，手捻有润滑感。

紫色马勃 本品呈不规则的小块，直径 5 ~ 12 cm，不孕基部发达。包被薄，两层，紫褐色，粗皱，有圆形凹陷，外翻，上部常裂成小块或已部分脱落。孢体紫色。

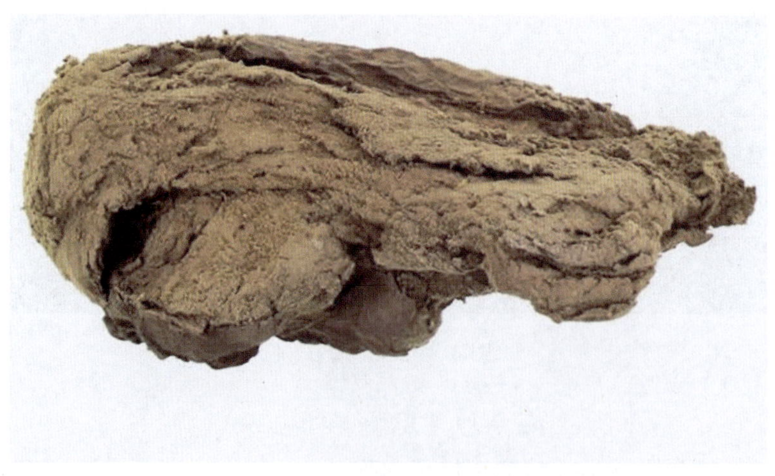

图 4-1-226 马勃

儿茶（见图 4-1-227）

【来源】本品为豆科植物儿茶的去皮枝、干的干燥煎膏。

【饮片性状】本品呈方形或不规则块状，大小不一。表面棕褐色或黑褐色，光滑而稍有光泽。质硬，易碎，断面不整齐，具光泽，有细孔，遇潮有黏性。气微，味涩、苦，略回甜。

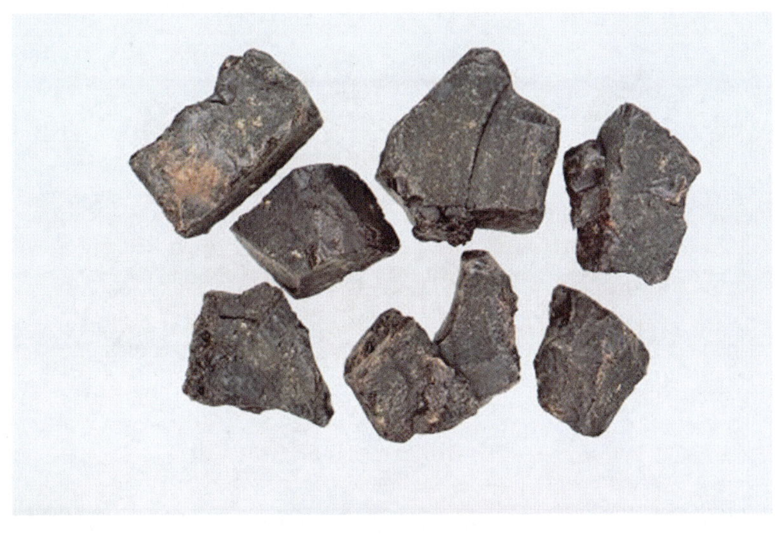

图 4–1–227　儿茶

菟丝子（见图 4–1–228）

【来源】本品为旋花科植物南方菟丝子或菟丝子的干燥成熟种子。

【饮片性状】本品呈类球形，直径 1 ~ 2 mm。表面灰棕色至棕褐色，粗糙，种脐线形或扁圆形。质坚实，不易以指甲压碎。气微，味淡。

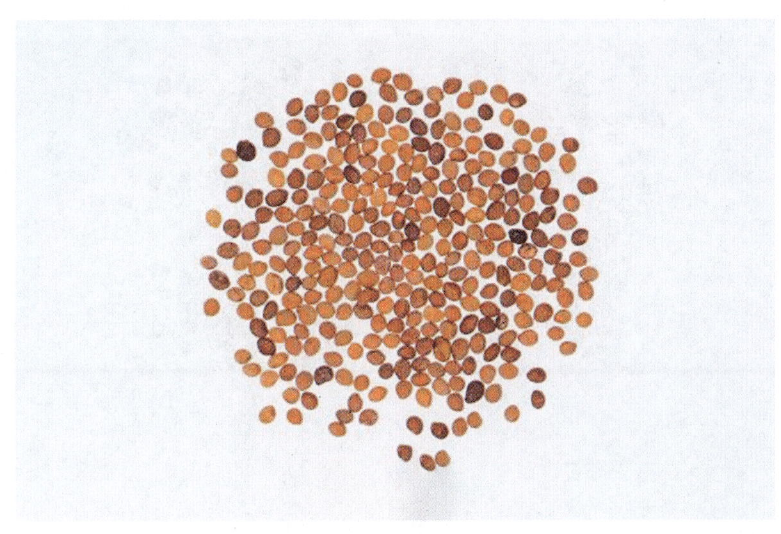

图 4–1–228　菟丝子

葶　苈　子

【来源】本品为十字花科植物播娘蒿或独行菜的干燥成熟种子。前者习称“南葶苈子”，后者习称“北葶苈子”。

【饮片性状】南葶苈子（见图 4–1–229）　本品呈长圆形略扁，长 0.8 ~ 1.2 mm，宽约 0.5 mm。表面棕色或红棕色，微有光泽，有细密网纹，具纵沟 2 条，其中 1 条较明显。一端钝圆，另端微凹或较平截，种脐类白色，位于凹入端或平截处。气微，味微辛、苦，略带黏性。

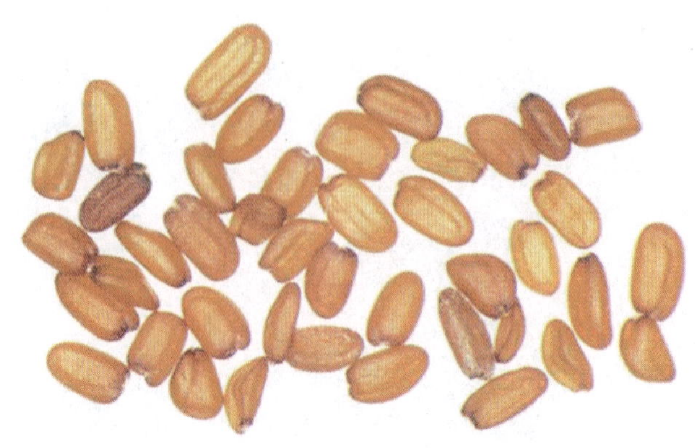

图 4-1-229　南葶苈子

北葶苈子　本品呈扁卵形，长 1～1.5 mm，宽 0.5～1 mm。一端钝圆，另端尖而微凹，种脐位于凹入端。味微辛辣，黏性较强。

车前子（见图 4-1-230）

【来源】本品为车前科植物车前或平车前的干燥成熟种子。

【饮片性状】本品呈椭圆形、不规则长圆形或三角状长圆形，略扁，长约 2 mm，宽约 1 mm。表面黄棕色至黑褐色，有细皱纹，一面有灰白色凹点状种脐。质硬。气微，味淡。

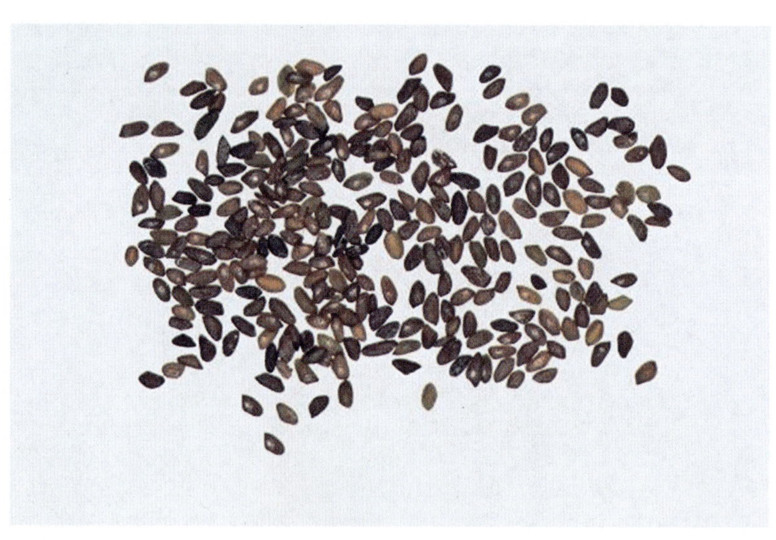

图 4-1-230　车前子

人　参

【来源】本品为五加科植物人参的干燥根和根茎。

【饮片性状】人参　本品主根呈纺锤形或圆柱形，长 3～15 cm，直径 1～2 cm。表面灰黄色，上部或全体有疏浅断续的粗横纹及明显的纵皱，下部有支根 2～3 条，并着生多数细长的须根，须根上常有不明显的细小疣状突出。根茎（芦头）长 1～4 cm，直径 0.3～1.5 cm，多拘挛而弯曲，具不定根（艼）和稀疏的凹窝状茎痕（芦碗）。质较硬，断面淡黄白色，显粉性，形成层环纹棕黄色，皮部有黄棕色的点状树脂道及放射状裂隙。香气特异，味微苦、甘。或主根多与根茎近等长或较短，呈圆柱形、菱角形或人字形，长 1～6 cm。表面灰黄色，具纵皱纹，上部或中下部有环纹。支根多为 2～3 条，须根少而细长，清晰不乱，有较明显的疣状突起。根茎细长，少数粗短，中上部具稀疏或密集而深陷的茎痕。不定根较细，多下垂。

人参片（见图 4–1–231）本品呈圆形或类圆形薄片。外表皮灰黄色。切面淡黄白色或类白色，显粉性，形成层环纹棕黄色，皮部有黄棕色的点状树脂道及放射性裂隙。体轻，质脆。香气特异，味微苦、甘。

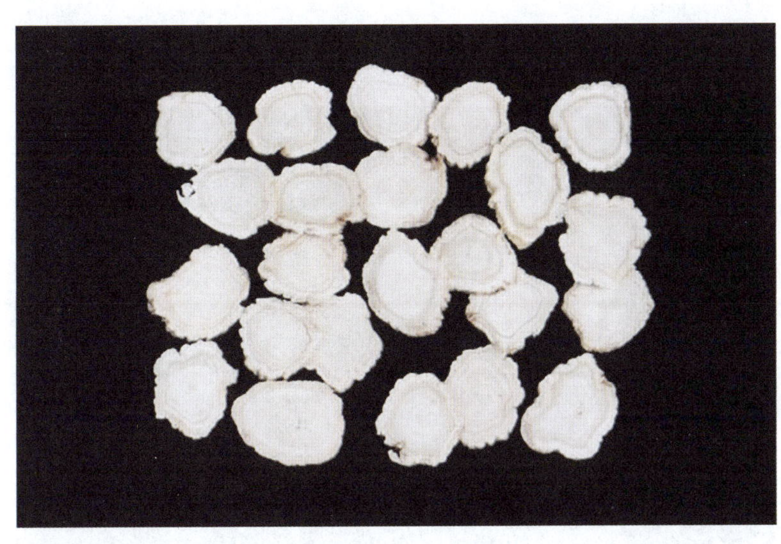

图 4–1–231　人参片

红参（见图 4–1–232）

【来源】本品为五加科植物人参的栽培品经蒸制后的干燥根和根茎。

【饮片性状】红参　本品主根呈纺锤形、圆柱形或扁方柱形，长 3 ~ 10 cm，直径 1 ~ 2 cm。表面半透明，红棕色，偶有不透明的暗黄褐色斑块，具纵沟、皱纹及细根痕；上部有时具断续的不明显环纹；下部有 2 ~ 3 条扭曲交叉的支根，并带弯曲的须根或仅具须根残迹。根茎（芦头）长 1 ~ 2 cm，上有数个凹窝状茎痕（芦碗），有的带有 1 ~ 2 条完整或折断的不定根（艼）。质硬而脆，断面平坦，角质样。气微香而特异，味甘、微苦。

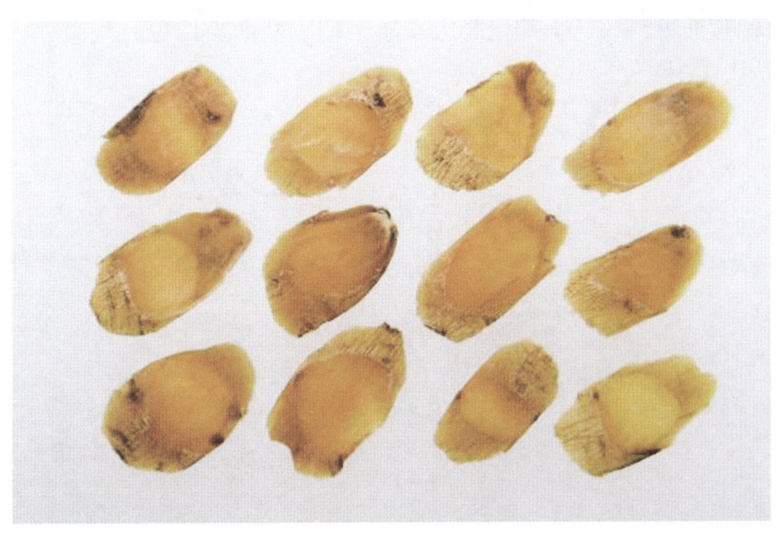

图 4–1–232　红参

红参片　本品呈类圆形或椭圆形薄片。外表皮红棕色，半透明。切面平坦，角质样。质硬而脆。气微香而特异，味甘、微苦。

西洋参（见图 4-1-233）

【来源】本品为五加科植物西洋参的干燥根。

【饮片性状】本品呈长圆形或类圆形薄片。外表皮浅黄褐色。切面淡黄白至黄白色，形成层环棕黄色，皮部有黄棕色点状树脂道，近形成层环处较多而明显，木部略呈放射状纹理。气微而特异，味微苦、甘。

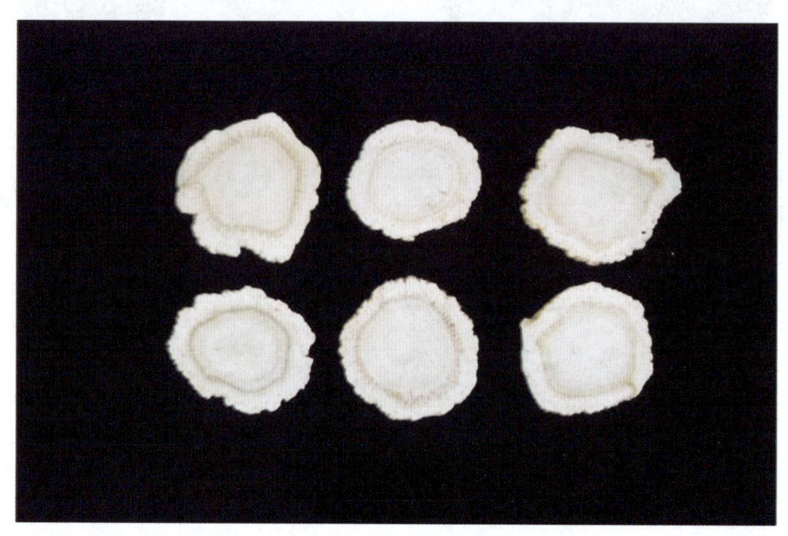

图 4-1-233　西洋参

冬虫夏草（见图 4-1-234）

【来源】本品为线虫草科真菌冬虫夏草菌寄生在蝙蝠蛾科昆虫幼虫上的子座和幼虫尸体的干燥复合体。

【饮片性状】本品由虫体与从虫头部长出的真菌子座相连而成。虫体似蚕，长 3~5 cm，直径 0.3~0.8 cm；表面深黄色至黄棕色，有环纹 20~30 个，近头部的环纹较细；头部红棕色；足 8 对，中部 4 对较明显；质脆，易折断，断面略平坦，淡黄白色。子座细长圆柱形，长 4~7 cm，直径约 0.3 cm；表面深棕色至棕褐色，有细纵皱纹，上部稍膨大；质柔韧，断面类白色。气微腥，味微苦。

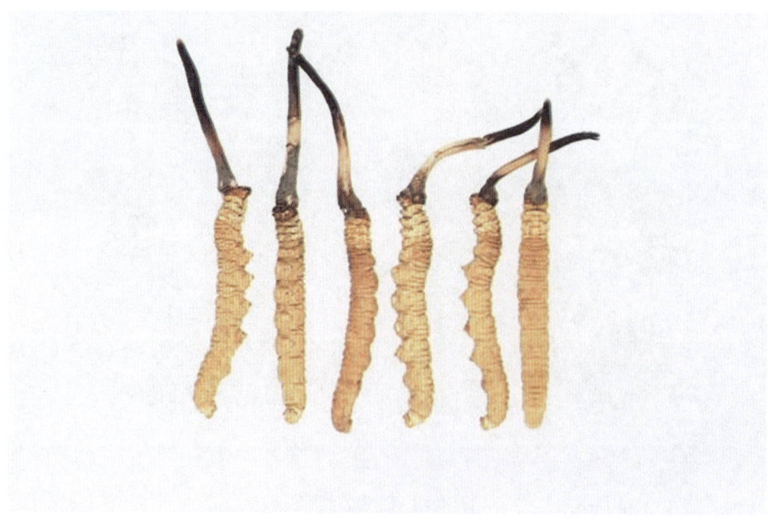

图 4-1-234　冬虫夏草

赤石脂（见图 4-1-235）

【来源】本品为硅酸盐类矿物多水高岭石族多水高岭石，主含四水硅酸铝［$Al_4(Si_4O_{10})(OH)_8 \cdot 4H_2O$］。

【饮片性状】本品为不规则的碎块或细粉。碎块表面粉红色、红色至紫红色，或有红白相间的花纹，手摸之有滑腻感；断面不平坦，有的具蜡样光泽。吸水性强。具黏土气，味淡，嚼之无沙粒感。

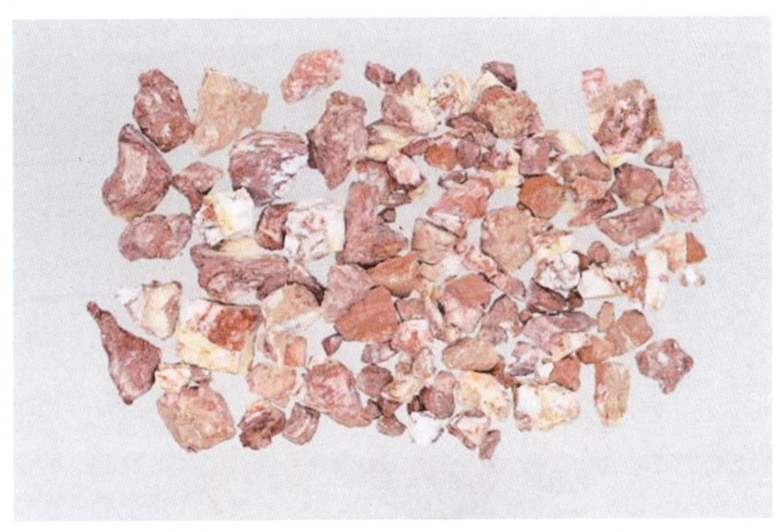

图 4-1-235 赤石脂

水牛角片（见图 4-1-236）

【来源】本品为牛科动物水牛的角的炮制加工品。

【饮片性状】本品呈稍扁平而弯曲的锥形，长短不一。表面棕黑色或灰黑色，一侧有数条横向的沟槽，另一侧有密集的横向凹陷条纹。上部渐尖，有纵纹，基部略呈三角形，中空。角质，坚硬。气微腥，味淡。

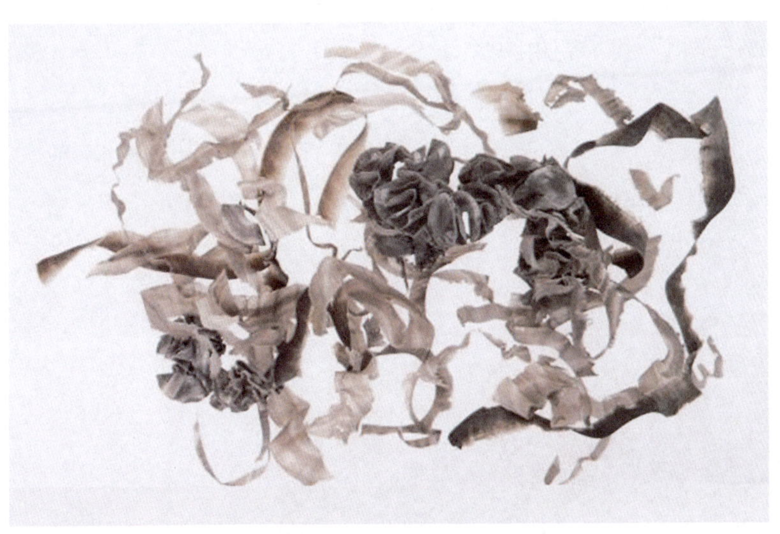

图 4-1-236 水牛角片

鹿茸片（见图 4–1–237）

【来源】本品为鹿科动物梅花鹿或马鹿的雄鹿未骨化密生茸毛的幼角的炮制加工品。前者习称“花鹿茸”，后者习称“马鹿茸”。

【饮片性状】花鹿茸片　本品血片、蜡片为角尖部所切圆形薄片，表面浅棕色或浅黄白色，半透明，微显光泽，外皮无骨质。周边粗糙，红棕色或棕色，质坚韧。中上部切出的习称“粉片”，下部习称“老角片”，为圆形或类圆形厚片。直径稍大，表面粉白色或浅棕色，中间有蜂窝状细孔，外皮无骨质或略具骨质。质坚脆。

马鹿茸片　本品血片、蜡片表面灰黑色，中央米黄色，外皮较厚无骨质，周边灰黑色，质坚韧，气微腥，味微咸。粉片、老角片为圆形或类圆形厚片，表面灰黑色，中央米黄色，有细蜂窝状小孔，外皮较厚，无骨质或略具骨质，周边灰黑色，质坚脆。气微腥，味微咸。

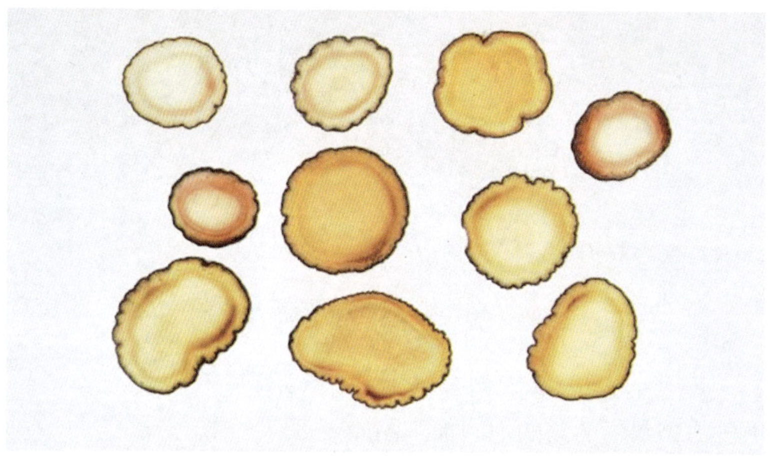

图 4–1–237　鹿茸片

鹿角片（见图 4–1–238）

【来源】本品为鹿科动物马鹿或梅花鹿已骨化的角或锯茸后翌年春季脱落的角基的炮制加工品，分别习称“马鹿角”“梅花鹿角”和“鹿角脱盘”。

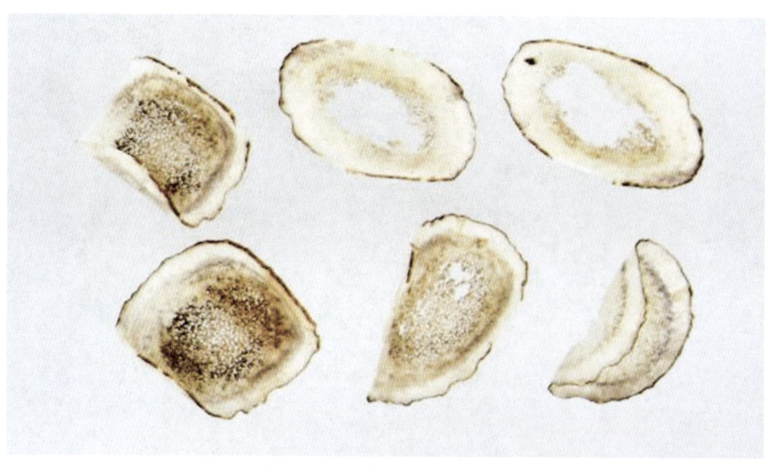

图 4–1–238　鹿角片

【饮片性状】本品为卷曲状或平坦的薄片，类圆形或不规则形，表面灰褐色、灰黄色或黄棕色、灰棕色，少数边缘微波状。切面骨质，灰白色或微带褐色，有的中部呈灰褐色或青灰色，密布蜂窝状细孔，质柔韧或坚韧，捏之有弹性。气微腥，味微咸。

阿胶（见图 4-1-239）

【来源】本品为马科动物驴的干燥皮或鲜皮经煎煮、浓缩制成的固体胶。

【饮片性状】本品呈不规则块状，大小不一。棕色至黑褐色，有光泽。质硬而脆，断面光亮，碎片对光照视呈棕色半透明状。气微，味微甘。

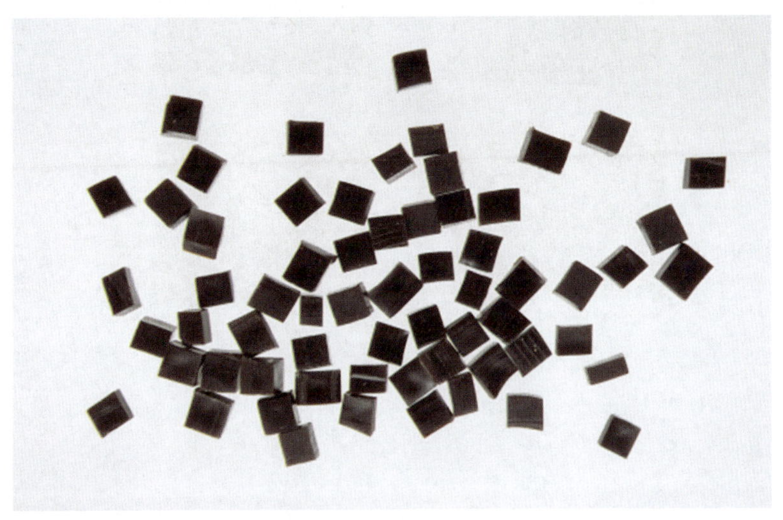

图 4-1-239　阿胶

龟甲胶（见图 4-1-240）

【来源】本品为龟甲经水煎煮、浓缩制成的固体胶。

【饮片性状】本品呈长方形或方形的扁块或丁状。棕褐色至深褐色。质硬，具韧性，断面光亮，对光照视时呈半透明状。气微腥，味淡。

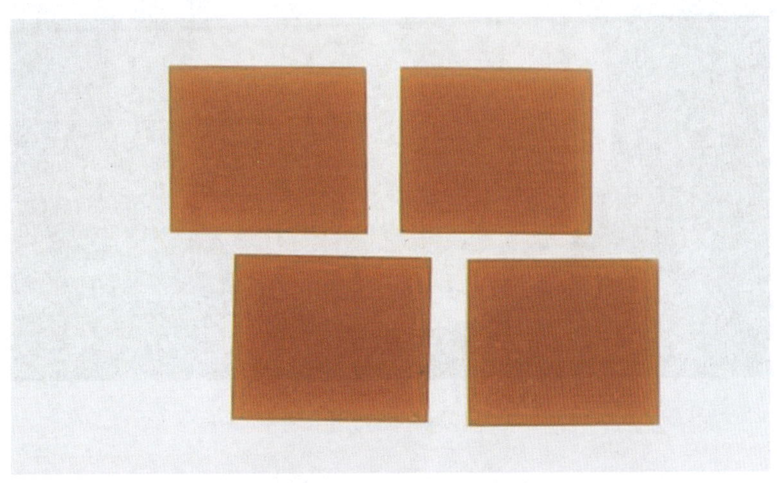

图 4-1-240　龟甲胶

鹿角胶（见图 4–1–241）

【来源】本品为鹿角经水煎煮、浓缩制成的固体胶。

【饮片性状】本品呈扁方形块或丁状。黄棕色或红棕色，半透明，有的上部有黄白色泡沫层。质脆，易碎，断面光亮。气微，味微甜。

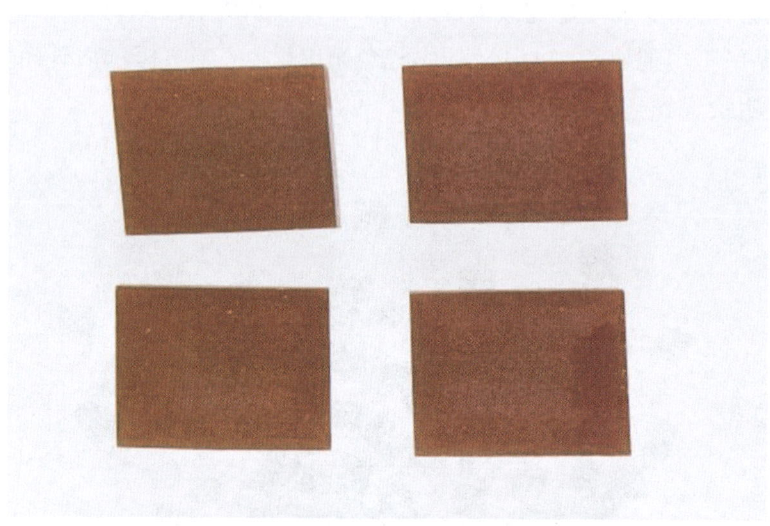

图 4–1–241 鹿角胶

蜂蜜（见图 4–1–242）

【来源】本品为蜜蜂科昆虫东方蜜蜂或西方蜜蜂所酿的蜜。

【饮片性状】本品为半透明、带光泽、浓稠的液体，白色至淡黄色或橘黄色至黄褐色，放久或遇冷渐有白色颗粒状结晶析出。气芳香，味极甜。

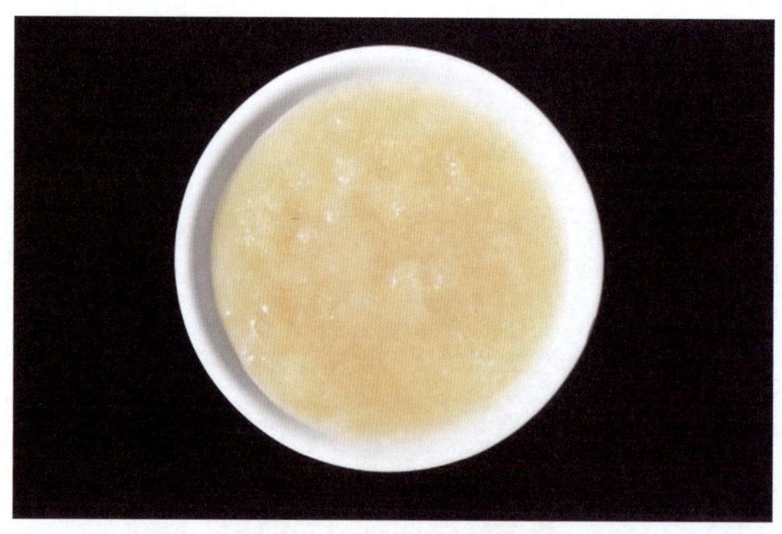

图 4–1–242 蜂蜜

牛黄（见图 4–1–243）

【来源】本品为牛科动物牛的干燥胆结石。

【饮片性状】本品多呈卵形、类球形、三角形或四方形，大小不一，直径 0.6 ~ 3（4.5）cm，少数呈管状或碎片。表面黄红色至棕黄色，有的表面挂有一层黑色光亮的薄膜，习称“乌金衣”，有的粗糙，具疣状突起，有的具龟裂纹。体轻，质酥脆，易分层剥落，断面金黄色，可见细密的同心层纹，有的夹有白心。气清香，味苦而后甘，有清凉感，嚼之易碎，不粘牙。

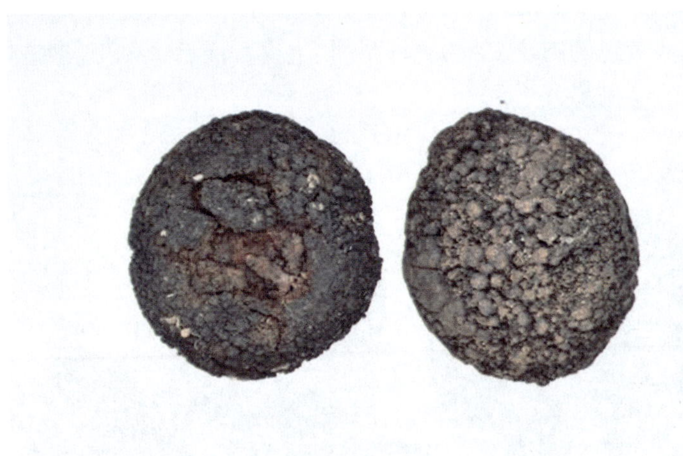

图 4-1-243　牛黄

三七（见图 4-1-244）

【来源】本品为五加科植物三七的干燥根和根茎。支根习称“筋条”，根茎习称“剪口”。

【饮片性状】本品主根呈类圆锥形或圆柱形，长 1 ~ 6 cm，直径 1 ~ 4 cm。表面灰褐色或灰黄色，有断续的纵皱纹和支根痕。顶端有茎痕，周围有瘤状突起。体重，质坚实，断面灰绿色、黄绿色或灰白色，木部微呈放射状排列。气微，味苦回甜。

筋条呈圆柱形或圆锥形，长 2 ~ 6 cm，上端直径约 0.8 cm，下端直径约 0.3 cm。

剪口呈不规则的皱缩块状或条状，表面有数个明显的茎痕及环纹，断面中心灰绿色或白色，边缘深绿色或灰色。

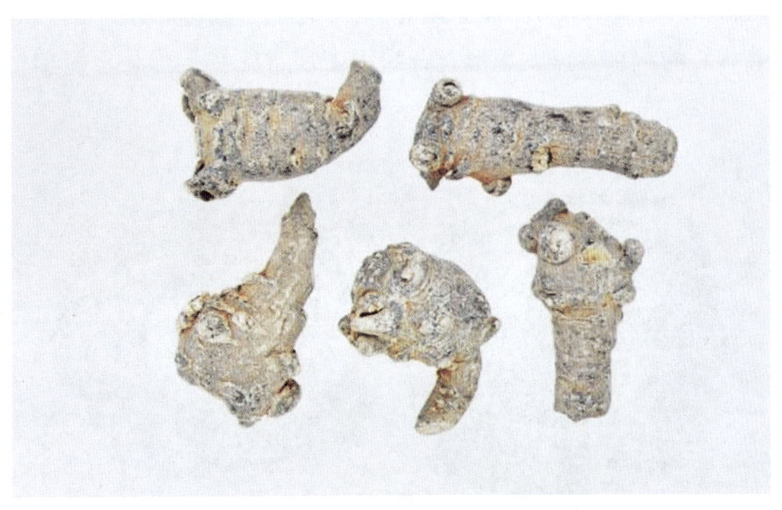

图 4-1-244　三七

蕲蛇（见图 4–1–245）

【来源】本品为蝰科动物尖吻蝮的干燥体。

【饮片性状】本品呈段状，长 2 ~ 4 cm，背部呈黑褐色，表皮光滑，有明显的鳞斑，可见不完整的方胜纹。腹部可见白色的肋骨，呈黄白色、淡黄色或黄色。断面中间可见白色菱形的脊椎骨，脊椎骨的棘突较高，棘突两侧可见淡黄色的肉块，棘突呈刀片状上突，前后椎体下突基本同形，多为弯刀状。肉质松散，轻捏易碎。气腥，味微咸。

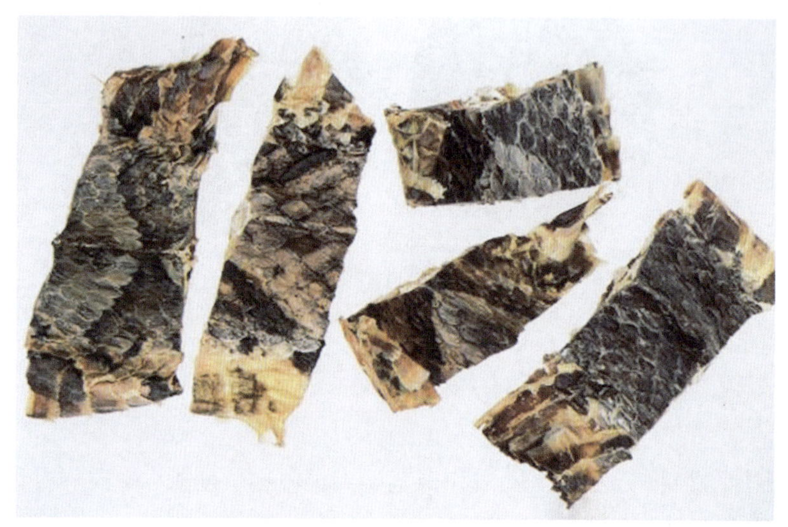

图 4–1–245　蕲蛇

金钱白花蛇（见图 4–1–246）

【来源】本品为眼镜蛇科动物银环蛇的幼蛇干燥体。

【饮片性状】本品呈圆盘状，盘径 3 ~ 6 cm，蛇体直径 0.2 ~ 0.4 cm。头盘在中间，尾细，常纳口内，口腔内上颌骨前端有毒沟牙 1 对，鼻间鳞 2 片，无颊鳞，上下唇鳞通常各为 7 片。背部黑色或灰黑色，有白色环纹 45 ~ 58 个，黑白相间，白环纹在背部宽 1 ~ 2 行鳞片，向腹面渐增宽，黑环纹宽 3 ~ 5 行鳞片，背正中明显突起一条脊棱，脊鳞扩大呈六角形，背鳞细密，通身 15 行，尾下鳞单行。气微腥，味微咸。

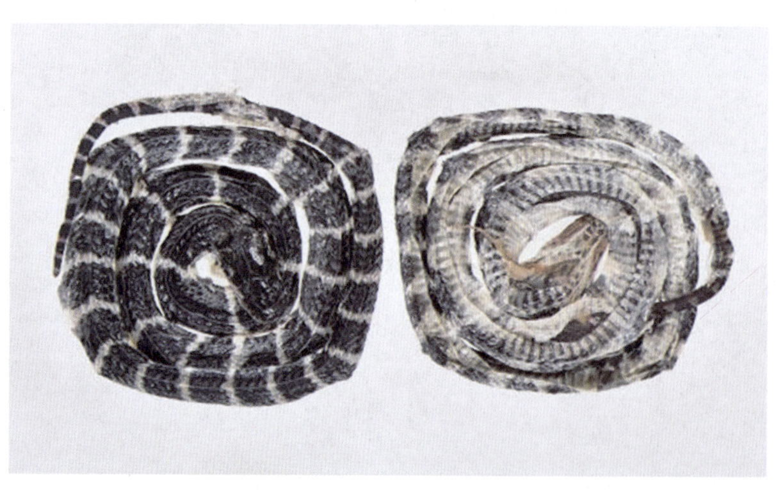

图 4–1–246　金钱白花蛇

雷丸（见图 4–1–247）

【来源】本品为白蘑科真菌雷丸的干燥菌核。

【饮片性状】本品为类球形或不规则团块，直径 1 ~ 3 cm。表面黑褐色或棕褐色，有略隆起的不规则网状细纹。质坚实，不易破裂，断面不平坦，白色或浅灰黄色，常有黄白色大理石样纹理。气微，味微苦，嚼之有颗粒感，微带黏性，久嚼无渣。断面色褐呈角质样者不可供药用。

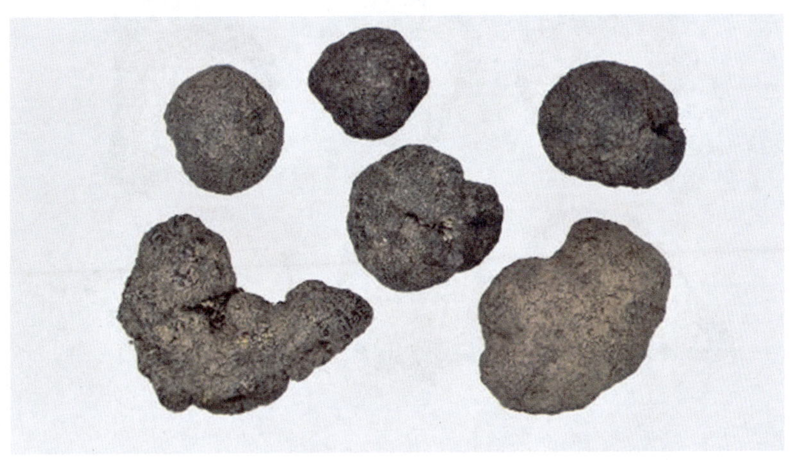

图 4–1–247　雷丸

白附子（见图 4–1–248）

【来源】本品为天南星科植物独角莲的干燥块茎。

【饮片性状】本品为类圆形或椭圆形厚片，外表皮淡棕色，切面黄色，角质。味淡，微有麻舌感。

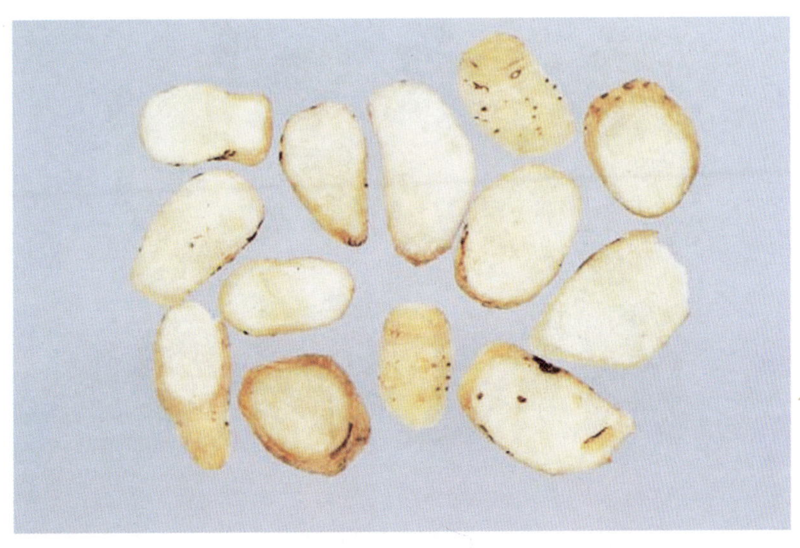

图 4–1–248　白附子

黑顺片（见图 4-1-249）

【来源】本品为毛茛科植物乌头的子根的加工品。

【饮片性状】本品为纵切片，上宽下窄，长 1.7 ~ 5 cm，宽 0.9 ~ 3 cm，厚 0.2 ~ 0.5 cm。外皮黑褐色，切面暗黄色，油润具光泽，半透明状，并有纵向导管束。质硬而脆，断面角质样。气微，味淡。

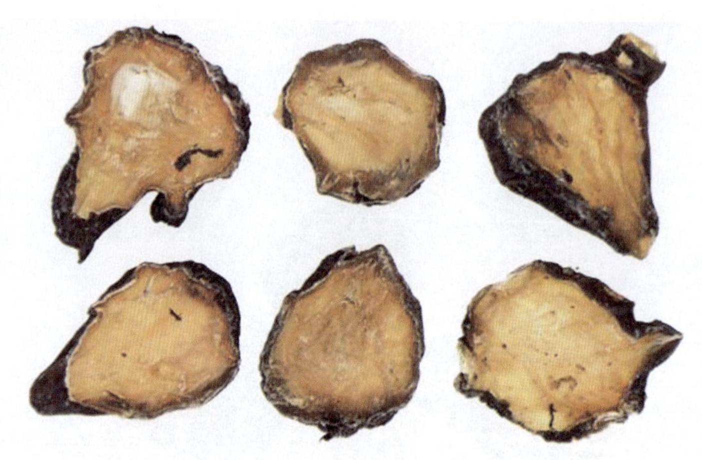

图 4-1-249　黑顺片

制川乌（见图 4-1-250）

【来源】本品为川乌的炮制加工品。

【饮片性状】本品为不规则或长三角形的片。表面黑褐色或黄褐色，有灰棕色形成层环纹。体轻，质脆，断面有光泽。气微，微有麻舌感。

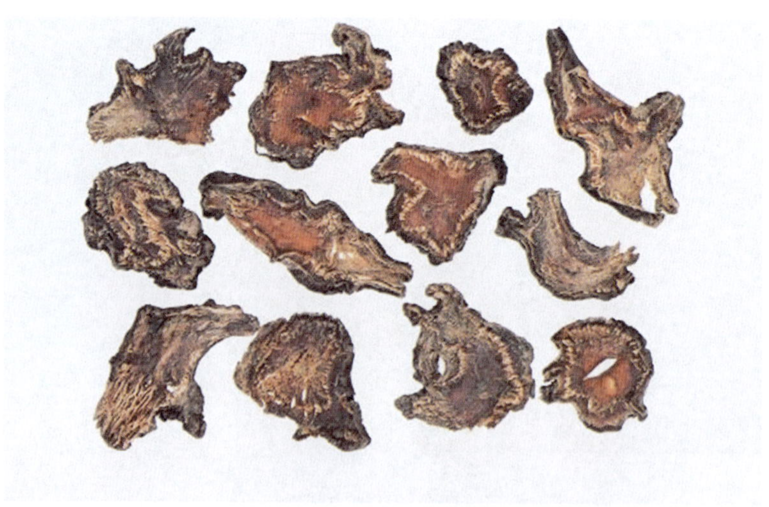

图 4-1-250　制川乌

制草乌（见图 4-1-251）

【来源】本品为草乌的炮制加工品。

【饮片性状】本品呈不规则圆形或近三角形的片。表面黑褐色，有灰白色多角形形成层环和点状维管束，并有空隙，周边皱缩或弯曲。质脆。气微，味微辛辣，稍有麻舌感。

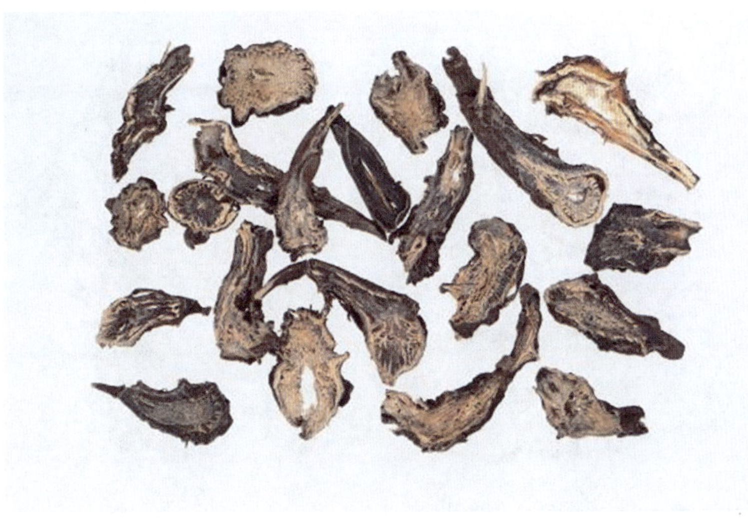

图 4-1-251　制草乌

五　灵　脂

【来源】本品为鼯鼠科动物复齿鼯鼠的干燥粪便。根据外形的不同常分为“灵脂块”和“灵脂米”。

【饮片性状】灵脂块　本品为不规则的碎块，大小不一。表面黑棕色、红棕色或灰棕色，凹凸不平，有油润性光泽。黏附的颗粒为长椭圆形，表面常有碎裂，显纤维性，质硬。断面黄棕色或棕褐色，不平坦，有的可见颗粒，间或有黄棕色树脂状物质。气腥臭。

灵脂米（见图 4-1-252）　本品为椭圆形或长椭圆形颗粒，长 5~15 mm，直径 3~6 mm。表面黑棕色、红棕色或灰棕色，较平滑或微粗糙，常可见淡黄纤维，有的略具有光泽。体轻，质松，易折断，断面黄绿色或黄褐色，不平坦，纤维性。气微。

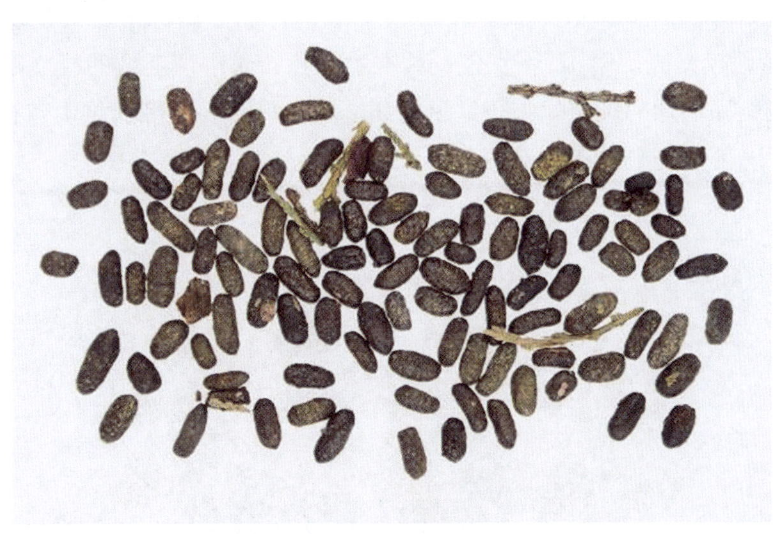

图 4-1-252　灵脂米

木瓜（见图 4-1-253）

【来源】本品为蔷薇科植物贴梗海棠的干燥近成熟果实。

【饮片性状】本品呈类月牙形薄片。外表紫红色或棕红色，有不规则的深皱纹。切面棕红色。气微清香，味酸。

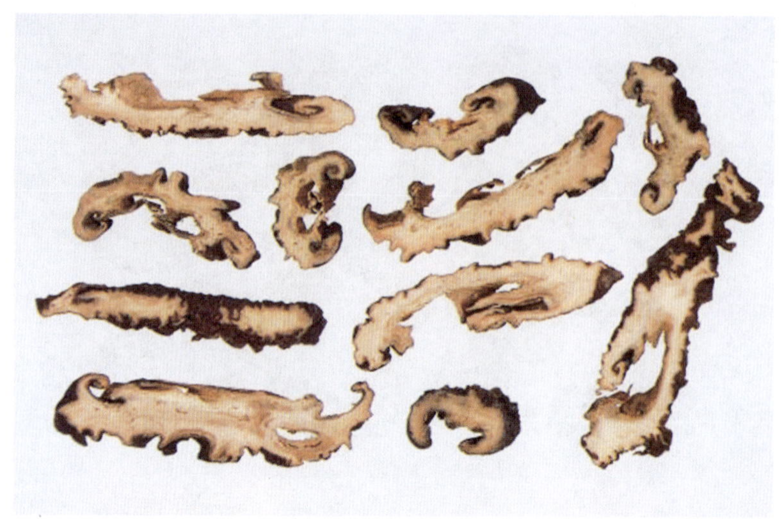

图 4-1-253　木瓜

地龙（见图 4-1-254）

【来源】本品为钜蚓科动物参环毛蚓、通俗环毛蚓、威廉环毛蚓或栉盲环毛蚓的干燥体。前一种习称“广地龙”，后三种习称“沪地龙”。

【饮片性状】广地龙　呈长条状薄片，弯曲，边缘略卷，长 15～20 cm，宽 1～2 cm。全体具环节，背部棕褐色至紫灰色，腹部浅黄棕色；第 14～16 环节为生殖带，习称“白颈”，较光亮。体前端稍尖，尾端钝圆，刚毛圈粗糙而硬，色稍浅。雄生殖孔在第 18 环节腹侧刚毛圈一小孔突上，外缘有数环绕的浅皮褶，内侧刚毛圈隆起，前面两边有横排（一排或二排）小乳突，每边 10～20 个不等。受精囊孔 2 对，位于 7/8 至 8/9 环节间一椭圆形突起上，约占节周 5/11。体轻，略呈革质，不易折断。气腥，味微咸。

沪地龙　长 8～15 cm，宽 0.5～1.5 cm。全体具环节，背部棕褐色至黄褐色，腹部浅黄棕色；第 14～16 环节为生殖带，较光亮。第 18 环节有一对雄生殖孔。通俗环毛蚓的雄交配腔能全部翻出，呈花菜状或阴茎状；威廉环毛蚓的雄交配腔孔呈纵向裂缝状；栉盲环毛蚓的雄生殖孔内侧有 1 或多个小乳突。受精囊孔 3 对，在 6/7 至 8/9 环节间。

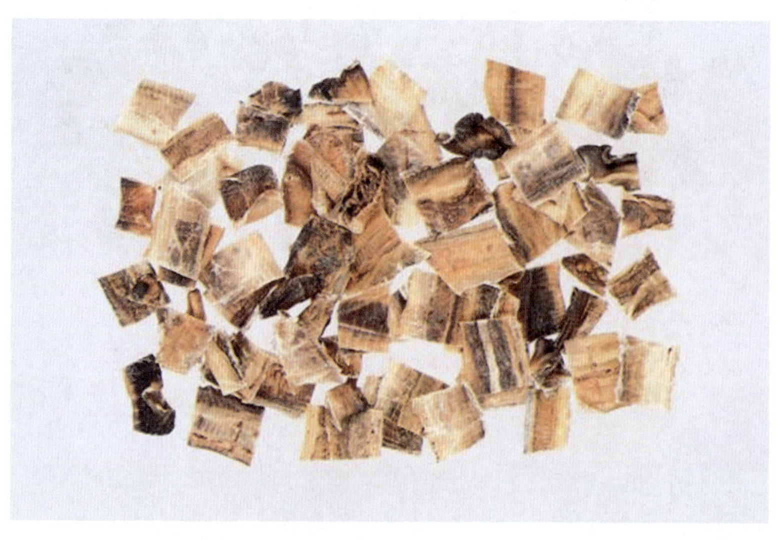

图 4-1-254　地龙

秦艽（见图 4–1–255）

【来源】本品为龙胆科植物秦艽、麻花秦艽、粗茎秦艽或小秦艽的干燥根。前三种按性状不同分别习称“秦艽”和“麻花艽”，后一种习称“小秦艽”。

【饮片性状】本品呈类圆形的厚片。外表皮黄棕色、灰黄色或棕褐色，粗糙，有扭曲纵纹或网状孔纹。切面皮部黄色或棕黄色，木部黄色，有的中心呈枯朽状。气特异，味苦、微涩。

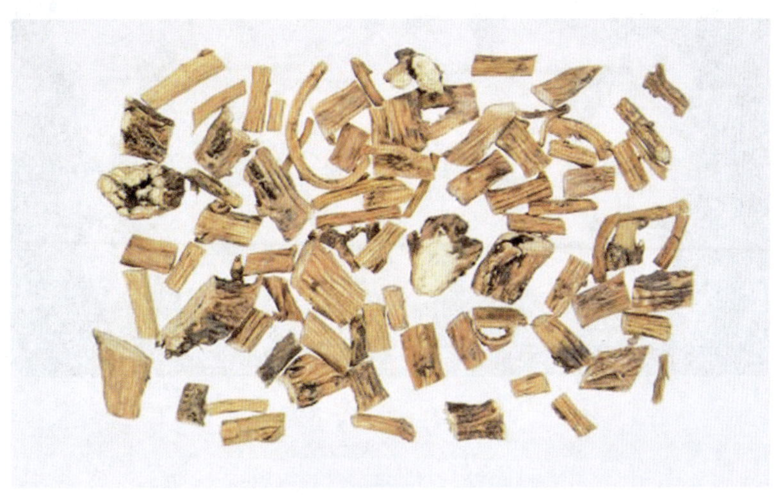

图 4–1–255　秦艽

秦皮（见图 4–1–256）

【来源】本品为木犀科植物苦枥白蜡树、白蜡树、尖叶白蜡树或宿柱白蜡树的干燥枝皮或干皮。

【饮片性状】本品为长短不一的丝条状。外表面灰白色、灰棕色或黑棕色。内表面黄白色或棕色，平滑。切面纤维性。质硬。气微，味苦。

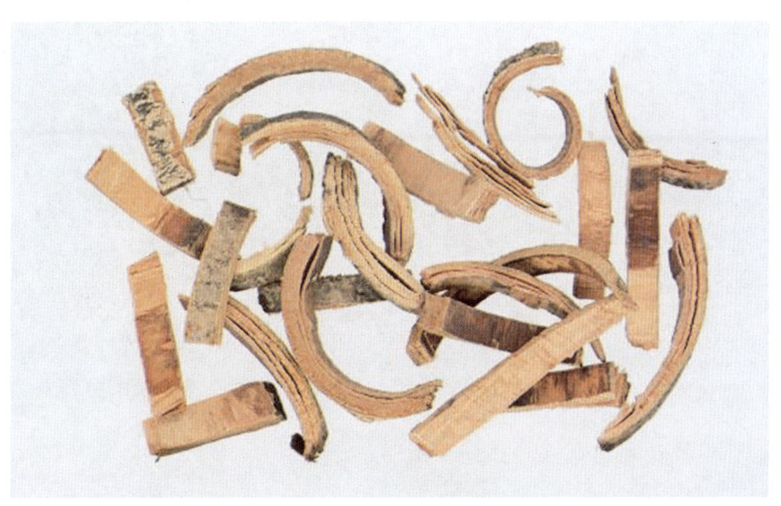

图 4–1–256　秦皮

清半夏（见图 4–1–257）

【来源】本品为半夏的炮制加工品。

【饮片性状】本品呈椭圆形、类圆形或不规则的片。切面淡灰色至灰白色或黄白色至黄棕色，可见灰白色点状或短线状维管束迹，有的残留栓皮处下方显淡紫红色斑纹。质脆，易折断，断面略呈粉性或角质样。气微，味微涩、微有麻舌感。

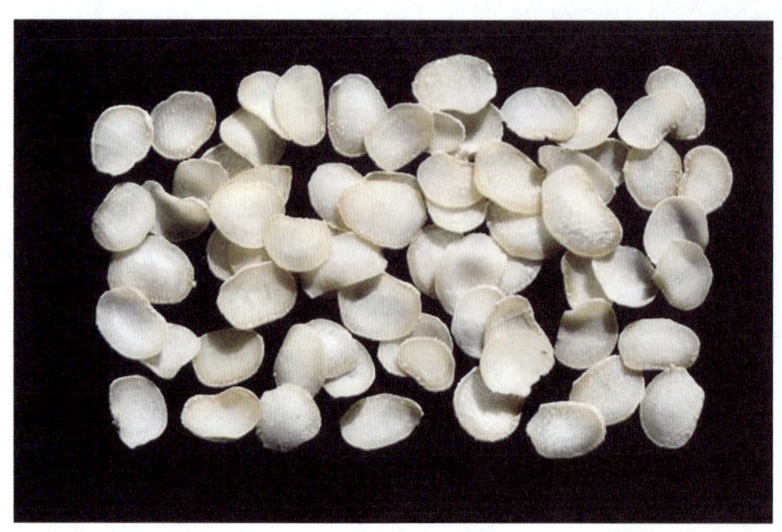

图 4-1-257 清半夏

姜半夏（见图 4-1-258）

【来源】本品为半夏的炮制加工品。

【饮片性状】本品呈片状、不规则颗粒状或类球形。表面棕色至棕褐色。质硬脆，断面淡黄棕色，常具角质样光泽。气微香，味淡、微有麻舌感，嚼之略粘牙。

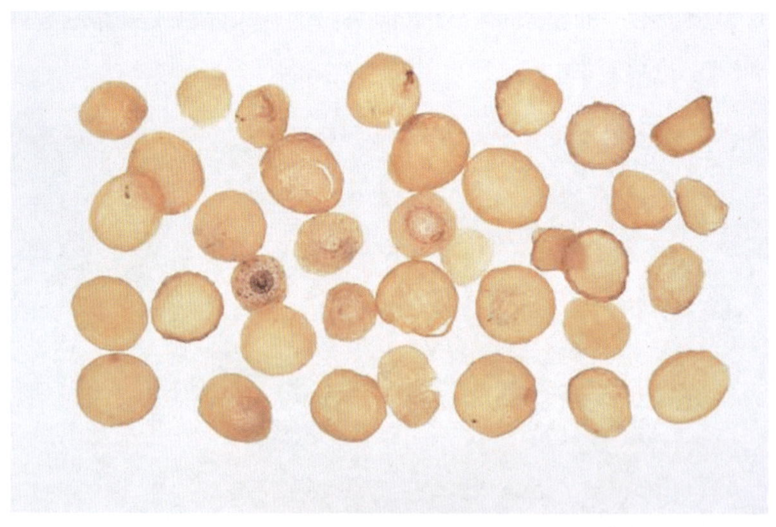

图 4-1-258 姜半夏

法半夏（见图 4-1-259）

【来源】本品为半夏的炮制加工品。

【饮片性状】本品呈类球形或破碎成不规则颗粒状。表面淡黄白色、黄色或棕黄色。质较松脆或硬脆，断面黄色或淡黄色，颗粒者质稍硬脆。气微，味淡略甘、微有麻舌感。

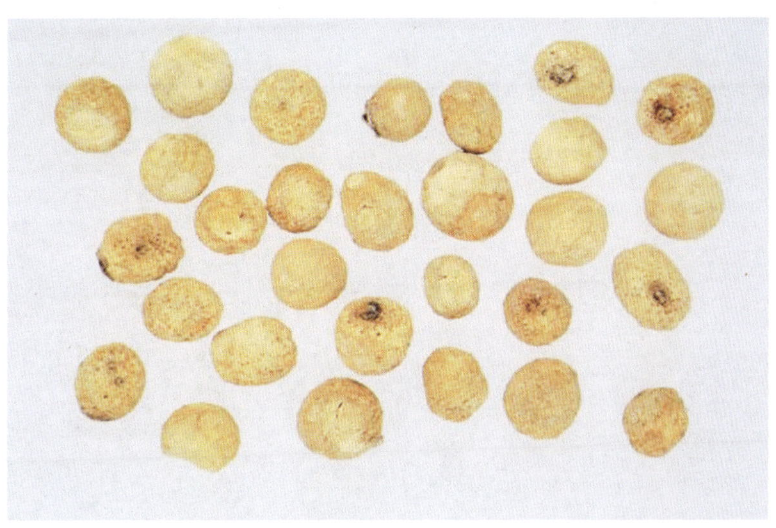

图 4-1-259　法半夏

麻黄（见图 4-1-260）

【来源】本品为麻黄科植物草麻黄、中麻黄或木贼麻黄的干燥草质茎。

【饮片性状】本品呈圆柱形的段。表面淡黄绿色至黄绿色，粗糙，有细纵脊线，节上有细小鳞叶。切面中心显红黄色。气微香，味涩、微苦。

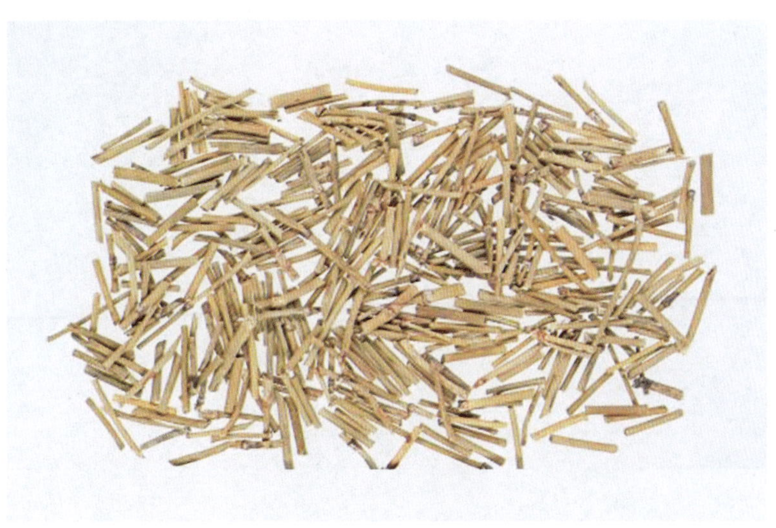

图 4-1-260　麻黄

土茯苓（见图 4-1-261）

【来源】本品为百合科植物光叶菝葜的干燥根茎。

【饮片性状】本品呈长圆形或不规则的薄片，边缘不整齐。切面黄白色或红棕色，粉性，可见点状维管束及多数小亮点；以水湿润后有黏滑感。气微，味微甘、涩。

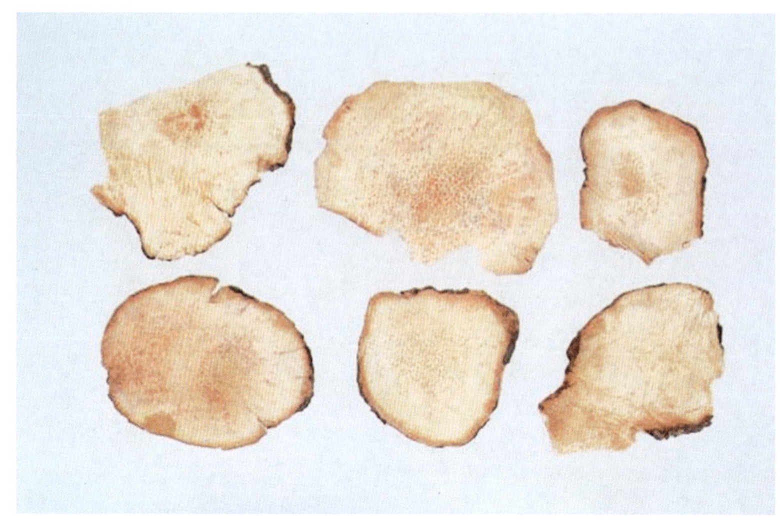

图 4–1–261　土茯苓

板蓝根（见图 4–1–262）

【来源】本品为十字花科植物菘蓝的干燥根。

【饮片性状】本品呈圆形的厚片。外表皮淡灰黄色至淡棕黄色，有纵皱纹。切面皮部黄白色，木部黄色。气微，味微甜后苦涩。

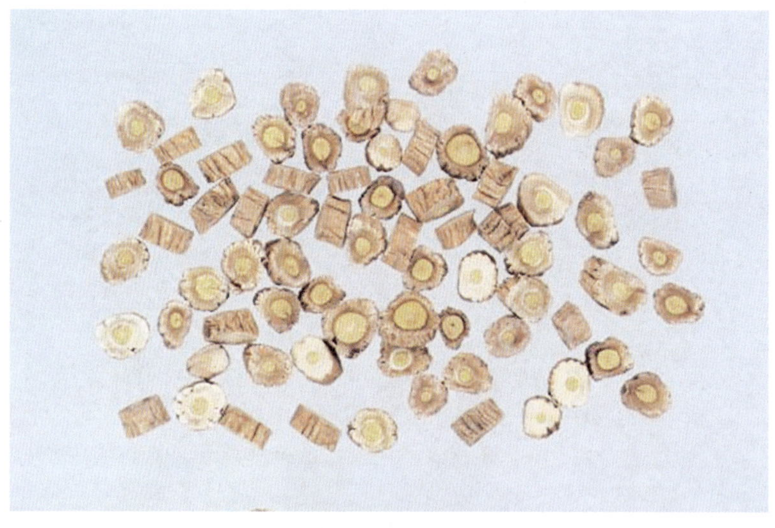

图 4–1–262　板蓝根

垂盆草（见图 4–1–263）

【来源】本品为景天科植物垂盆草的干燥全草。

【饮片性状】本品为不规则的段。部分节上可见纤细的不定根。3 叶轮生，叶片倒披针形至矩圆形，绿色。气微，味微苦。

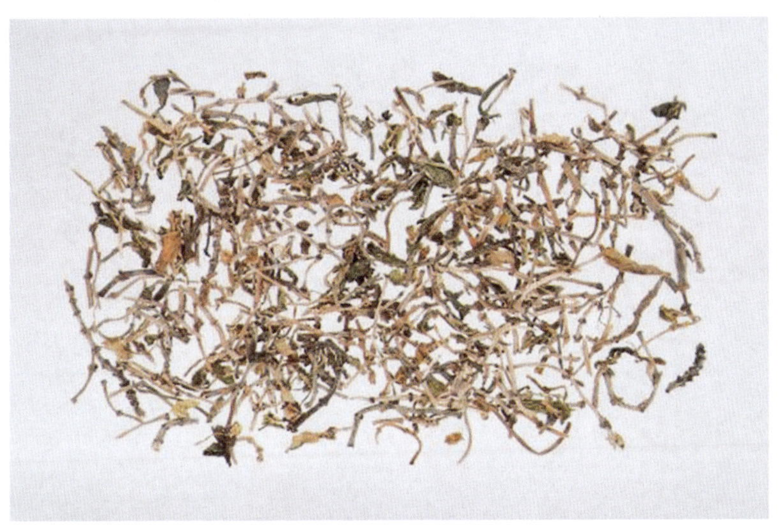

图 4-1-263 垂盆草

佩兰（见图 4-1-264）

【来源】本品为菊科植物佩兰的干燥地上部分。

【饮片性状】本品呈不规则的段。茎圆柱形，表面黄棕色或黄绿色，有的带紫色，有明显的节和纵棱线。切面髓部白色或中空。叶对生，叶片多皱缩、破碎，绿褐色。气芳香，味微苦。

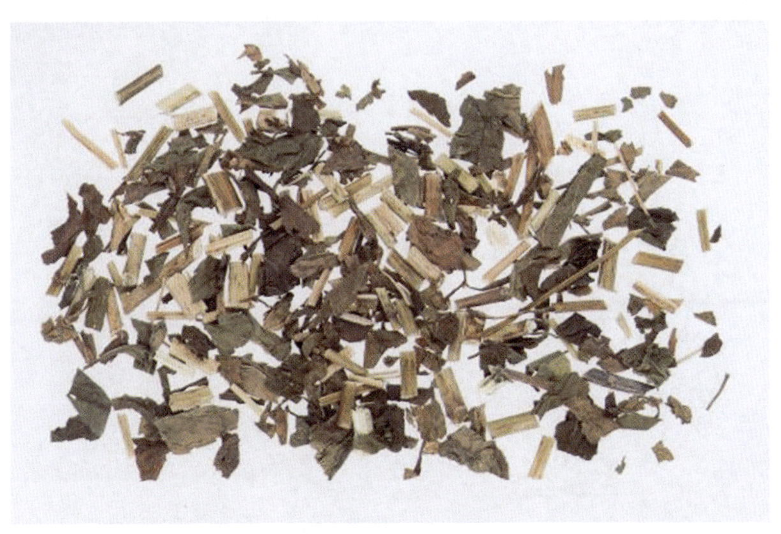

图 4-1-264 佩兰

半枝莲（见图 4-1-265）

【来源】本品为唇形科植物半枝莲的干燥全草。

【饮片性状】本品呈不规则的段。茎方柱形，中空，表面暗紫色或棕绿色。叶对生，多破碎，上表面暗绿色，下表面灰绿色。花萼裂片钝或较圆；花冠唇形，棕黄色或浅蓝紫色，被毛。果实扁球形，浅棕色。气微，味微苦。

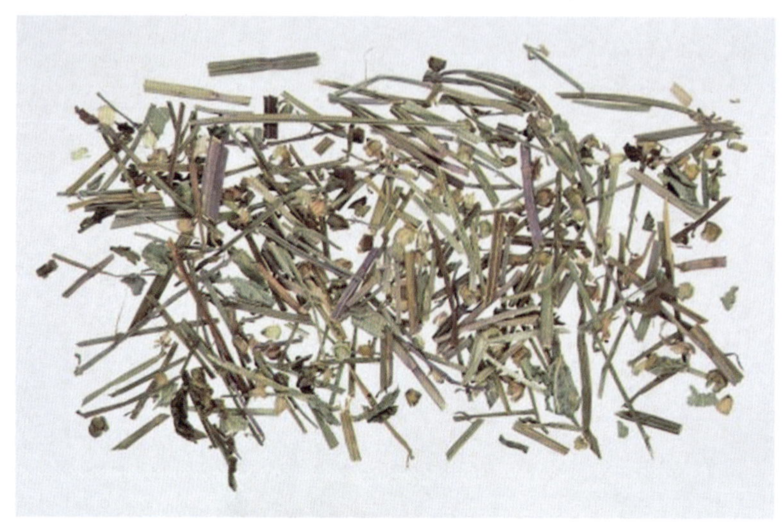

图 4-1-265 半枝莲

穿心莲（见图 4-1-266）

【来源】本品为爵床科植物穿心莲的干燥地上部分。

【饮片性状】本品呈不规则的段。茎方柱形，节稍膨大。切面不平坦，具类白色髓。叶片多皱缩或破碎，完整者展平后呈披针形或卵状披针形，先端渐尖，基部楔形下延，全缘或波状；上表面绿色，下表面灰绿色，两面光滑。气微，味极苦。

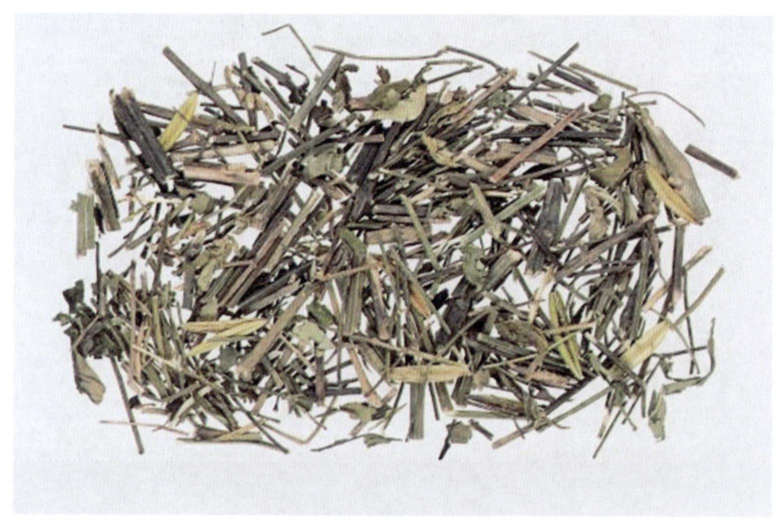

图 4-1-266 穿心莲

仙鹤草（见图 4-1-267）

【来源】本品为蔷薇科植物龙芽草的干燥地上部分。

【饮片性状】本品为不规则的段，茎多数方柱形，有纵沟和棱线，有节。切面中空。叶多破碎，暗绿色，边缘有锯齿；托叶抱茎。有时可见黄色花或带钩刺的果实。气微，味微苦。

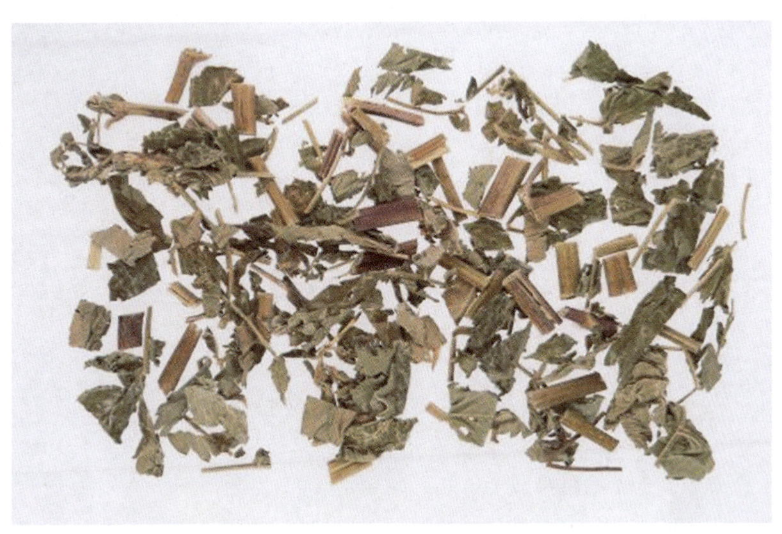

图 4-1-267　仙鹤草

大青叶（见图 4-1-268）

【来源】本品为十字花科植物菘蓝的干燥叶。

【饮片性状】本品为不规则的碎段。叶片暗灰绿色，叶上表面有的可见色较深稍突起的小点；叶柄碎片淡棕黄色。质脆。气微，味微酸、苦、涩。

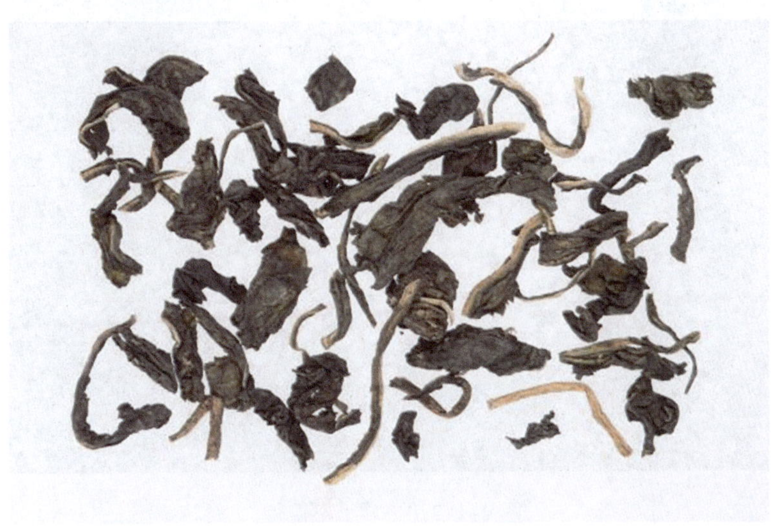

图 4-1-268　大青叶

芡实（见图 4-1-269）

【来源】本品为睡莲科植物芡的干燥成熟种仁。

【饮片性状】本品呈类球形，多为破粒，完整者直径 5～8 mm。表面有棕红色或红褐色内种皮，一端黄白色，约占全体 1/3，有凹点状的种脐痕，除去内种皮显白色。质较硬，断面白色，粉性。气微，味淡。

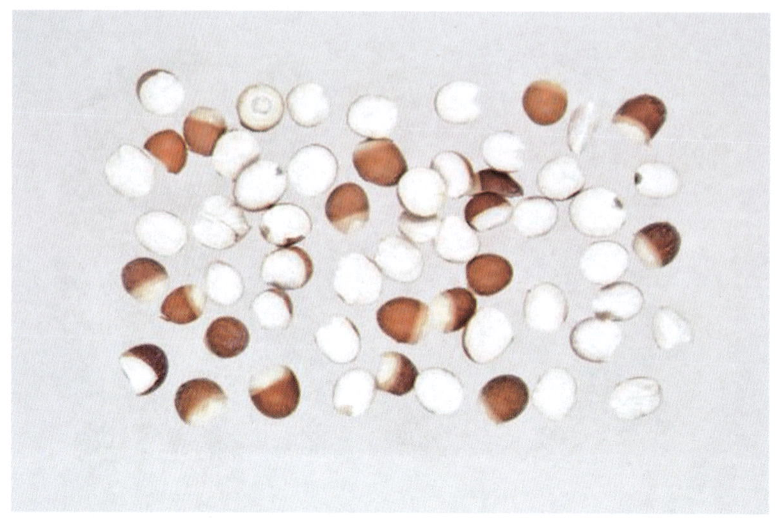

图 4-1-269　芡实

炒王不留行（见图 4-1-270）

【来源】本品为石竹科植物麦蓝菜的干燥成熟种子炮制加工品。

【饮片性状】本品呈类球形爆花状，表面白色，质松脆。

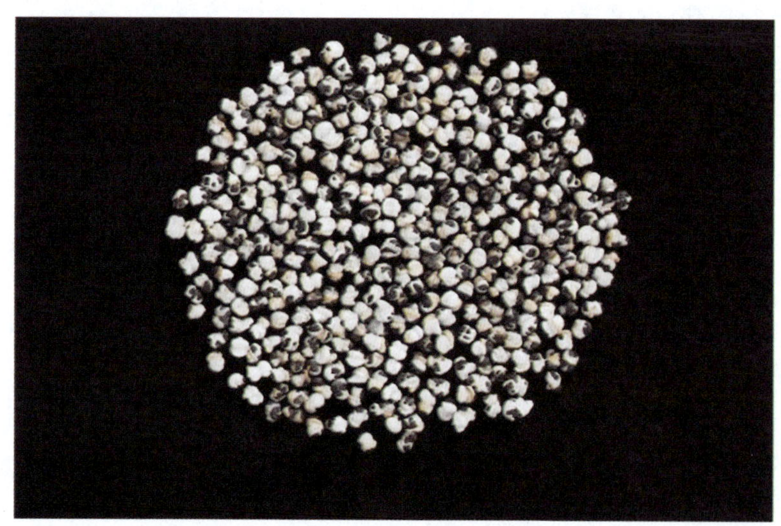

图 4-1-270　炒王不留行

荆芥穗（见图 4-1-271）

【来源】本品为唇形科植物荆芥的干燥花穗。

【饮片性状】本品为穗状轮伞花序呈圆柱形，长 2 ~ 15 cm，直径约 7 mm。花冠多脱落，宿萼黄绿色或淡棕色，钟形，萼齿 5，质脆易碎，内有棕黑色小坚果。气芳香，味微涩而辛凉。

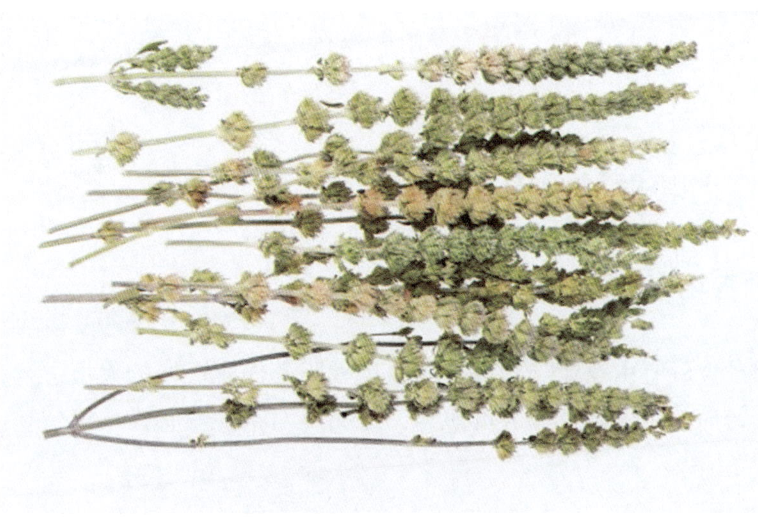

图 4-1-271　荆芥穗

苏木（见图 4-1-272）

【来源】本品为豆科植物苏木的干燥心材。

【饮片性状】本品呈细条状、不规则片状，或为粗粉。片、条表面黄红色至棕红色，常见纵向纹理。质坚硬。有的可见暗棕色、质松、带亮星的髓部。气微，味微涩。

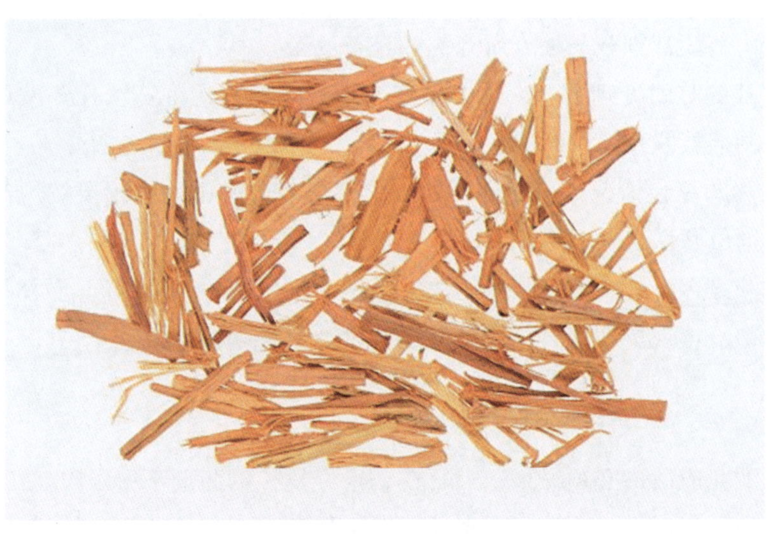

图 4-1-272　苏木

第2节 复核处方

一、中药饮片调剂复核的内容和要求

（一）复核的内容和要求

中药处方经调配自查后要由执业药师以上专业技术职务任职资格的人员进行复核。复核人员检查无误后，必须签字或者加盖专用签章，方可包装、发药。一张处方必须一次复核完毕，不能中断，复核率应达到100%。

1. 复核内容和要求

（1）再次全面核对一遍处方内容。

（2）核对处方中药饮片与所调配的中药饮片是否一致。要逐个核对所调配中药饮片的药味、剂量是否与处方一致，发现疑问及时与中药调剂员联系，如有问题要及时更正。

（3）逐个检查中药饮片外观、质量是否合格。发现有虫蛀、发霉、泛油等变质中药饮片要及时更正。

（4）核对所调配中药饮片剂数与处方所开剂数是否一致。

（5）核对中药饮片的临时处理要求。处方中如有需临时处理的中药饮片要按规定正确处理，如果发现不符，要与中药调剂员联系，及时更正。

（6）核对中药饮片的单包情况是否正确。处方中有需单包的中药饮片要按规范正确单包，如果发现不符，要与中药调剂员联系，及时更正。

（7）核对处方用药是否合理。重点核对用法、用量、配伍禁忌。发现问题及时与执业医师联系。

（8）核对无误后，复核人员在处方相应处签字，以示负责。签字要签全名。

2. 注意事项

（1）中药饮片调配完成后，必须经第二人复核，未经复核的药剂不得发出。

（2）复核人员检查无误后，必须签字或者加盖专用签章，方可包装中药饮片。

（3）复核工作应由执业药师以上专业技术职务任职资格的人员负责，一张处方必须一次复核完毕，不能中断，复核率应达到100%。

（二）对所调配中药饮片的药味复核、剂量复核

1. 核对调配好的中药饮片是否与处方所开药味及剂数相符。

2. 使用电子秤对单剂剂量和总剂量进行剂量复核，单剂剂量及总量误差率均控制在 ±5% 以内（注意不包括包药纸的重量）。

3. 填写复核记录表，确保所调配的中药饮片品种正确，剂量准确。

（三）对所调配中药饮片的质量复核

对所调配中药饮片的质量复核主要复核中药饮片的变异情况。中药饮片在储藏过程中由于受到药材含水量、化学成分、外部气候环境以及虫害等因素的影响，易发生虫蛀、发霉、变色、泛油、气味散失等变异现象。中药饮片常见的变异现象有九种。

1. 虫蛀

虫蛀是指害虫侵入药材内部所引起的破坏作用。虫蛀使药材出现空洞、破碎、被害虫的排泄物污染，甚至完全蛀成粉状，严重影响药材疗效，以致不能药用。一般害虫生长繁殖条件为温度在 16～35℃，相对湿度在 70% 以上，药材中含水量在 13% 以上。一般含淀粉、脂肪油、糖类、蛋白质等成分多的药材较易虫蛀，如山药、白芷、薏苡仁、苦杏仁、桃仁、柏子仁、党参、当归、瓜蒌及蛇类等。含辛辣成分的药材，一般不易虫蛀，如丁香、吴茱萸、花椒等。

2. 发霉

发霉又称霉变，即霉菌在药材表面或内部滋生的现象。发霉的起因是大气中存在着许多霉菌孢子，当散落于药材表面，在适当的温度（20～35℃）、湿度（相对湿度在 75% 以上，或药材含水量超过 15%）和足够的营养条件下，即萌发成菌丝，分泌酵素，溶蚀药材组织，以致有效成分发生分解变化而失效。

3. 变色

变色是指药材的颜色发生变异的现象。每种药材都有相对固定的色泽，是药材品质的重要标志之一，如果储藏不当，则会引起药材色泽变异，以致变质。引起药材变色的原因包括有些药材所含成分的结构中具有酚羟基，在酶的作用下，经过氧化、聚合作用，形成大分子的有色化合物，如含黄酮类、羟基蒽醌类、鞣质类的药材；有些药材含有糖及糖酸类，能分解产生糠醛或其他类似物，这些化合物有活泼的羟基，能与一些含氮化合物缩合成棕色色素；有些药材所含蛋白质中的氨基酸可能与还原糖作用，从而生成大分子棕色物质。此外，生虫、发霉、温度、湿度、日光、氧气和杀虫剂等也与变色有关。因此防止药材变色，常须干燥、避光、冷藏。

4. 泛油

泛油又称“走油”，是指某些含油药材的油质泛于药材表面，也指药材变质后表面泛出油样物质。前者如柏子仁、桃仁、苦杏仁、郁李仁、当归、苍术、独活（含脂肪油或挥发油多），后者如牛膝、党参、天冬、麦冬、枸杞子（含糖质、黏液质多）。药材的泛油，除表明油质成分的损失外，也常与药材的变质相联系，防止泛油的方法是干燥、密封、冷藏和避光保存。

5. 气味散失

气味散失是指中药饮片由于保管不当或储存日久，使固有气味变淡或消失的现象。含挥发油的中药饮片，如当归、木香、藁本、肉桂、厚朴、沉香、檀香、薄荷等，因所含成分在常温下即能挥发，较其他类成分的中药饮片更容易出现气味散失现象。防止气味散失一般是将药材进行小包装、密闭储存。

6. 风化

风化是指某些含有结晶水的矿物类中药饮片，经风吹日晒或接触干燥空气，失去部分或全部结晶水，在其表面形成粉状物或全部形成粉末状态的变异现象。如芒硝风化后失去结晶水成为风化硝，其质量和药性也会发生改变。防止风化的办法是密闭储存。

7. 潮解

潮解是指某些含结晶水或者盐类成分的固体矿物类中药饮片容易吸收空气中的水分，使其表面慢慢湿润，甚至溶化成液体状态的现象。如胆矾、芒硝、咸秋石等，在潮湿的空气中，能逐渐吸收水分，使表面湿润而潮解。此类中药饮片宜密闭储存。

8. 粘连

粘连是指某些熔点较低的固体树脂类中药饮片或者动物胶类中药饮片，因受潮或受热出现的黏结成块或者成团的现象。如乳香、没药、阿胶、芦荟、儿茶、鹿角胶、龟甲胶等中药饮片，此类药材要控制温度，同时采用小包装密闭储存。

9. 腐烂

腐烂是指动植物类中药饮片，尤其是鲜药，在一定的温湿度下，微生物繁殖生长，从而导致中药饮片腐烂败坏的现象，如鲜地黄、鲜芦根、鲜石斛、鲜菖蒲等。中药饮片一旦出现腐烂现象，就不能再入药。

（四）对所调配中药饮片的脚注复核

脚注复核主要针对处方中标注脚注的中药进行复核，主要复核是否按照脚注要求单包、单包的小包装上是否备注特殊处理方法、临时捣碎的药味是否进行了捣碎几个方面。复核人员核对时如发现与调剂要求不符的情况要及时请中药调剂员更改，无误后在处方复核栏签字，签字后的处方方可进入包装环节。

二、调配问题的更正

如在自查或复核过程中发现处方前记、后记部分出现问题，或处方正文中存在配伍禁忌、妊娠禁忌、峻烈中药饮片超剂量、用药重复的问题，应及时与执业医师进行联系。

如发现错配、漏配、多配或掺杂异物，应及时将错配中药饮片或异物拿出，重新抓取重新称量再进行复核。必要时可重新调配处方。

第五章 常见处方的包装与发药

常见处方的包装包括包药和捆扎，是指将调配好并已复核过的中药饮片按剂分别用包药纸包好并捆扎在一起的过程。

常见处方的发药是指将调配好并已包装好的中药饮片发给顾客的过程。

第1节　包装处方中药饮片

一、常见的包装方法

（一）包大包的方法

1. 梯形包法

（1）梯形包法的适用范围

中药饮片包装的方法各地不尽相同，但均以熟练快速、整齐美观、包扎牢固为目的。梯形包法作为一种常用的单张纸包装方式，其美观牢固，适用于大多数中药饮片的包装，是最常用的包装方法之一。包装时，应根据单剂药物的重量和质地选用大小适宜的包药纸包装中药饮片，要求纸包不散包、不破不漏。本书重点介绍梯形包包的操作步骤。

（2）梯形包的操作步骤

梯形包因其形状与虎头相似，也称之为虎头包。梯形包成品具有中间高、两侧低的特点，其操作步骤分解图见图5-1-1，连续操作过程可见视频5-1-1。

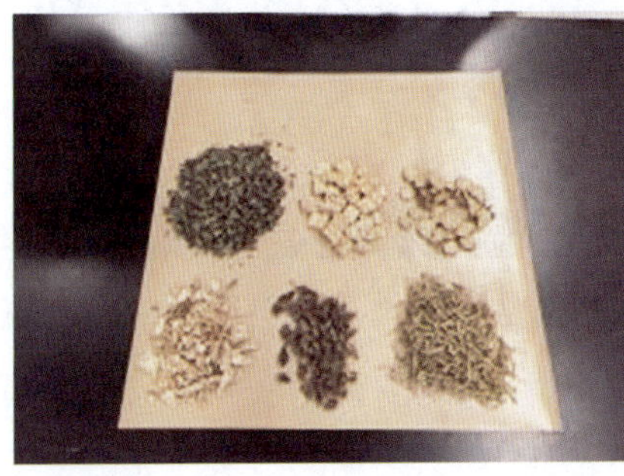

①准备好包装纸和中药饮片置于台面。

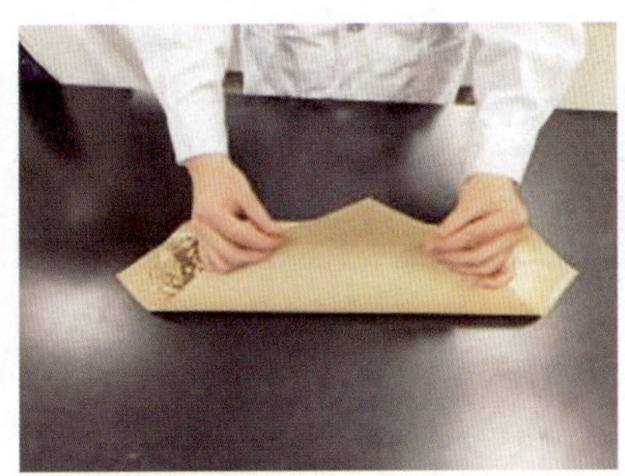

②将对角对准提起。

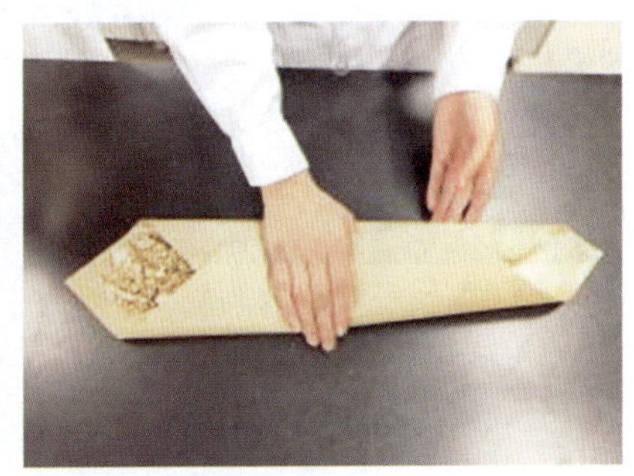

③将对角往腹部方向折进一个小三角后右手虎口固定垂直下压。

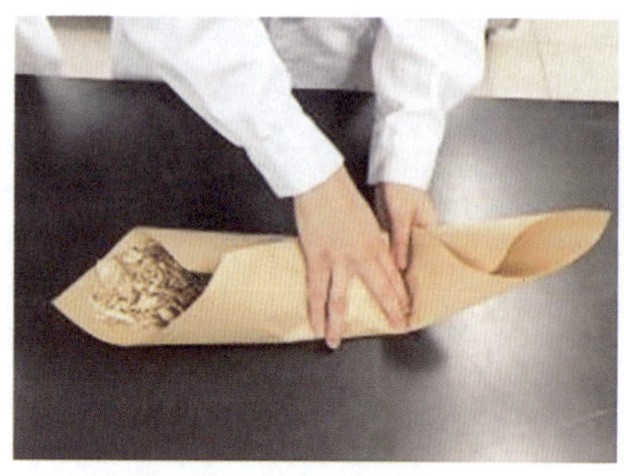

④右手虎口固定小三角后将左端立起垂直与桌面，左手协助将包药纸内的中药饮片轻拍落于下方，左手协助右手缓缓落下，左手将左端往右边拉紧。

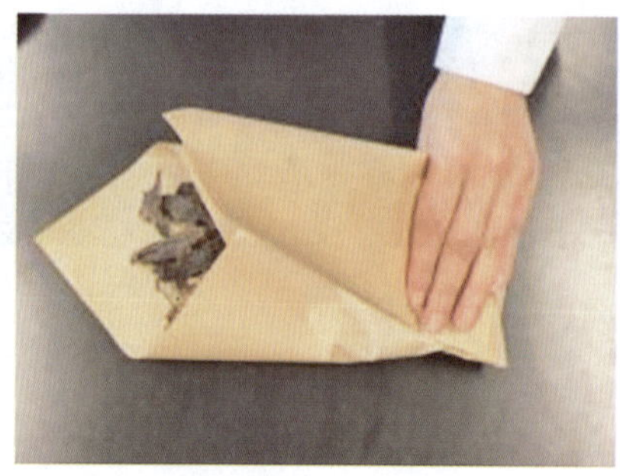

⑤顺手用左手虎口固定小三角。

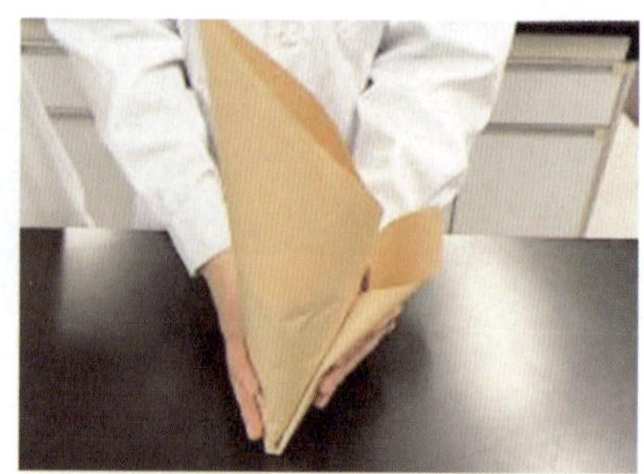

⑥将中药包立起，使中药饮片集中至底部。

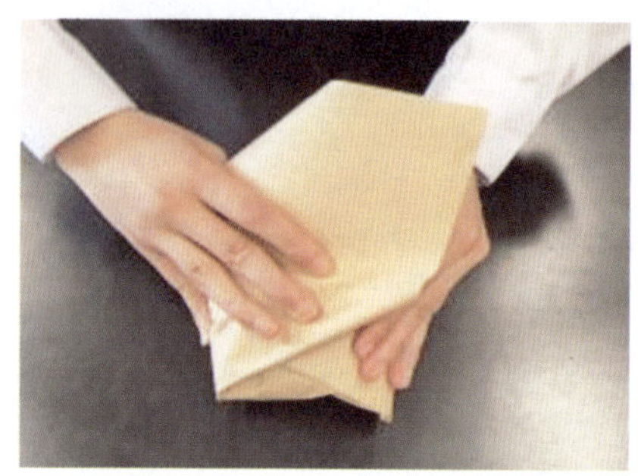

⑦左手缓缓落下后固定不动，右手将右端向左边拉紧。

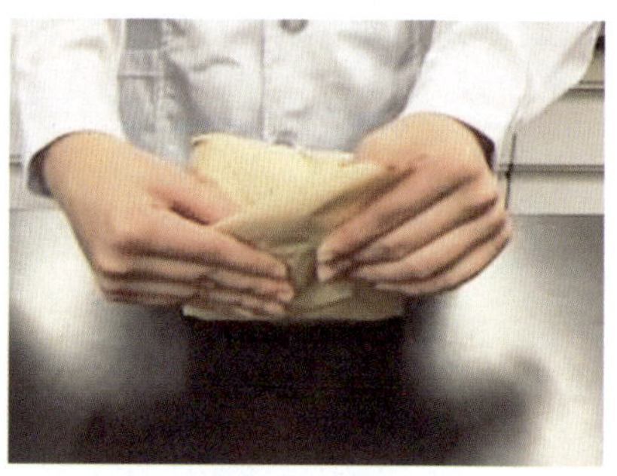

⑧如图双手拇指与示指将小三角处多余纸张分别用大拇指塞进，欲中药包紧实可塞多次。

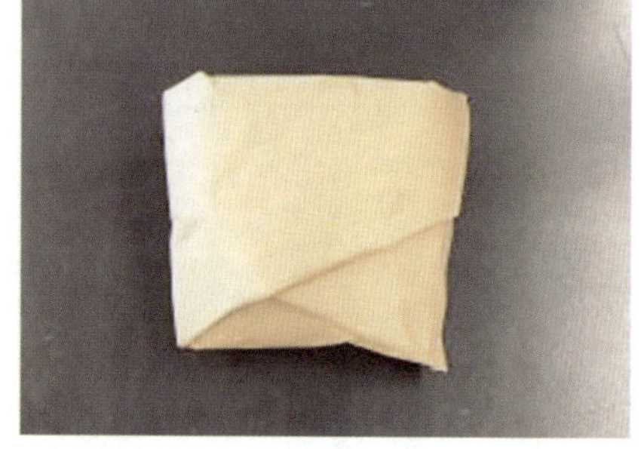

⑨整理包装，使其有棱有角成梯形。

图 5-1-1 梯形包的操作步骤分解图

视频 5-1-1
梯形包连续
操作过程

2. 双纸包法

（1）双纸包法的适用范围

中药饮片的双纸包法，即使用两层包装纸，外层使用包药纸，内层使用较软的衬纸，内层衬纸一般较包药纸稍小些，也可两层纸大小相同，将一剂中药饮片包装成方形中药包的包装方法。采用双纸包法包出的中药包牢固、美观，特别适用于形状不规则或较尖锐，容易戳破包装纸的中药饮片。

（2）双纸包的操作步骤

双纸包的操作步骤分解见图 5-1-2，连续操作过程可见视频 5-1-2。

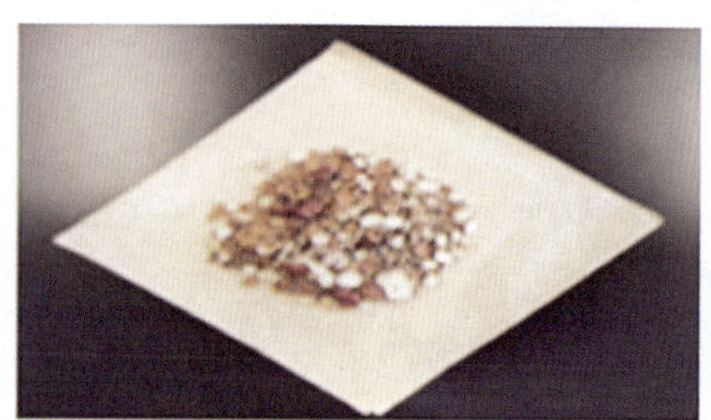

①将调配好的中药饮片和包装纸置于台面。

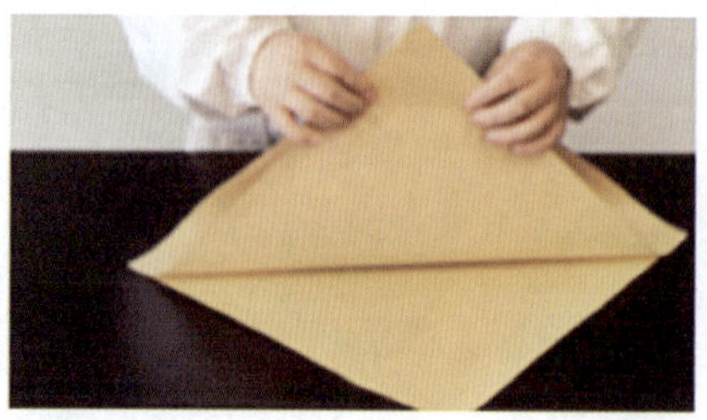

②提起下角的两层包装纸与上角的内层纸对齐。

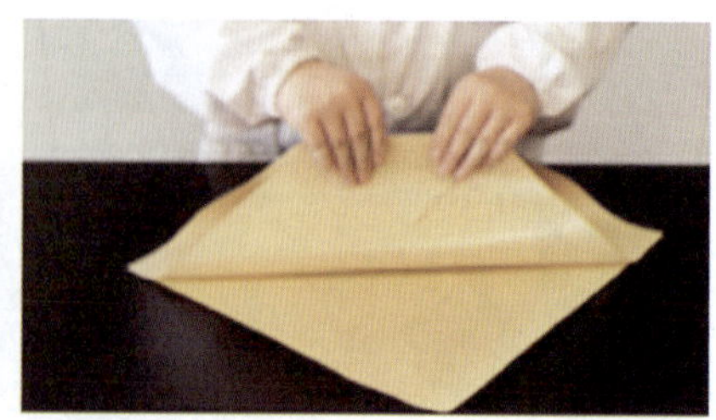

③将对角向下折出一小三角。

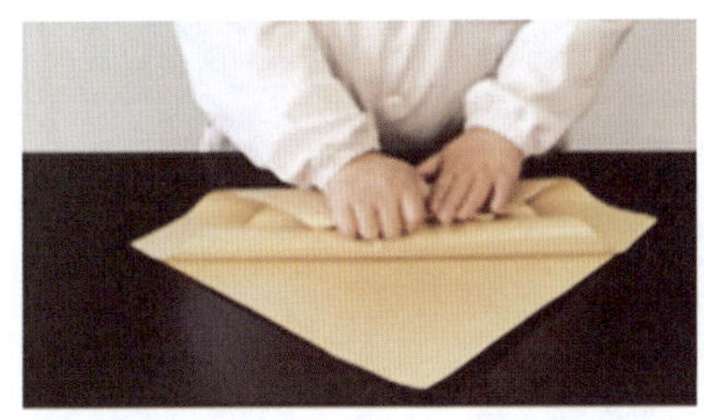
④右手虎口固定住折角，顺势下压。

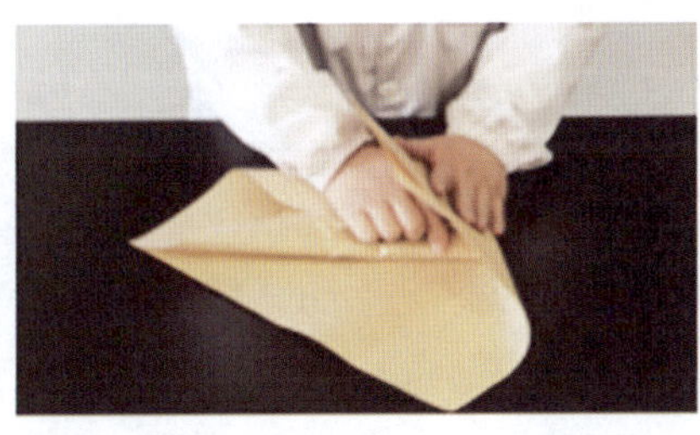
⑤左手将包装左角折至中央并下压。

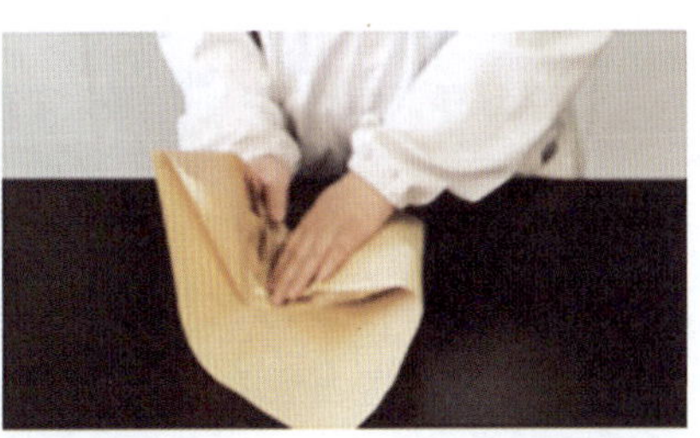
⑥右手将包装右角折至中央并下压。

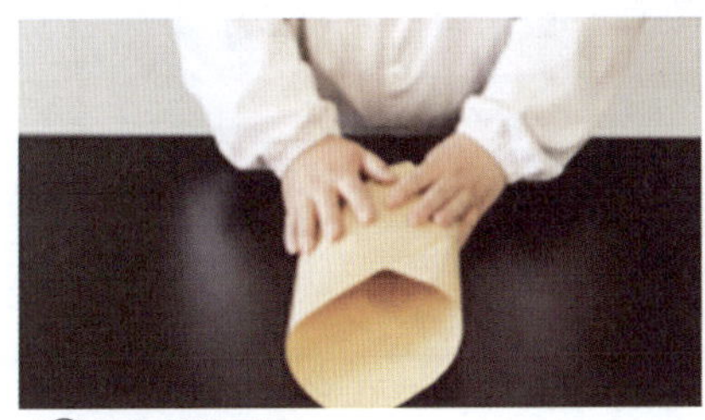
⑦将包装放平。

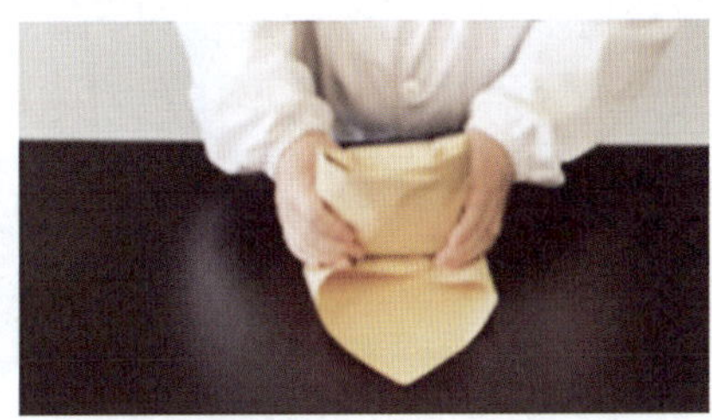
⑧上角的外层纸向下折叠，将多余的纸角向内折叠。

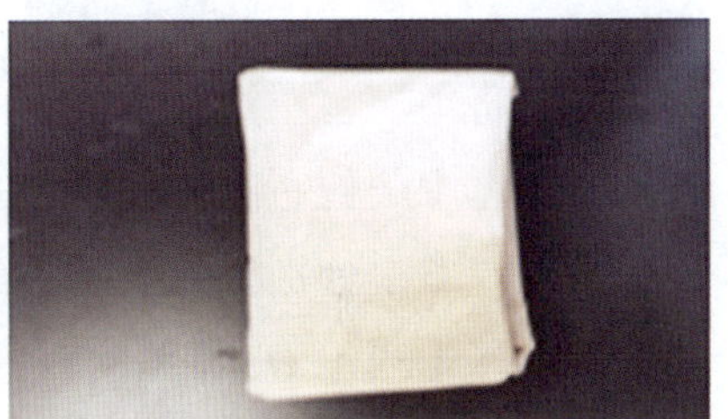
⑨对掖口进行折叠，整理包装，使其平整。

图 5-1-2　双纸包的操作步骤分解图

梯形包法和双纸包法这两种包装方法的选择，通常需要综合考虑成本、牢固程度以及美观度这几个方面。从成本上看，梯形包法使用一张纸，双纸包法使用两张纸，双纸包法的成本是梯形包法的 2 倍。从牢固度上看，在包装一些带刺的中药饮片（如皂角刺）时，双纸包法更加不容易破损。从美观度上看，两者根据不同顾客的喜欢程度，见仁见智。

视频 5-1-2
双纸包连续
操作过程

（二）包小包的方法

1. 四角包法、五角包法的适用范围

四角包法、五角包法适用于包装需要特殊处理并单包的中药饮片。

2. 四角包操作步骤（连续操作过程见视频 5-1-3）

视频 5-1-3
四角包连续
操作过程

（1）将包药纸旋转 90° 使之直角对应自己。

（2）将所包中药饮片抖至包药纸正中间偏左一点的位置，方便包药。

（3）将靠近身侧的直角对应对角向上折。

（4）将包药纸右侧直角向左折，中药包的折痕应对齐。

（5）右手捏住中药包上半部的前后边，左手托住中药包的下缘，双手一起将中药包提起。

（6）将中药包左侧直角贴着底部折痕向右折，此时中药包左侧与底边也应呈直角。

（7）将中药包右侧多余的边角折入中药包内侧。

（8）左右手分别将中药包左右两边的折角压平整。

（9）两根示指同时从后往前将包药纸向下对折，左手齐腰卡住中药包，右手将剩余的上角塞入夹缝中。

（10）包好后在包药纸上备注中药饮片名称及特殊处理方法。

3. 五角包操作步骤（连续操作过程见视频 5–1–4）

视频 5–1–4
五角包连续
操作过程

（1）将包药纸旋转 90° 使之直角对应自己。

（2）将所包中药饮片抖至包药纸正中间偏左一点的位置，方便包药。

（3）将靠近身侧的直角对应对角向上折。

（4）将包药纸右侧直角向左折，中药包的折痕应对齐。

（5）右手捏住中药包上半部的前后边，左手托住中药包的下缘，双手一起，将中药包提起。

（6）将中药包左侧直角贴着底部折痕向右折，此时中药包左侧与底边也应呈直角。

（7）将中药包右侧多余的边角折入中药包内侧。

（8）左右手分别将中药包左右两边的折角压平整。

（9）将中药包 1/3 处斜向右折，再将左侧折回右侧，对折后多余的角往里塞紧。

（10）包好后在包药纸上备注中药饮片名称及特殊处理方法。

注意事项：可以根据纸张大小适度调整其折叠时的角度。

二、中药包的捆扎

中药包捆扎时，将各中药包叠放一起（每捆不超过 7 包，超过 7 包扎 2 捆），用捆扎绳一并捆扎好。中药包捆扎时，需松紧适宜，扎“十”字结，捆包顶端留有提系，便于提拎。捆扎要求：包形美观，牢固，无漏药，捆扎结实。

中药包的捆扎操作步骤分解图见图 5–1–3。

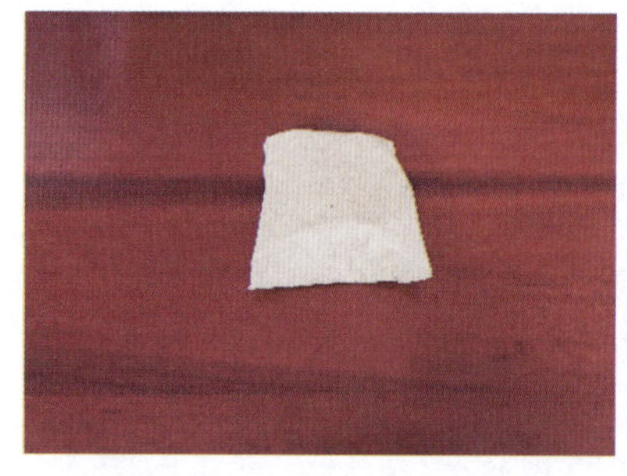
①摆放药包。只有一剂药时，药包折扣面朝上；多剂时，第一个药包的折扣面朝下，其他交叉摆放，最后一包折扣面朝上。因为折扣面有多层包装纸，比较厚实不易被磨破。

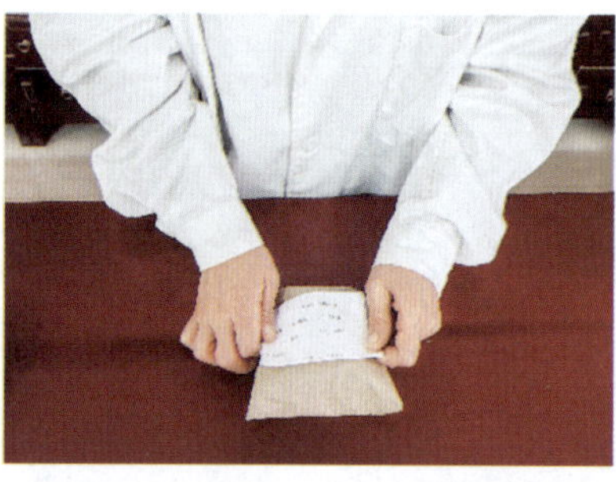
②如为药店处方，处方折叠两次后置于药包最上方，并将处方前记部分外露，以便发药时核对信息。

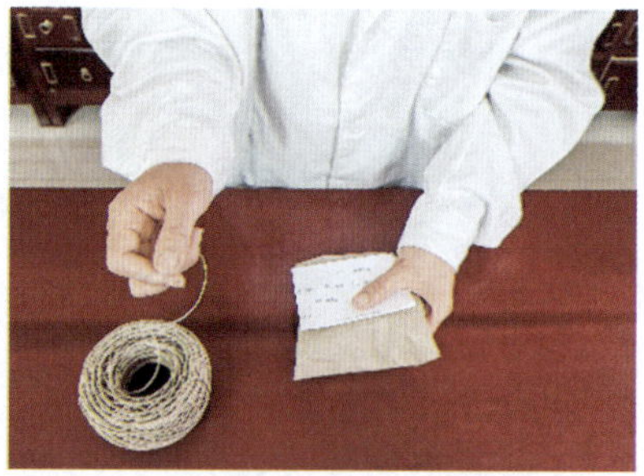
③右手从纸绳团中间抽取一定长度的纸绳，注意避免缠绕打结。

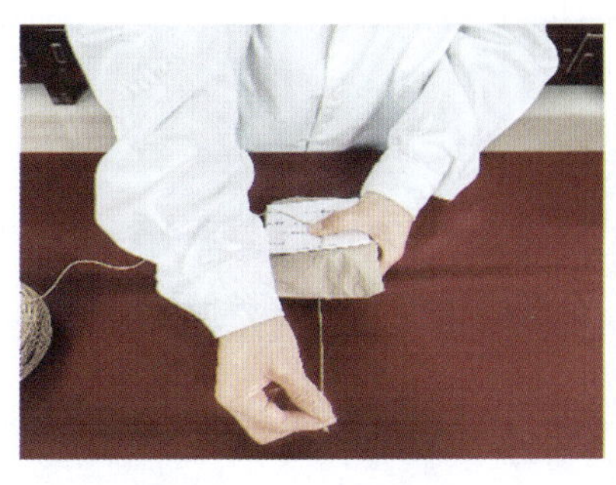

④右手握住绳头，左手将绳压于药包中心位置，留出绳头至药包大约 15cm 的长度。

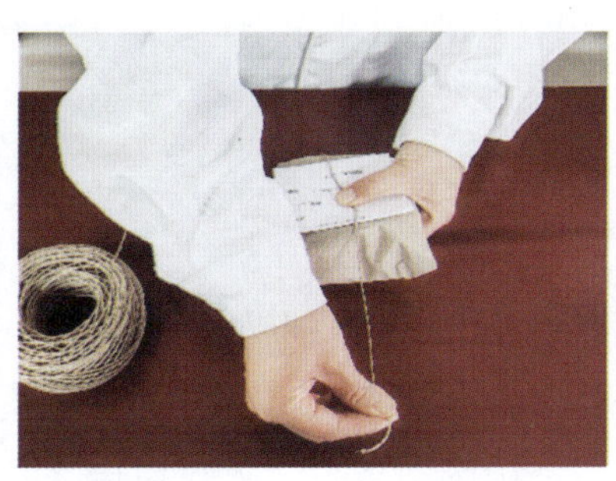

⑤右手将绳由药包底部向上绕至顶部。

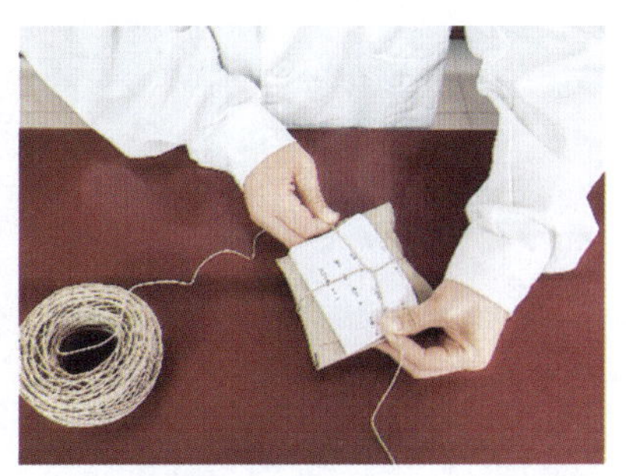

⑥左手仍然压绳于药包中心，右手旋转药包使绳成十字交叉，左手拉紧绳头一端，右手向下拉绳，将绳由底部绕至顶部，与左手绳头交叉后左右手分别拉紧。

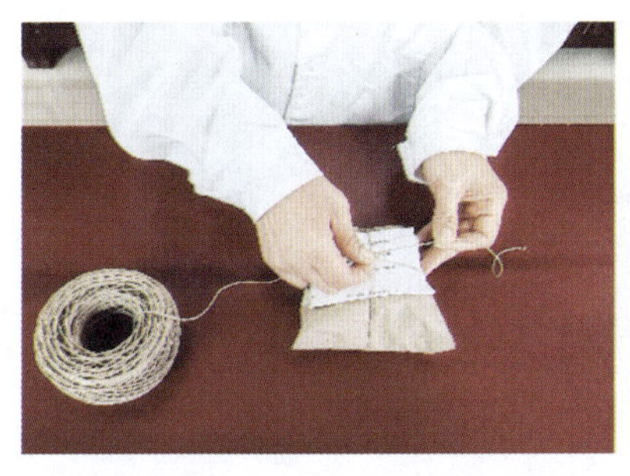

⑦将药包旋转一圈半至两圈，使绳的两端拧在一起。

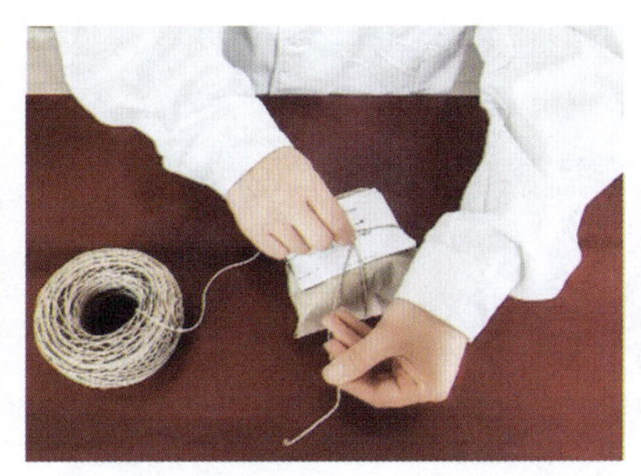

⑧右手提起中心结，左手捏住绳头从底下按对角线方向穿入，穿出后与右手绳打结。

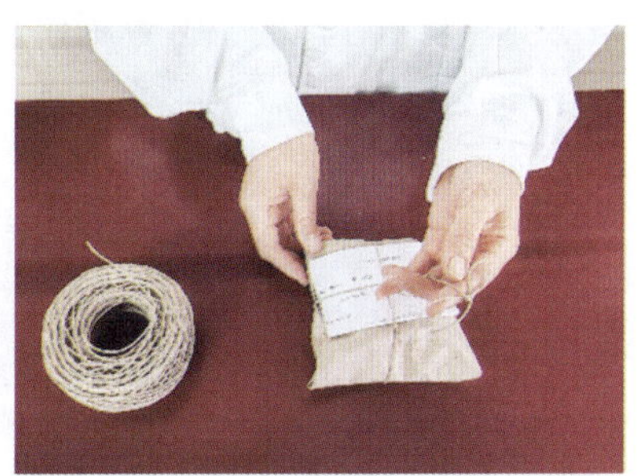

⑨右手捏住绳头留出四个手指的长度，在左手缠绕打活结，方便顾客提拎药包。打完结后，顺纸绳拧的方向上劲拽断绳子。

图 5-1-3　中药包的捆扎操作步骤分解图

第 2 节　发药和交代

一、发药的礼仪及注意事项

发药是中药饮片调剂的最后一个环节，是指将调剂好的中药饮片准确的发给顾客，并对其进行用药指导的过程。发药时要仔细核对相关信息，以免漏发和错发，尤其要针对不同的情况进行用药指导，在中药饮片煎煮、服法用法、饮食禁忌等事项上予以强调。

（一）发药的礼仪

1. 发药工作人员穿好整洁的工作服，佩戴胸卡，注意容貌和仪表。
2. 发药时注意双手递药，交付给顾客或其家属。

3. 发药交代时使用普通话，注意说话礼仪，语气温和，态度热情。

4. 发药交代内容准确，不可使用“自用”“遵医嘱”等含糊不清的字句，通俗易懂，交代清楚，确保顾客正确用药。

（二）发药的注意事项

1. 核对取药凭证，应问清患者姓名、药剂剂数以及缴费凭证，注意区分姓名相同或相似者，防止错发、漏发事故。

2. 向顾客或取药者详细交代方药的用法、用量、服药禁忌、煎煮方法，尤其是特殊处理中药饮片的用法、毒麻贵细药的用法、自备“药引”的用法等，耐心回答顾客或取药者提出的有关用药方面的咨询，应附带礼貌用语。

3. 检查中药包的包扎是否牢固，药袋是否破损。

4. 检查附带中药饮片是否齐全。

5. 检查外用药是否用专用包装，是否标明用法，并向顾客或取药者特别说明。

6. 如发现差错应立即采取措施，予以纠正。

7. 发药人在处方上签字或加盖专用签章。处方留存备查。

二、中药饮片的煎煮流程及注意事项

（一）中药饮片的煎煮流程

1. 审核煎药凭证

煎药人员收到待煎中药饮片时，应对“中药房送药记录本”“煎药处置单”“交接单”“煎药袋标签”等与处方进行核对，做到六查五对。

六查：查处方前记中的患者姓名、年龄、性别、科别、门诊或住院病历号、现金收讫章或住院收讫章。

五对：对剂数、单剂煎药袋数、每袋装剂量、特殊煎煮中药饮片、取药约定时间。

发现疑问应及时与执业药师联系，确认无误后签名收药，注明收药时间，交代给患者取药时间。

2. 选择煎药器具

煎药的器具最好是以砂锅为宜，因为砂锅的材质稳定，不会与药物成分发生化学反应，导热均匀，热力缓和，砂锅保温性强，水分蒸发小，这也是自古沿用至今的原因之一。但砂锅孔隙较多，易“串味”，且易破碎，故还可以选用搪瓷锅、不锈钢锅和玻璃煎器。这些器具的材质具有抗酸耐碱的性能，可以避免与药物成分发生反应。但是不能选用铜、铁、铝等材质器具。这是因为铜、铁质器具化学性质不稳定，易氧化，在煎煮过程中可与中药饮片中多种成分发生化学反应而影响质量；铝锅虽然化学性质稳定，但是不耐强酸强碱，对酸碱性不是很强的中药饮片可以选用，但是也不是理想的煎药器具。

在医院的代煎药服务中，多采用自动煎药包装机，可以自动控制煎药的时间和温度，使煎药、滤过、包装等在一台机器上完成，既方便、卫生又高效，适合医院、药店的煎药室选用。

3. 确定煎药用水和加水量

（1）煎药用水

煎药的用水应当符合国家卫生标准，必须无异味、洁净澄清、含矿物质及杂质少。可以来自泉水、河水、井水、湖水、自来水等，要经过净化和软化等相应处理才能作为煎药用水。

（2）加水量

煎药的加水量是中药煎煮操作的重要一步，加水量的多少直接影响到汤剂的质量。药多水少会造成“煮不透，煎不尽”，有效成分浸出不完全，并易干糊；药少水多，虽然能增加有效成分的溶出，但是煎出的汤剂药液量过大，不宜于患者服用。

在煎煮操作中，将中药饮片置于煎锅内，第一次煎煮加水至超过中药饮片表面 3 ~ 5 cm 为宜，第二次煎煮加水至超过药渣 1 ~ 2 cm 为宜。中药饮片质地不同，其吸水量也有着显著差别。重量相同的中药饮片，质地松泡其容积必大，吸水量多。如花、叶、全草类及其他质地松泡的中药饮片，其用水量大于一般中药饮片用水量；质地坚实其容积必小，吸水量少，如矿物、贝壳类及其他质地坚实的中药饮片，其用水量小于一般中药饮片用水量。

4. 煎煮前中药饮片浸泡

在中药饮片煎煮之前，需要对中药饮片进行适当的浸泡。煎煮前的浸泡既有利于有效成分的充分溶出，又可缩短煎煮时间，避免因煎煮时间过长，导致部分有效成分耗损，破坏过多。

（1）浸泡的水温

多数中药饮片宜用冷水浸泡，不宜用热水浸泡。因为热水浸泡可使药材组织细胞内的蛋白质遇热凝固或使淀粉糊化，不利于有效成分的溶出。

（2）浸泡的时间

一般的中药饮片浸泡时间约 30 min。浸泡时间可以根据中药饮片的性质、体积大小、厚度适当调整。以花、茎、全草类为主的中药饮片可浸泡 20 ~ 30 min；以根、根茎、种子、果实类为主的中药饮片可浸泡 60 min；矿物类、动物介壳类中药饮片，浸泡时间可以更长。因为提前浸泡可使水分充分浸入药材组织，便于煎出有效成分。但浸泡时间不宜过久，以免引起酶解或霉败。浸泡时间还应考虑到季节对中药饮片成分性质的影响。夏秋炎热季节，中药饮片浸泡时间不宜过长，以免发霉变质；冬春寒冷季节，多数中药饮片浸泡时间则可长一些。先煎药、后下药、另煎另炖药、包煎药、煎汤代水药等需要特殊处理的中药饮片，在煎煮前均应先行浸泡，浸泡时间一般不少于 30 min。

5. 煎药的火候

火候是指煎药的火力大小。主要有“武火”和“文火”，“武火”是指大火、急火；“文火”是指小火、慢火。煎药一般采用直火煎煮，遵循“先武后文”的原则，即在未沸前用武火，沸后用文火保持微沸状态，以免药汁溢出或过快熬干，减慢水分蒸发，有利于有效成分的溶出。

6. 煎煮时间

中药汤剂的煎煮时间可根据方剂的功能主治和中药饮片的功效确定，同时与加水量的多少、火力的强弱、药物吸水能力等因素有关。单剂药可煎煮 2 ~ 3 次，一般煎煮 2 次，合并每次煎煮的汤液，分次服用。一般的中药饮片第一次煎煮时间为 20 ~ 30 min，第二次煎煮 15 ~ 20 min。花类、芳香类中药饮片煎煮时间宜较一般中药饮片短；根茎、果实、种子类中药饮片煎煮时间宜较一般中药饮片长；有毒、矿物类、甲壳类、贝壳类等质地坚实的中药饮片煎煮时间宜更长。

煎煮过程中，可适当搅拌，帮助中药饮片均匀受热，有利于有效成分的煎出。中药饮片应当充分煎透，做到无糊块、无白心、无硬心。煎药时应当防止药液溢出、煎干或煮焦。如将煎液煎干，不得再加水煎煮，应另行配方重煎，煎干或者煎焦者禁止药用。

7. 药液滤过

煎煮好的中药饮片要趁热及时滤出药液，以免温度降低后有效成分沉淀在药渣上。过滤药液可用中药饮片过滤网或干净的纱布。

在最后一次煎煮时，趁热将药液滤出后，将药渣用双层纱布包好，绞取药渣内剩余药液，有研究表明，绞取药渣内的药液可增加药液量的 15% ~ 25%。

8. 煎液量

煎出的药液量将两次煎液混匀后一般在 400 ~ 600 mL，按 2 ~ 3 份等量分装，或遵医嘱，成人每次服用约 200 mL。儿童用药单剂一般煎出药液量 100 ~ 300 mL。

9. 填写记录

若医院或药店代客煎药，每方（剂）煎药应有一份反映煎药各环节的操作记录。煎药人员在领药、煎药、装药、送药、发药时应当认真核对处方（或煎药凭证）有关内容。建立收发记录，记录应保持整洁，内容真实，数据完整。

（二）特殊中药饮片煎煮的注意事项

在中药饮片煎煮操作中，特殊的中药饮片应进行特殊煎煮处理，特殊的煎煮方法有先煎、后下、包煎、另煎、烊化（溶化）、兑服、冲服、煎汤代水等。

1. 先煎

质地坚硬，有效成分不易煎出的如矿石、贝壳类中药饮片，应打碎先煎；有毒中药饮片可经过先煎，达到降低毒性或消除毒性的目的。将先煎的中药饮片先煮沸 20 ~ 30 min，再加入群药同煎。对某些有毒中药饮片，如川乌、草乌、附子，则要先煎 0.5 ~ 2 h。

2. 后下

气味芳香、含挥发性有效成分或含久煎后有效成分易破坏的中药饮片，一般在其他群药煎好前5～10 min入药即可。

3. 包煎

含黏液质较多的中药饮片在煎煮过程中易黏煳锅底；花粉等微小中药饮片因表面积大、疏水性强，易漂浮等原因，影响有效成分的煎出；富含绒毛的中药饮片脱落后混入煎液易刺激喉咙引起咳嗽等。此类中药饮片宜用纱布袋包好和群药同煎。

4. 另煎

为防止贵重药与其他药同煎时有效成分散失，应先另外煎出有效成分后，再倒入其他煎好的药汁中同服。

5. 烊化（溶化）

采用烊化（溶化）方法煎煮的中药饮片，将需烊化（溶化）的中药饮片放入汤液中，微火煎煮，同时不断搅拌，待药溶解即可。也可将此类中药饮片置于其他容器内，加适量水或黄酒，先隔水炖至溶化后，再与其他群药煎液混匀分服。

6. 冲服

用量少、贵重的中药饮片宜碾成粉末，用煎好的药汁冲服，避免有效成分被其他药渣吸附而影响药效。

7. 兑服

将液体药汁兑入群药的煎液中同服。

（三）自备药煎煮的注意事项

生姜、大枣类自备药大多是处方中的药引。相对于处方中的其他药味，药引的煎煮方法要遵循中医辨证论治的原则，根据药引本身的特性、病证的需求等各方面灵活运用，常见的使用方法有药引与群药一同煎煮，如生姜泻心汤中加大枣和生姜为引一同煎煮。除此之外，药引还有以下煎煮方法。

1. 药引单独煎煮后，取其汁送服中药饮片。一般在散剂、丸剂中多用，如鲜苇根煎汤为药引，送服银翘解毒丸。

2. 药引煎汁作为溶剂，用其煎煮其余中药饮片，如用甘澜水煎煮苓桂草枣汤。

（四）汤剂制备的质量要求

1. 制备汤剂的中药饮片必须符合药品标准规定和要求。

2. 严格按照汤剂制备的操作常规和方法进行。中药饮片应充分煮透，煎煮后的残渣无硬心、无白心。

3. 掌握好火候与时间，煎煮后的中药饮片不得烧焦糊化。

4. 煎液应有原方中药饮片的特征气味，不得有焦煳、霉腐等异味。

5. 煎煮后应充分过滤挤榨，中药饮片残渣挤出的残液量一般不得超过残渣总重的 20%。

6. 煎液应具有与其成分相应的色泽，且应澄明清晰。允许存在少量沉淀，但这些沉淀在振摇后能均匀分散，不得含有其他异物。

三、中药汤剂的用法

（一）中药汤剂的内服方法

1. 服药温度

根据病情需要，中药汤剂可分为热服、温服、冷服。

（1）热服

将煎好的中药汤剂趁热服下。一般情况下，热剂宜热服，适用于寒证。解表类药多属辛散之品，功能疏散肌表，宜热服；理气类药，热则易舒，凉则增滞，宜热服；活血、凉血、止血类药，热则沸溢，寒则瘀淤，宜热服。

（2）温服

将煎好的中药汤剂，放至温热服用，一般情况下的汤剂宜温服。尤其是一些对胃肠道有刺激作用的中药饮片，如瓜蒌仁、乳香等，温服能和胃益脾，减轻刺激，以达到治疗的目的。

（3）冷服

将煎好的中药汤剂放凉后服用。一般来说，寒剂宜冷服，适用于热证。凡是解毒药、止吐药、清热药均应该冷服。凡服解毒剂，俱应冷服，可使毒物之瘀滞易于排出。对于呕吐者，可在药液中加入少量姜汁，或用鲜生姜擦舌，或嚼少许陈皮，再服汤药。

2. 服药次数

中药汤剂一般是每日 1 剂，将 2 次或 3 次煎煮的药液合并，分 2 ~ 3 次温服。但对急症、重症，可一次性服用（顿服）以使药力集中，也可一天数次服用或煎汤代茶多次服用，以使药力持续，甚至一天可连服 2 剂以加强疗效；对于慢性病、病情轻的，可分次服用，一剂汤药可分 2 ~ 3 次口服，每次 100 ~ 200 mL。也可隔天服 1 剂，或 1 剂服 2 天。此外，还有一些特殊情况的服法，如呕吐患者可以浓煎药汁，先少后多，少量频服；服发汗、泻下药时，需适可而止，不必拘泥于定时服药。

3. 服药时间

服药时间应根据病情来决定，主要分为饭前服、饭后服、空腹服和睡前服。空腹服一般指早饭前1 h或晚饭后1 h服药。特殊方剂应遵医嘱服用。

（1）病在上焦，宜饭后半小时服用，使药力停留持久。

（2）病在下焦，宜饭前服用，使药力迅速下达。

（3）清热解毒药、润肠泻下药、滋补药宜空腹服，胃中空虚，利于中药饮片吸收。

（4）攻下药宜空腹服用，在得大便后立即停止服用。

（5）消化健胃药、对胃肠有刺激的中药饮片宜饭后服，以助药效或者减轻对胃肠的刺激。

（6）驱虫药宜早晨空腹服，服药前可饮用少量糖水，使杀虫效果提高。

（7）安神药、滋补药、延缓衰老药宜在睡前服用。安眠药宜在睡前2 h服用。

（8）治疟药宜在发作前2 h服用。

（9）解表药宜趁热服用，如遇汗难出者，可缩短服药时间，以利发汗。表解即可停止服用。

（10）急诊用药不拘时间。

4. 服药剂量

成人服用量：一般每次150～250 mL，每日2～3次。

儿童服用量：一般每次50～150 mL，每日2次。婴幼儿酌减，少量多次。

5. 服药饮食禁忌

服药时的饮食禁忌，简称服食禁忌，是指服药期间对某些食物的禁忌。一般而言，在患者服药期间，均应忌食生冷、辛辣、油腻、腥膻、有刺激性的食物，少食豆类、肉类、生冷和其他不易消化的食物。

根据患者病情的不同，饮食禁忌也有区别。热性病忌食辛辣、油腻、煎炸类的食物；寒性病应忌食肥肉、脂肪、动物内脏及烟、酒；肝阳上亢、头晕目眩、烦躁易怒等患者应忌食胡椒、辣椒、大蒜、白酒等辛热助阳之品；脾胃虚弱患者应忌食油炸黏腻、不易消化的食物；疮疡、皮肤病患者应忌食鱼、虾、蟹等腥膻及辛辣刺激性食品。服温补药时，应忌饮茶，少食萝卜，因为茶叶、萝卜的凉性及下气作用会降低药物的温补功效。

（二）中药汤剂的外用方法

外用汤剂是指利用中药饮片与皮肤接触而达到“外治内效”的目的。多取其温通经络、活血止痛、止痒及康复健身等作用。

1. 熏蒸法

以中药饮片加水煎汤来熏蒸局部或全身，使中药饮片通过肌肤渗入筋骨，发挥祛风、散寒、除湿的作用。如桂枝、川乌、苍术等煎汤熏蒸患处。

2. 洗浸法

用中药饮片煎液或浸液洗浸局部或全身，俗称“药浴”。如皮肤病中的疥疮湿癣，可用苦参、地肤子、野菊花、苍耳草等中药饮片浸洗患处，从而达到除湿止痒、杀虫解毒的目的。

3. 含漱法

先将药液含于口腔一段时间，然后漱出。常用于热毒引起的口腔、咽喉疾病。药液可不经胃肠道吸收，直接作用于患处，发挥清热解毒的作用。如黄连、硼砂、芒硝制成的含漱剂。

第六章 满意度调查、清场

满意度调查、清场环节主要包括调查顾客满意度、留存处方、清洁场地三个工作环节。对顾客进行满意度调查是服务行业改进服务方式，提高服务质量的重要手段。顾客满意度调查的方法主要包括意见卡片调查法、二维码在线调查法、引导顾客加入会员群；留存处方主要目的是保障患者的用药安全，确保医疗质量；调剂结束后，需根据中药饮片调剂场地清洁的要求完成场地清洁。

第 1 节　调查顾客满意度

一、意见卡片的填写要求

顾客满意度调查又被称为 CSR（consumer satisfaction research），一般通过意见卡片调查法的方式完成。它通过研究顾客满意度指数、影响顾客满意度因素及顾客消费行为三者间的关系，进而达到帮助企业实现成本最小化、提升顾客重复购买率和企业盈利能力的目的，是近年来新兴的一种调查技术。通过顾客满意度调查，可以挖掘出影响顾客满意度的关键因素，并有针对性地改善企业服务质量。这对于提升顾客重复购买力、增强企业竞争能力以及提高盈利能力具有很大的促进作用。

（一）真实

填写调查表时，请确保所提供的信息真实、客观，不受个人情感或偏见影响。请尽量以事实为依据，准确反映个人或组织的实际情况和感受。

（二）完整

请务必完整填写调查表中的所有问题，不要遗漏任何部分。如需对某些问题保持沉默，请明确注明。不完整的调查表可能导致结果失真，影响调查的准确性。

（三）及时

请在规定的时间内完成调查表的填写，并及时提交。及时反馈有助于调查结果的准确性和时效性。

（四）合理

在调查表中，如有建议和意见栏目，请积极提出合理建议。顾客的宝贵意见将有助于改进服务质量、提升用户体验。在提出建议时，请尽量详细、具体，以便相关部门更好地了解顾客的需求。

二、顾客满意度调查的方法

（一）意见卡片调查法

意见卡片调查法是常见的满意度调查方法之一，通常用于线下的顾客满意度调查。满意度调查卡示例见图 6–1–1。

XXX 药店顾客意见卡

（ ）1.您的性别　A.男　B.女

（ ）2.您的年龄段

A.20 岁及以下 B.21~30 岁 C.31~40 岁 D.41~50 岁 E.51 岁及以上

（ ）3.您经常去哪里买药　A.本店　B.诊所　C.医院

（ ）4.您对本店药品的价格是否满意　A.满意　B.一般　C.不满意

（ ）5.您对本店的环境是否满意　A.满意　B.一般　C.不满意

（ ）6.您对本店现在的经营服务水平看法如何

A.很满意，购物方便，服务热情

B.满意，购药之后还得到相关信息服务

C.基本满意，但缺少相关咨询服务

D.不满意，服务较差

（ ）7.您对本店中药饮片的质量是否满意　A.满意 B.一般 C.不满意

（ ）8.您买药时最注重的是什么[多选题]

A.药品价格　B.药品种类是否丰富

C.店员的服务态度　D.本店的环境是否干净，是否可以刷医保

（ ）9.您想得到本店的服务主要有[多选题]

A.购药咨询　B.售后咨询　C.免费义诊　D.药品知识宣传

（ ）10.您对本店的其他意见和建议：____________________

图 6–1–1　满意度调查卡示例

（二）二维码在线调查法

视频 6–1–1
二维码制作方法

二维码在线调查法是顾客通过扫描二维码的方式参与调查，调查数据可实时汇总和分析。二维码制作方法见视频 6–1–1。

在二维码在线调查过程中，经常需要电话指导顾客填写，常见的电话礼仪如下。

1. 通常在电话铃声响起两声后接起电话，但也不要超过三声，否则顾客会认为公司员工精神状态不佳。
2. 接起电话后应主动向对方问好，并首先报出公司或部门名称。
3. 确定来电者的姓氏、身份，听清楚来电的目的。
4. 在接电话时注意声音和表情，养成礼貌用语随时挂在嘴边的习惯，可以让顾客感到轻松和舒适。
5. 接打电话时要保持端坐的姿势，不要趴在桌子边缘，这样可以使声音自然、流畅、动听。
6. 如果是主动打电话联系顾客，应该注意时间，不能影响顾客正常休息。
7. 电话接听完毕前，不要忘记复诵一遍来电要点，防止记录错误或理解偏差带来的误会。
8. 最后要道谢，并让顾客先挂断。

（三）引导顾客加入会员群

在现今的社交媒体时代，会员群是一种非常有效的会员服务方式。通过建立会员群，企业可以与会员建立更直接、更紧密的联系方式，通过实时互动了解会员的需求和反馈，进一步提高会员忠诚度和企业品牌形象。

1. 会员群的定位

需要确定好会员群的定位，即需要面向哪些会员群体。一般来说，会员群可以分为以下几个方面。

（1）根据会员角色：如 VIP 会员群、普通会员群、新会员群等。

（2）根据会员兴趣：如健康养生群、活动促销群等。

（3）根据会员所在地区：如 ×× 市群、×× 区群、×× 店群等。

会员群的定位取决于企业的会员特点和目标用户群体。通过建立定位明确、符合企业文化和会员需求的会员群，可以让会员更加了解企业的产品和服务，感受到趣味和参与感，从而提高他们的参与度和忠诚度。

2. 运营方式

在建立好会员群之后，需要考虑如何运营这个群体。

（1）确定一个管理员，负责会员群的日常管理、维护和策划。

（2）确立群规，规范会员群内成员的言行，确保会员群内言论文明和秩序。

（3）定期发布活动和内容，吸引会员参与，提高参与度。

（4）及时回复会员的问题和建议，加强与会员互动。

（5）鼓励会员分享产品使用心得、感受和提出建议等，参与互动。

具体可以根据不同会员群体和会员需求做出不同的调整和改进。

3. 内容策略

要吸引并留住会员，好的内容策略尤为重要。

（1）提供会员独家资讯：如产品情报、活动预告、产品推荐、优惠信息等。

（2）发布有趣、有价值的内容：如健康知识宣教、药品促销、免费体检等。

（3）鼓励会员互动：如社交媒体互动、投票、问卷调查等。

（4）举办线上线下活动：如分享会、体验会、集赞活动等。

（5）组织积分兑换活动：如用积分兑换折扣、免费体检、会员福利等。

通过实行有创意、有价值的内容策略，可以使会员更加投入会员群中，并长期保持活跃。

4. 吸引和留住会员

会员是企业的重要资产，如何吸引和留住会员也是不可忽略的一部分。

（1）提供优惠活动：如优惠券、礼品、加积分等。

（2）确保会员服务优质：如服务态度、产品品质、售后服务等。

（3）及时回复会员反馈：如投诉、建议、留言等。

（4）鼓励会员邀请好友加入：如通过会员邀请链接入驻、赠送邀请积分等。

通过上述建议，可以让会员在加入会员群后既感受到优质的产品和服务，也感受到优质的会员服务和关注，从而增加他们的满意度和忠诚度，更加显著地提升销售业绩。

三、制定满意度调查方案

（一）满意度调查要求

1. 顾客满意度调查卡内容应涵盖中药饮片品质、服务、工作态度等方面，确保全面反映顾客满意情况。

2. 如果顾客较少，应该进行全体调查；如果顾客较多，应该进行科学的随机抽样调查，保证样本具有一定的代表性。

3. 调查对象不能只找那些自己熟悉的老顾客（忠诚顾客），排斥那些可能对自己不满意的顾客。应确保调查的客观性。

4. 调查时，应打消顾客顾虑，减少面子、情感等因素的影响，确保收集的结果客观公正。

（二）满意度调查内容

1. 基本信息

受访者基本资料，如姓名、性别、年龄、职业、学历等，有助于了解受访者的背景信息。

2. 服务体验

如销售人员是否专业、热情，购买过程中是否便捷，是否有明确的指引和说明，退换货等售后流程是否顺畅，服务人员态度是否友好。

3. 价格与价值感

如价格是否合理性，是否具有性价比。

4. 品牌形象与知名度

如顾客对品牌的了解程度，对品牌的整体印象，是否喜欢该品牌。

5. 顾客忠诚度与推荐意愿

如是否有再次购买意愿，是否愿意向亲朋好友推荐该产品或服务。

6. 顾客反馈与建议

了解顾客对产品或服务的具体意见和建议，收集改进建议，以便企业不断优化。

在设计顾客满意度调查时，可以根据企业的具体需求和目标进行定制，确保问题具有针对性和实用性。同时，要注意问题的表达方式，使顾客能够轻松理解并回答。对收集到的数据进行整理和分析，以便企业了解顾客需求和市场动态，从而制定更有效的营销策略和服务提升方案。

（三）满意度调查方案体例格式

满意度调查方案在撰写过程中，应注重逻辑性和条理性，确保方案内容清晰、准确、易于理解。具体例格式通常可以参照以下结构进行撰写。

×××顾客满意度调查方案

一、引言

简要介绍调查的背景、目的和重要性。明确调查的目标顾客群体和调查范围。

二、调查目标

清晰阐述本次满意度调查的具体目标，如了解顾客对产品或服务的满意度水平、发现潜在问题等。

三、调查内容与指标

详细列出调查的主要内容，包括产品、服务、价格、环境等方面。设定具体的满意度评价指标，如非常满意、满意、一般、不满意等。

四、调查方法

说明采用的调查方法，如问卷调查、面访、电话调查等。阐述调查样本的选择原则和方法，确保样本的代表性和有效性。

五、调查问卷设计

提供调查问卷的样例或设计思路，确保问卷问题简洁明了、逻辑清晰。强调问卷的匿名性和保密性，以消除受访者的顾虑。

六、调查实施计划

制定详细的调查实施时间表，包括问卷发放、收集、整理和分析等阶段。分配调查任务，明确各责任人的职责和协作方式。

七、数据分析与报告

描述将如何对收集到的数据进行整理、分析和解读。明确调查报告的撰写要求和格式，包括报告的主要内容、呈现方式等。

八、预期成果与改进措施

阐述通过本次调查预期能够获得的成果，如发现的问题、改进方向等。提出根据调查结果制定的改进措施和行动计划。

九、附录

可包括调查问卷样例、相关统计表格、参考文献等。

第2节 留存处方

一、处方留存备案要求及注意事项

（一）处方留存备案要求

处方由调剂处方药品的医疗机构妥善保存。普通处方、急诊处方、儿科处方保存期限为1年，医疗用毒性药品、第二类精神药品处方期限为2年，麻醉药品和第一类精神药品处方保存期限为3年。

《药品经营和使用质量监督管理办法》规定，药品零售企业按规定凭处方销售处方药，处方保留不少于5年。

（二）处方留存注意事项

处方是医疗和药剂配制的重要书面文件，具有法律意义，应妥善保存。

1. 不同类型处方要按规定时间进行保存。
2. 处方保留期满后，经医疗机构主要负责人批准、登记备案，方可销毁。

二、普通中药处方的留存登记示例

图6-2-1中加减六味地黄丸处方为普通处方，医疗机构保存期限为1年，零售药店保存5年，处方保存期满后，经医疗机构主要负责人或药品零售企业主管领导批准、登记备案，方可销毁。

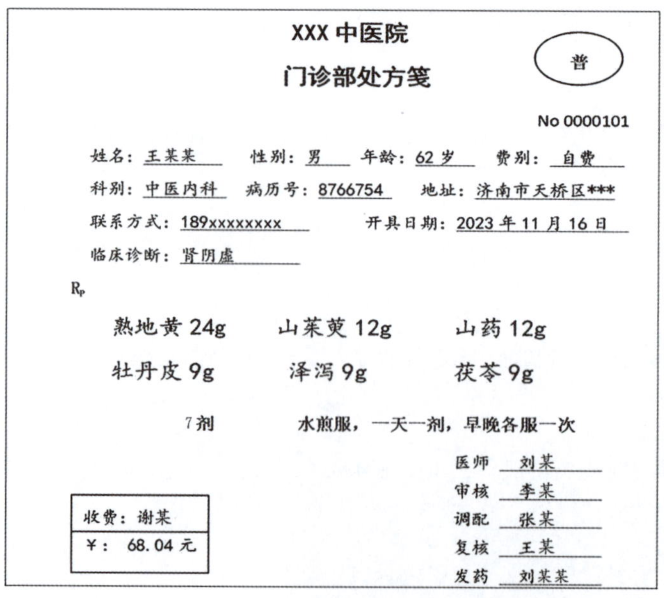
XXX 中医院
门诊部处方笺
普
No 0000101
姓名：王某某 性别：男 年龄：62岁 费别：自费
科别：中医内科 病历号：8766754 地址：济南市天桥区***
联系方式：189xxxxxxxx 开具日期：2023年11月16日
临床诊断：肾阴虚
Rp
熟地黄 24g 山茱萸 12g 山药 12g
牡丹皮 9g 泽泻 9g 茯苓 9g
7剂 水煎服，一天一剂，早晚各服一次
医师 刘某
审核 李某
调配 张某
复核 王某
发药 刘某某
收费：谢某
¥：68.04元

图6-2-1 加减六味地黄丸处方

第3节　清洁场地

一、中药饮片调剂工作站清场要求

使用抹布或专用刷清洁戥秤并复原（戥砣放戥盘内）、清洁冲筒内外及其他调剂用具，并将各工具放回原处，摆放整齐。

用鸡毛掸或抹布整理、清洁调剂台，确保调剂台整洁有序。

按药房有关规定，对工作站地面进行清洁，卫生工具摆放到指定位置。

到生活间更衣，更换下的工作服、工作帽放到规定地方。

二、"6S"标准

整理（SEIRI）——将工作现场的所有物品区分为有用品和无用品，有用的留下来，其他的都清理掉。目的：腾出空间，空间活用，防止误用，保持清爽的工作环境。

整顿（SEITON）——把留下来的必要用的物品依规定位置摆放，并放置整齐加以标识。目的：工作场所一目了然，消除寻找物品的时间，整整齐齐的工作环境，消除过多的积压物品。

清扫（SEISO）——将工作场所内看得见与看不见的地方清扫干净，保持工作场所干净、亮丽，创造良好的工作环境。目的：稳定品质，减少工业伤害。

清洁（SEIKETSU）——将整理、整顿、清扫进行到底，并且制度化，经常保持环境处在整洁美观的状态。目的：创造明朗现场，维持上述3S推行成果。

素养（SHITSUKE）——每位成员养成良好的习惯，并遵守规则做事，培养积极主动的精神（也称习惯性）。目的：促进良好行为习惯的形成，培养遵守规则的员工，发扬团队精神。

安全（SECURITY）——重视成员安全教育，每时每刻都有安全第一观念，防患于未然。目的：建立及维护安全生产的环境，所有的工作应建立在安全的前提下。

第七章 职业素养与思政素养

职业素养与思政素养主要是指通用职业素质、职业特定素质和思政素养三个方面。通用职业素质是指从业人员从事相关职业所应具备的社会能力和方法能力，包括信息检索与处理、交往与合作、理解与表达、自主学习等。职业特定素质是指个人在职业过程中表现出来的综合品质，包括服务意识、质量为本意识、依法经营意识等。思政素养是指人们在政治和社会活动中所具备的思想、政治、道德和法律等方面的基本素质和品质，包括社会主义核心价值观、劳动精神、工匠精神等。

第 1 节　通用职业素质

一、信息检索与处理

（一）信息检索的基本概念

狭义的信息检索是依据一定方法，先从组织好的文献集合中找到线索，再找到原始文献的过程，即检索至文献本身。

广义的信息检索包括存储与检索两个过程。存储是对有关信息进行选择，并对信息特征进行著录、标引和组织，建立信息数据库；检索则根据提问制定策略和表达式，利用信息数据库找出用户所需要的信息。

新环境下的信息检索定义为：用户最终借助信息源、推理机，通过人—机、机—机、人—人等系统之间的交互联系，以期达到启迪认知结构的动态建造过程，通过主题词、关键词从数据库或网络中搜索资料，即找“信息”的基本过程。

（二）信息检索的类型

1. 按存储与检索对象划分，信息检索可以分为数据检索、事实检索、文献检索。以上三种信息检索类型的主要区别在于，数据检索和事实检索是要检索出包含在文献中的信息本身，而文献检索则检索出包含所需要信息的文献即可。

（1）数据检索：主要利用参考性工具书（如百科全书、年鉴、手册、图表、图谱等）和有关学术专著。

（2）事实检索：主要利用参考性工具书和有关学术专著。

（3）文献检索：主要利用检索性工具书（如目录、索引、文摘等）和计算机检索系统。

2. 按存储的载体和实现查找的技术手段为标准划分，信息检索可以分为手工检索、机械检索、计算机检索。其中发展比较迅速的计算机检索是“网络信息检索”，即网络信息搜索，是指互联网用户在网络终端，通过特定的网络搜索工具或者通过浏览的方式，查找并获取信息的行为。

3. 按检索途径划分，信息检索可以分为直接检索、间接检索。

（三）信息检索的途径

1. 常用医药学网站

（1）综合类医药学网站：中国医药网、丁香园、好医生等。

（2）机构与组织类医学网站：国家药品监督管理局等。

（3）工具类医药学网站：《中华人民共和国药典》（2020 版在线）等。

（4）招聘类医药学网站：国家卫生健康委人才交流服务中心等。

2. 中文期刊全文数据库

（1）CNKI 系列数据库。

（2）万方数据库。

（3）维普中文科技期刊数据库。

（四）中药处方饮片调剂流程及思维导图

1. 中药处方饮片调剂流程

中药处方饮片调剂的传统工作过程分为审方→计价→调配（含自查）→复核→包装→发药六个主干环节，并有事前的仪容仪表准备和事后的清场、处方留存等辅助环节。本书按照工学一体化的教学规律，将常见处方饮片调剂的工作环节转化为常见处方的接收与审核→常见处方的计价→常见处方的调配→常见处方的自查与复核→常见处方的包装与发药→满意度调查、清场（含处方留存）与反思共六个学习环节。

2. 思维导图

（1）思维导图的概念

思维导图又称心智导图，是表达发散性思维的有效图形思维工具，它简单、高效，是一种实用性的思维工具。思维导图运用图文并重的技巧，把各级主题的关系用相互隶属与相关的层级图表现出来，把主题关键词与图像、颜色等建立记忆链接。思维导图充分运用左右脑的功能，利用记忆、阅读、思维的规律，协助人们在科学与艺术、逻辑与想象之间平衡发展，从而开启人类大脑的无限潜能。思维导图因此具有人类思维的强大功能。

（2）思维导图的特点

1）有色彩。

2）有线条。

3）有联想功能。

（3）思维导图的作用

1）可以帮助大家极快地提高记忆力。

2）能够很好地开发大脑潜能、提高创造力。

3）具有很好的归纳、总结、分析能力。

通过思维导图的形式将中药饮片调剂工作的过程和各工序的要求进行可视化呈现，不仅提升了学生对整个调剂流程的熟悉程度，而且能充分锻炼学生对信息的归纳、总结和分析的能力。

（4）思维导图的应用

思维导图能够直观地、有层次地显示出篇章的组织结构、连接方式，以及一些重要的观点及事实证据，利于人的理解与表达。在日常学习中通常可以利用思维导图做以下几件事情。

1）制订计划。思维导图可以应用于计划的制订，包括工作计划、学习计划、旅游计划，计划可以按照时间或项目划分，将繁杂的日程整理清晰。

2）记录笔记。传统的笔记记录大篇的文字，内含众多无用的修饰词，不易找出重要知识点，思维导图记录笔记将大篇幅内容进行拆分，找到从属关系，缩减文字数量，便于理解与记忆。

3）展示。思维导图以其简洁的表述方式，能够更快速清晰地传达演讲者的思路，使接收者更容易理解所传递的内容。

（5）常用思维导图制作软件

1）MindMaster。

2）MindLine。

3）Xmind。

（6）思维导图的案例

1）思维导图案例 1（见图 7-1-1）。

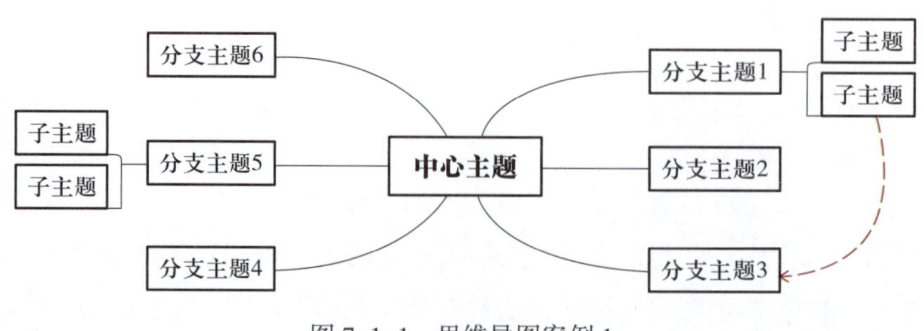

图 7-1-1　思维导图案例 1

2）思维导图案例 2（见图 7–1–2）。

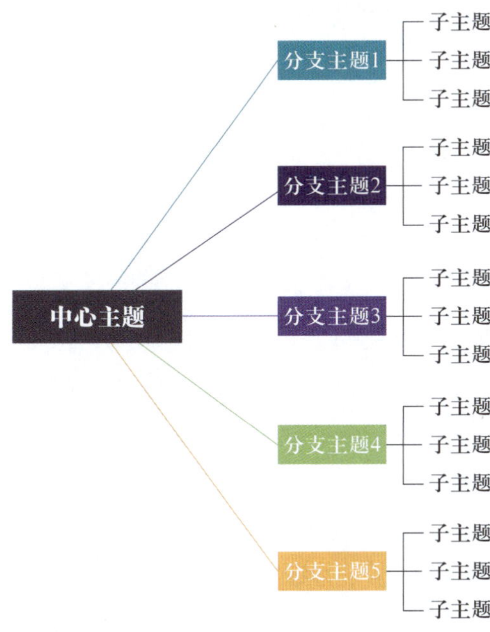

图 7–1–2　思维导图案例 2

二、交往与合作

案例

中药调剂员：女士，您好！处方含有生姜和大枣，是常见的可自备中药饮片，请问您家里有没有生姜和大枣？

顾客：有的。

中药调剂员：好的，那请问您需要购买还是自备？

顾客：自备，谢谢。

中药调剂员：好的，您稍等，那我给您备注一下，计价时不收费。

顾客：恩，好的！

中药调剂员：一共 87 元，请您到这边付一下款吧。

顾客：好的。

中药调剂员：这是您的发票，现在可以去中药房抓药了，在这边，您慢走。

三、理解与表达

案例 1

中药调剂员：您好，这是您的 7 包药，您把药带回去后，将药倒入砂锅中，加冷水没过药物表面 3 ~ 5 cm，浸泡约半小时，浸泡结束后，先用武火煮沸后转文火煎煮 20 ~ 30 min。一煎结束后，将药液滤出。再往砂锅中加水至超过药渣 1 ~ 2 cm，武火煮沸后转文火煎煮 15 ~ 20 min。二煎结束后，将药液滤出。可将两次药液合并后分 2 ~ 3 次温服。服药期间忌生冷、辛辣、油腻饮食，调整心态多休息，请问您还有其他问题吗？

顾客：没有了。

中药调剂员：祝您早日康复！

案例 2

中药调剂员：您好，这是您的 7 包药，您把药带回去后，将药倒入砂锅中，加冷水没过药物表面 3 ~ 5 cm，浸泡约半小时，浸泡结束后，先用武火煮沸后转文火煎煮 20 ~ 30 min。一煎结束后，将药液滤出。再往砂锅中加水至超过药渣 1 ~ 2 cm，武火煮沸后转文火煎煮 15 ~ 20 min。二煎结束后，将药液滤出。可将两次药液合并后分 2 ~ 3 次温服。请问您还有其他问题吗？

顾客：这个处方上的炒三仙是什么药？

中药调剂员：炒三仙是指炒山楂、炒麦芽、炒六神曲三味药。

顾客：吃中药的时候有什么忌口吗？

中药调剂员：服药期间注意忌食生冷、辛辣、油腻、腥膻、有刺激性的食物，少食豆类、肉类和其他不易消化的食物。处方中有炒莱菔子，服药期间请勿服用人参。

顾客：好的，没有问题了。

中药调剂员：祝您早日康复！

案例 3

特殊处理中药饮片薄荷发药交代：李某（患者姓名）女士，您好，您的中药已经调配好了，其中有一味中药饮片薄荷需要后下，需要在群药煎好前 5 ~ 10 min 放入共同煎煮。祝您早日康复，请慢走。

案例 4

特殊处理中药饮片人参发药交代：王某（患者姓名）女士，您的中药已经调配好了，其中有一味中药饮片人参需要先在另一容器中单独煎煮取汁后，将药渣并入其他群药中合并煎煮，然后将两次煎煮的药液混匀分服。祝您早日康复，请慢走。

案例 5

特殊处理中药饮片车前子发药交代：万某（患者姓名）先生，您好，您的中药已经调配好了，其中有一味中药饮片车前子需要用纱布袋包好和群药同煎，纱布袋已置于药包内。祝您早日康复，请慢走。

案例 6

特殊处理中药饮片生石膏发药交代：袁某（患者姓名）先生，您好，您的中药已经调配好了，其中有一味中药饮片生石膏需要先煎 20 ~ 30 min，然后再加入群药同煎。祝您早日康复，请慢走。

案例 7

特殊处理中药饮片鹿角胶发药交代：徐某（患者姓名）先生，您好，您的中药已经调配好了，其中有一味中药饮片鹿角胶需要烊化，可先加入适量热水或加热炖熔化，再兑入煎好的药液搅匀服用。祝您早日康复，请慢走。

四、自主学习

（一）自主学习的内涵

1. 定义

自主学习是与传统的接受学习相对应的一种现代化学习方式。以学生作为学习的主体，学生自己做主，不受别人支配，不受外界干扰，通过阅读、听讲、研究、观察、实践等手段使个体可以得到持续变化的行为方式。

2. 特点

（1）主动性

自主学习的最大特点之一是主动性。学习者不再被动地接受知识，而是根据自己的需求和兴趣，主动选择学习内容，制订学习计划，并积极参与学习过程。这种主动性有助于学习者更加投入和深入地学习，从而提高学习效果。

（2）独立性

自主学习强调学习者的独立性。在学习过程中，学习者需要独立地思考问题、解决问题，而不是过分依赖教师或他人的指导。这种独立性有助于培养学习者的自主学习能力，为终身学习奠定基础。

（3）灵活性

自主学习具有较大的灵活性。学习者可以根据自己的实际情况和需要，灵活调整学习进度、学习时间和学习地点。这种灵活性有助于学习者更好地适应不同的学习环境和需求，提高学习效率。

（4）反思性

自主学习注重学习者的反思能力。在学习过程中，学习者需要不断反思自己的学习行为、学习方法和学习成果，以便及时调整学习策略，提高学习效果。这种反思性有助于学习者形成自己的学习方式，培养终身学习的习惯。

（5）创新性

自主学习鼓励学习者发挥创新精神。在自主学习的过程中，学习者需要尝试新的学习方法和策略，以应对不断变化的学习环境和需求。这种创新性有助于培养学习者的创新能力和实践能力，为未来的职业发展和社会适应奠定基础。

（6）持续性

自主学习是一种持续不断的学习过程。学习者需要不断更新自己的知识和技能，以适应不断变化的社会需求。这种持续性有助于学习者保持对学习的热情和动力，形成终身学习的态度。

3. 方法

（1）制订学习计划

明确学习目标，设定短期和长期目标；列出详细的学习时间表，包括学习时间、休息时间，以及具体的学习任务和资料；为学习计划设置备选方案，以应对可能的变动。

（2）加强时间管理

合理分配时间，确保每项任务都得到充分地关注；使用时间管理工具，如日程表、提醒功能等，以确保按计划进行；养成自律的习惯，坚持执行学习计划。

（3）整合利用资源

积极寻找和整合学习资源，如书籍、网上课程、教学视频等；利用网络工具，如搜索引擎、学习平台等，获取权威性和实用性的学习资源；将所学知识系统化，以知识的重点为“圆心”，以自己的学习能力为“半径”画圆，进行知识的梳理和整合。

（4）主动学习

积极参与学习过程，不仅仅是被动地接受信息；提出问题，进行讨论，将所学知识应用于实践，以加深理解和记忆；尝试不同的学习方法，如记忆技巧、思维导图等，以提高学习效率。

（5）重视反馈信息

及时查漏补缺，针对出现的问题进行交流研讨；学会自评学习效果，进行反思并调整学习策略；寻求他人的反馈和建议，以改进自己的学习方法和效果。

（6）培养自律性

坚持自己的学习计划，保持学习的持久性和恒心；养成良好的学习习惯，如定时复习、及时总结等；学会自我激励和自我调节，以应对学习中的挑战和困难。

（7）提高信息获取能力

学会使用搜索引擎和学习平台，筛选具有权威性和实用性的学习资源；培养批判性思维，对获取的信息进行筛选和评估。

（8）制定学习目标

设定明确的学习目标，有助于更有针对性地进行学习；根据目标制订具体的学习计划和策略。

（二）满意度调查

以满意度调查为例，将自主学习法融入调查的过程中，从调查问卷的设计、调查的实施到数据的采集分析都由调查者自主完成，具体过程可参考以下步骤：

1. 确定调查目标和范围；
2. 设计调查问卷或工具；
3. 选择调查方法；
4. 确定样本大小和采样方法；
5. 实施调查；

6. 培训调查人员；
7. 数据收集和分析；
8. 撰写调查报告和反馈。

第 2 节　职业特定素质

一、服务意识

（一）处方的接收

1. 顾客接待礼仪

（1）礼貌待客

礼仪是人类文明进步的重要标志，是个人品质的外在表现，是企业形象的活体广告，也是人际交往的艺术和相互沟通的技巧。一个注重礼仪的人，会给人以良好的第一印象，使人心情愉悦，让自己充满魅力，赢得信任。所以礼仪是企业形象、文化、员工修养素质的综合体现。中药调剂员每天要面对许多顾客，在接待顾客过程中，整洁美观的容貌、大方得体的着装、稳重文雅的举止、彬彬有礼的谈吐、亲切友好的态度和娴熟的服务技巧，能给人以愉悦的好感，并迅速赢得顾客的信任，从而提高企业的经济效益和社会效益。所以，学习和运用服务礼仪，已不仅是自身形象的需要，更是提高企业竞争力的现实需要，礼仪修养和商品质量一样重要。

（2）服务用语

1）文明用语。中药调剂员应掌握柜台日常文明用语，并做到语言亲切、语气诚恳、用语准确、简洁生动，直接影响顾客对销售服务的满意程度。商业界对中药调剂员的日常服务用语归纳为简洁的“十字用语”，即“您、请、对不起、谢谢、没关系”。中药调剂员在整个销售过程中应掌握并灵活应用这些短语，例如：

您好！

对不起，请您稍等，我马上就来。

请原谅，让您久等了。

您需要什么？

请您这边看看。

我来帮您挑选好吗？

收您 ×× 元，找您 ×× 元，请点一下。

请别客气，这是我们应该做的。

请走好，祝您早日康复。

2）服务忌语。商业服务中最需注意的是不讲粗话、脏话，不讲讥讽挖苦的话，不讲催促埋怨的话，不讲与营业活动无关的话。中药调剂员在销售药品时应练好语言基本功，不断提高语言应用技巧，用语言为顾客营造一个和谐、文明、礼貌的购物环境。商业服务忌语举例如下：

你买得起就买，买不起就别买。

到底要不要，想好了没有。

没看见我正忙着吗？着什么急？

不知道。

谁卖你的，你找谁去！

你问我，我问谁！

在上班呢，等会儿再说。

要买快点，不买站边儿上去。

3）说好普通话。我国地域辽阔，方言甚多，语言不通影响了人们的正常交流。普通话是我国的国家通用语言，具有广泛的通用性和较高的社会认同感，掌握好普通话有助于促进人际间的有效沟通。

2. 顾客沟通技巧

从顾客走进门店开始，对顾客接待整个流程都要体现中药调剂员的专业化和规范化。接待流程分为进店招呼→顾客接触→送客。

（1）进店招呼

顾客上门之前，中药调剂员要保持良好的精神面貌，坚守工作岗位，随时做好迎接顾客的准备。顾客进店之后，中药调剂员要礼貌地和顾客打招呼，正确的招呼方式是："您好，里面请！"。对于比较远的顾客点头示意或挥手招呼即可。

（2）顾客接触

在招呼顾客之后，中药调剂员要根据顾客需求提供相应的药学服务。接触交流的同时，也要为顾客提供随意自由的店堂购物氛围。例如，在顾客需要的时候及时出现在顾客身边提供帮助，指引顾客到计价或其他场地，解答顾客关于中药专业知识、中药煎煮方法等问题。

（3）送客

顾客离开时中药调剂员应将处方等资料递给顾客，并向顾客礼貌道谢。另外要注意留心顾客是否落下了什么物品，如果有，要及时提醒。

3. 服务意识案例

案例 1

中药调剂员：您好，有什么事情吗？

顾客：你好！我需要这个处方上的药，你这里有吗？

中药调剂员：我先跟您核对一下处方信息。

处方前记（医院名称为 ××× 医院，费别为自费，患者姓名为王某，性别为男，年龄为 62 岁，病历号为 ×××××××，科别为中医内科，临床诊断为肾阴虚，开具日期为 2023 年 11 月 16 日）；处方正文（中药饮片名称和剂量为熟地黄 24 g、山茱萸 12 g、山药 12 g、牡丹皮 9 g、泽泻 9 g、茯苓 9 g，剂数为 7 剂，用法用量为水煎服，一天一剂，早晚各服一次）；处方后记（执业医师，收费、审核、调配，复核、发药）的内容我待会儿会完成这些工作并签字。这些信息您看一下有没有错？

顾客：没有问题，都对的。

中药调剂员：我现在审核一下处方和算钱。

案例 2

中药调剂员：先生，您好，里面请！（挥手示意）请问有什么可以帮到您的吗？

顾客：你好！我需要这个处方上的药，你这里有吗？

中药调剂员：有的，先生，我需要跟您核对一下处方上的信息。

处方前记［医院名称为 ××× 门诊部，费别为职工在职（医保），患者姓名为刘某，性别为男，年龄为 38 岁，病历号为 ×××××××，科别为中医内科，地址为浙江省杭州市 ×××× 号，临床诊断为食积停滞、脘腹胀满、不欲饮食，联系方式为 189××××6748，开具日期为 2023 年 10 月 16 日］；处方正文（中药饮片名称和剂量为炒三仙 30 g、竹茹 5 g、茯苓 9 g、陈皮 3 g、连翘 3 g、炒莱菔子 3 g，剂数为 7 剂，用法用量为水煎服，一天一剂，早晚各服一次）；处方后记（执业医师，收费、审核、调配，复核、发药）的内容我待会儿会完成这些工作并签字。以上信息请您核对有没有错？

顾客：没有问题，都对的。

中药调剂员：好的，先生。我现在帮您审核处方并计价，请您稍等。

（二）满意度调查和药店会员服务意识

1. 满意度调查

顾客满意度调查表见表 7–2–1。

表 7–2–1 **顾客满意度调查表**

评价内容	满意	一般	不满意
1. 顾客对调剂员的服务态度是否满意			
2. 顾客对药品的价格是否满意			
3. 顾客对药品的质量是否满意			
4. 顾客对调剂员的用药解释指导是否满意			
5. 顾客对取药的等候时间是否满意			
请写下您的具体意见或建议：			

2. 药店会员服务意识

服务是药店的灵魂与精华，会员作为零售药店贡献销售量的核心力量，带有较高复购率和消费黏性特征，因此提升会员服务至关重要。

药店可以通过以下几个方面来增加会员数量并提升会员服务质量。

（1）提供优惠和折扣

药店可以提供一些优惠和折扣来吸引顾客成为会员。例如，针对常用药品或高价值的药品提供优惠，或者在会员生日等特殊时刻提供折扣。

（2）建立积分系统

药店可以建立一个积分系统，让会员在每次购买药品时获得一定的积分，积分可以在以后的购买中换取折扣或礼品等。

（3）提供专属服务

药店可以为会员提供一些专属服务，如免费送药上门、免费体检、专业药品咨询等，让会员感受到更多的关怀和服务。

（4）发送个性化营销邮件和短信

药店可以根据会员的购买记录和偏好，发送个性化的营销邮件和短信，推荐相关的药品和优惠活动，增加顾客的满意度和忠诚度。

（5）建立社交媒体平台

药店可以建立自己的社交媒体平台，如微信公众号、微博等，通过发布健康资讯、药品知识等内容来吸引会员的关注和留存。

（6）定期举办活动

药店可以定期举办一些健康讲座、健康体检等活动，吸引会员参加，增加交流和互动，同时提升药店的品牌形象和知名度。

二、质量为本意识

（一）处方复核

对于处方中有特殊处理药味的处方复核，要对药味、质量、剂量和脚注进行复核（见图 7–2–1）。

1. 复核所用的称量工具是否精确。
2. 核对所配中药剂数与处方剂数是否相符，纠正多配漏配。

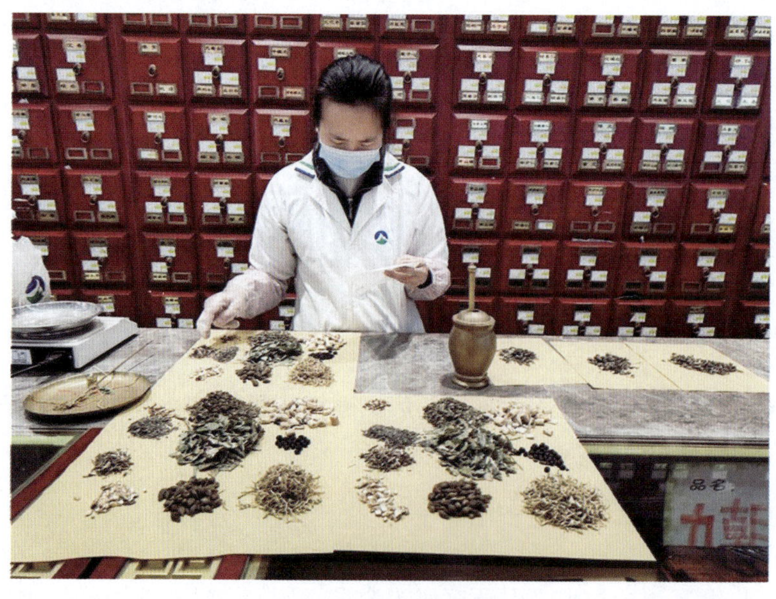

图 7–2–1　处方复核

3. 核对所调配中药饮片味数与处方味数是否相符，纠正多配少配。

4. 核对中药饮片品种与处方是否相符，纠正错配或漏配。

5. 复称调配的实际药量是否与处方用量在规定的误差范围内，核对调配的药量包括单味药的剂量、单剂药的药量和总剂的药量。3 剂总量误差率及单剂剂量误差率控制在 ±1% 以内。

6. 有特殊要求的薄荷是否另包，是否备注中药饮片名称及特殊处理方法。

7. 检查所调配中药饮片质量是否合格，是否有不符合要求的变质现象。

8. 临时捣碎的药味牛蒡子是否进行了捣碎。

9. 复核时发现与调剂要求不符的情况要及时请中药调剂员更改，处方经复核人核对无误后应在处方复核处签字，方可进行包装。

（二）中药质量问题的学习材料

1. 视频在家里煮中药行吗?

https://tv.cctv.com/2016/09/19/VIDEkWhZA2 djOafxscTS3 hFK160919.shtml

2. 新闻报道：中医药振兴发展重大工程实施方案印发推动中药产业高质量发展?

https://www.xuexi.cn/lgpage/detail/index.html?id=5902847857229799326& item_id=5902847857229799326

三、依法经营意识

案例 1

2017 年 3 月至 2018 年 4 月，被告人付某某知道其从上家购进的“曲芝韵”“古方”等非正规渠道生产的减肥胶囊可能含有危害人体健康成分，仍通过被告人张某等人在网上销售。张某在收取买家订单和货款后，将买家信息、货物种类、数量通过微信发送给付某某，付某某根据张某的发货订单，从广东省广州市将减肥胶囊及包装材料寄给张某的顾客王某、贡某某（均另案处理）等人，销售金额共计 21 万余元。2018 年 4 月 8 日，公安机关在付某某处查获“曲芝韵”减肥胶囊 2 705 瓶、“古方”减肥胶囊 2 475 瓶、粉色胶囊 3 107 瓶、散装胶囊 20 余公斤及包装材料、快递单、账本等物品。经检测，从付某某处查获的“曲芝韵”“古方”、粉色减肥胶囊及散装胶囊中均检测出法律禁止在食品中添加的西布曲明成分。

江苏省南京市六合区人民法院一审判决、南京市中级人民法院二审裁定（2019 年）认为，被告人付某某、张某销售明知掺有有毒、有害的非食品原料的食品，其行为均已构成销售有毒、有害食品罪，且二被告人涉案金额均超过 20 万元，属有其他严重情节，应依法惩处。付某某、张某共同实施的销售行为部分，构成共同犯罪。据此，依法判处：被告人付某某犯销售有毒、有害食品罪，判处有期徒刑六年，并处罚金人民币八十万元；被告人张某犯销售有毒、有害食品罪，判处有期徒刑五年，并处罚金人民币七十五万元；扣押的有毒、有害食品依法没收。

案例 2

2009 年以来，被告人李某某在未取得药品经营资质的情况下，挂靠西安某医药公司，从事药品经营活动。李某某将非法购进的药品存放于其租赁的陕西省西安市新城区三处民房内，后加价销售给药店、个人及其实际控制的西安市某诊所。被告人李某利在明知李某某没有药品经营资质的情况下，受雇于李某某负责管理库房药品发放、记账，帮助其销售药品。2017 年 2 月 22 日，公安机关在李某某租赁的民房内查获大量未销售的药品及销售账本。经鉴定，李某某、李某利非法经营药品的金额共计 16 383 365.12 元。

食药安全监管要严把每一道防线，不仅要严管生产环节，维护生产秩序，保证食品、药品质量，还要严管流通环节，维护流通秩序，打击非法经营等行为。药品生产、储运、销售、使用等各个环节专业性强，风险性高，加强药品经营许可监管，严管流通秩序，对保证药品安全亦尤为重要。被告人李某某等非法经营一案是发生在药品流通领域的一起重大典型案件。李某某在未取得药品经营资质的情况下，采取挂靠有经营资质企业的方式，从事药品经营活动，从 2009 年至 2017 年案发，无资质从事药品经营达 8 年之久，经营行为长期脱离监管，销售金额达 1 600 余万元，严重破坏药品经营管理秩序，依法惩处各被告人，对有效遏制相关犯罪具有积极的示范作用。

第 3 节　思 政 素 养

一、社会主义核心价值观

（一）计价

案例

郑州市民李先生晒出一张中药单引发热议。李先生称其在郑州市某医院开 30 服中药，合计 23 740.42 元，因为对药价存疑，李先生曾尝试拨打“12315”消费者投诉举报专线电话反馈问题，“回复是明码标价”。处方单内包含 37 种中药，包含西红花、蕲蛇、全蝎、蛤壳等。药方中显示，该处方中价格最高的一味中药饮片为蕲蛇，540 克共计 5 358.96 元，约合 9.924 元 / 克；另有一味西红花，90 克共计 3 952.8 元，约合 43.92 元 / 克。该处方包含 37 种中药，共 30 服，药费合计 23 740.42 元。

一些网友认为，这些中药材的价格高昂，且一份处方剂量如此之大，每服药约重达到 808 克，每服药费约 800 元。同时，国家医疗保障局、人力资源社会保障部发布的《国家基本医疗保险、工伤保险和生育保险药品目录》中，将西红花列入不得纳入基金支付范围的中药饮片。

郑州市市场监管局及郑州市二七区市场监管局执法人员对该医院进行了调查，调取了患者的处方、中药出入库单据等，涉及的 37 种药品符合相关规定，该患者药品价格为成本价加价 20% 后的价格。而后记者查阅了国家医疗保障局、国家中医药管理局 2021 年 12 月 14 日发布的《关于医保支持中医药传承创新发展的指导意见》，该文件明确了公立医疗机构从正规渠道采购中药饮片，严格按照实际购进价格顺加不超 25% 销售。

（二）发药

在社会主义核心价值观中，友善是对公民维系良好人际关系和社会关系的基本道德规范。友善即与人为善，要求人们善待亲友、他人、社会、自然。善待亲人以和谐家庭关系，善待朋友以凝结牢固的友谊，善待他人以构建和谐的人际关系，善待自然以形成和谐的自然生态。

发药过程是药学专业技术人员与患者及其家属交流的窗口，发药人员友善的态度，能够缓解患者的紧张情绪，提高患者的信任度，是缓解医患矛盾、维护社会秩序、促进社会和谐的坚实基础。

案例

陈师傅是某中药房的一名资深中药调剂员，在这个岗位上已经工作了十五年。他不仅精通中药的配伍和炮制，更以耐心、细致、友善的服务态度赢得了患者的广泛好评。在他看来，中药调剂不仅仅是照方抓药，更是一份弘扬社会主义核心价值观的工作。

一天，一位年轻妈妈带着药方匆匆走进药房，神情焦急。原来，她5岁的孩子最近咳嗽不止，医生开了几味中药，但她从未煎煮过中药，担心操作不当影响药效。

陈师傅见状，主动安慰道："别着急，我一步步教您怎么做。"他一边熟练地抓药，一边详细讲解："这是杏仁和川贝，需要先捣碎再煎煮，这样药效更容易出来。""煎药的水量要适中，第一次煎煮后，药渣别扔，可以再煎一次，合并药液分次服用。"

为了让这位妈妈更放心，陈师傅还特意手写了一份"小儿中药煎服指南"，并标注了注意事项：饭后半小时服用，如果孩子觉得苦，可以加少量冰糖调味。

年轻妈妈感激地说："真的太谢谢您了，这下我心里有底了！"

二、劳动精神

案例

2021年8月20日，某中药房的中药调剂员王某，在完成一天的中药调配工作后，较为疲惫，草草完成了调剂室的清洁工作，对调剂台、地面等进行了清理，但未彻底清理冲筒，当天冲筒中捣碎的苦杏仁黏在冲筒壁。8月22日，打开冲筒时出现异味，导致冲筒暂时不能使用，影响了工作进度。

劳模精神、劳动精神、工匠精神是以爱国主义为核心的民族精神和以改革创新为核心的时代精神的生动体现，是鼓舞全党全国各族人民风雨无阻、勇敢前进的强大精神动力。劳动精神是所有劳动者的共性，每一位劳动者都应该有劳动精神。

习近平总书记在全国教育大会上强调，"要在学生中弘扬劳动精神，教育引导学生崇尚劳动、尊重劳动，懂得劳动最光荣、劳动最崇高、劳动最伟大、劳动最美丽的道理，长大后能够辛勤劳动、诚实劳动、创造性劳动"。这既是对广大学生涵养深厚劳动情怀的谆谆嘱托，更是对未来劳动者用奋斗成就梦想的殷切期待，昭示着新时代劳动教育的价值取向。青少年应在实践中体悟劳模精神，在磨炼意志和增长才干中感受劳动的乐趣和收获，从而培育辛勤劳动、诚实劳动、创造性劳动的精神气质。

三、工匠精神

（一）工匠精神的内涵

工匠精神是一种职业精神，它是职业道德、职业能力、职业品质的体现，是从业人员的一种职业价值取向和行为表现。工匠精神的内涵包括敬业、精益、专注、创新等方面的内容（见表 7–3–1）。

表 7–3–1　工匠精神的内涵

精神	内涵
敬业	敬业是从业人员基于对职业的敬畏和热爱而产生的一种全身心投入的认认真真、尽职尽责的职业精神状态。中华民族历来有“敬业乐群”“忠于职守”的传统，敬业是中华民族的传统美德，也是当今社会主义核心价值观的基本要求之一。早在春秋时期，孔子就主张人在一生中始终要“执事敬”“事思敬”“修己以敬”。“执事敬”，是指行事要严肃认真不怠慢；“事思敬”，是指临事要专心致志不懈怠；“修己以敬”，是指加强自身修养保持恭敬谦逊的态度
精益	精益就是精益求精，是从业人员对每件产品、每道工序都凝神聚力、精益求精、追求极致的职业品质。所谓精益求精，是指已经做得很好了，还要求做得更好，“即使做一颗螺丝钉也要做到最好”。正如老子所说，“天下大事，必作于细”。能基业长青的企业，无不是精益求精才获得成功的
专注	专注就是内心笃定而着眼于细节的耐心、执着、坚持的精神，这是一切“大国工匠”所必须具备的精神特质。从中外实践经验来看，工匠精神都意味着一种执着，即一种几十年如一日的坚持与韧性。“术业有专攻”，一旦选定行业，就一门心思扎根下去，心无旁骛，在一个细分产品上不断积累优势，在各自领域成为“领头羊”。在中国早就有“艺痴者技必良”的说法，如《庄子》中记载的游刃有余的“庖丁解牛”，《核舟记》中记载的奇巧人王叔远等
创新	工匠精神还包括追求突破、追求革新的创新内蕴。古往今来，热衷于创新和发明的工匠们一直是世界科技进步的重要推动力量。新中国成立初期，我国涌现出一大批优秀的工匠，如倪志福、郝建秀等，他们为社会主义建设事业做出了突出贡献。改革开放以来，“汉字激光照排系统之父”王选、从事高铁研制生产的铁路工人和从事特高压、智能电网研究运行的电力工人等都是工匠精神的优秀传承者，他们让中国创新重新影响了世界

（二）工匠精神的学习材料

《大国工匠》第六集：大技贵精

https://tv.cctv.com/2016/10/07/VIDExM8NKUdyahjfZDeYIVsm161007.shtml?spm=C55924871139.PY8jbb3G6NT9.0.0

第八章 国家相关职业技能标准节选

本章主要援引全国医药行业特有职业技能竞赛中药调剂员部分赛项标准和《国家职业技能标准：中药调剂员（2009 年修订）》的中药饮片调剂相关模块标准。

全国医药行业特有职业技能竞赛是中国技能大赛的重要组成部分，其中包括医药商品购销员、中药调剂员和医药商品储运员三大竞赛项目，大赛旨在培养并选拔技术技能型、复合技能型和知识技能型的高素质人才，为医药行业的健康发展持续注入崭新活力。本章部分节选内容摘录自第七届全国医药行业特有职业技能竞赛（2023 年）中药调剂员项目的考核要点和评分标准，旨在为中药调剂员的培养提供高标准的参考基准。

《国家职业技能标准：中药调剂员（2009 年修订）》以《中华人民共和国职业分类大典》为依据，客观反映现阶段本职业的水平和对从业人员的要求。本章援引其中中级工阶段中药饮片调配、汤剂煎煮等模块的工作内容和技能、知识要求，为中级工阶段的中药调剂员提供普适性的对照标准。

第 1 节　第七届全国医药行业特有职业技能竞赛中药调剂员项目竞赛大纲节选

一、中药饮片识别项目

（一）考试要求

在规定时间内，完成一组中药饮片的识别，并按序号写出药名、科名、入药部位和功能，矿物类中药饮片写出药名、来源、主含成分和功能。

（二）评分要点及品种范围

1. 评分要点

（1）中药名称要正名正字。如系《中华人民共和国药典》（现行版）单列的炮制品，应写炮制品名称，如炙甘草、炙黄芪、焦栀子、熟地黄、制何首乌等。

（2）中药名称、科名、入药部位、功能、来源（矿物类）、主含成分（矿物 4 类）均以《中华人民共和国药典》（现行版）为准。

2. 品种范围

中药饮片识别品种范围见表 8-1-1。

表 8-1-1 中药饮片识别品种范围

根及根茎类（共 96 种）	细辛、狗脊、绵马贯众、大黄、何首乌、制何首乌、牛膝、太子参、白芍、黄连、防己、甘草、黄芪（含炙黄芪）、人参、红参、西洋参、三七、延胡索、板蓝根、白芷、当归、前胡、川芎、防风、柴胡、龙胆、紫草、丹参、黄芩、玄参、地黄、熟地黄、巴戟天、桔梗、党参、木香、白术、苍术、泽泻、半夏（含法半夏、姜半夏、清半夏）、石菖蒲、百部、川贝母、浙贝母、郁金、天麻、川牛膝、银柴胡、白头翁、赤芍、升麻、北豆根、苦参、山豆根、葛根、北沙参、天花粉、南沙参、紫菀、三棱、黄精、玉竹、天冬、麦冬、知母、山药、莪术、姜黄、远志、独活、羌活、秦艽、香附、高良姜、胡黄连、茜草、续断、射干、芦根、干姜、土茯苓、骨碎补、白前、徐长卿、白及、白茅根、百合、薤白、地榆、川乌、附子、草乌、威灵仙、粉萆薢、仙茅、川木香
茎木类（共 16 种）	苏木、钩藤、槲寄生、桑寄生、首乌藤、川木通、降香、沉香、通草、大血藤、鸡血藤、桂枝、桑枝、皂角刺、木通、络石藤
皮类（共 14 种）	牡丹皮、厚朴、肉桂、杜仲、合欢皮、黄柏、白鲜皮、秦皮、香加皮、地骨皮、五加皮、桑白皮、苦楝皮、土荆皮
花类（共 13 种）	辛夷、金银花、款冬花、红花、西红花、合欢花、旋覆花、菊花、蒲黄、玫瑰花、野菊花、槐花、月季花
叶类（共 8 种）	淫羊藿、大青叶、番泻叶、枇杷叶、紫苏叶、罗布麻叶、桑叶、侧柏叶
果实、种子类（共 48 种）	五味子、木瓜、山楂、苦杏仁、决明子、补骨脂、吴茱萸、小茴香、山茱萸、连翘、枸杞子、栀子、瓜蒌、槟榔、砂仁、豆蔻、葶苈子、桃仁、火麻仁、郁李仁、沙苑子、枳实、枳壳、青皮、陈皮、酸枣仁、菟丝子、牵牛子、夏枯草、王不留行、肉豆蔻、覆盆子、化橘红、鸦胆子、柏子仁、女贞子、牛蒡子、益智、胖大海、薏苡仁、车前子、莱菔子、紫苏子、川楝子、苍耳子、芡实、佛手、香橼
全草类（共 25 种）	伸筋草、麻黄、鱼腥草、瞿麦、紫花地丁、金钱草、广藿香、半枝莲、薄荷、荆芥、益母草、泽兰、香薷、肉苁蓉、锁阳、穿心莲、半边莲、佩兰、青蒿、茵陈、蒲公英、淡竹叶、垂盆草、石斛、铁皮石斛
动物类（共 21 种）	石决明、牡蛎、珍珠、珍珠母、地龙、水蛭、海螵蛸、全蝎、蜈蚣、土鳖虫、桑螵蛸、蝉蜕、僵蚕、龟甲、鳖甲、蛤蚧、金钱白花蛇、蕲蛇、乌梢蛇、阿胶、鹿茸
矿物类（共 9 种）	自然铜、磁石、赭石、石膏、芒硝、玄明粉、滑石、白矾、硫黄
其他类（共 10 种）	冬虫夏草、茯苓、猪苓、灵芝、乳香、没药、血竭、青黛、海金沙、天竺黄

二、中药处方审核项目

（一）考试要求

在规定时间内，按照《处方管理办法》《中药处方格式及书写规范》和审方原则完成一组所给中药处方的审核（中药处方无脚注），写出审核出的问题。

（二）中药处方审核评分要点

1. 审核处方前记、正文、后记书写是否正确，指出错误。

2. 审核处方用药是否有配伍禁忌。

3. 审核处方用药是否有妊娠禁忌，如有妊娠禁忌，要写出禁忌中药名称及禁忌类别（慎用或禁用）。

4. 指出处方中需特殊煎煮、特殊处理的药物及处理方法。

5. 审核处方中有毒中药饮片的用法用量是否正确。其中，有毒中药饮片品种主要包括《医疗用毒性药品管理办法》中规定的品种和制川乌、制草乌、附子、制半夏、制天南星、制马钱子、细辛等。

6. 注明并开药物及处方应付。

7. 审核是否有重复用药，如有重复用药，明确指出哪味药重复。

8. 指出不合理用药。

（1）药证不符。即用药与患者证候不符。

（2）不合理联用。包括中药饮片与中成药不合理联用、中成药不合理联用、中西药不合理联用等。

三、中药真伪鉴别项目

（一）考试要求

在规定时间内，按要求完成所给中药样品的真伪鉴别，写出中药样品的真伪及鉴别方法和主要鉴别特征。鉴别方法主要包括性状鉴别（观、嗅、尝）、理化鉴别（水试、火试、化学反应）等方法。根据现场条件合理选择具体方法。

（二）评分要点及品种范围

1. 评分要点

（1）确定中药样品的真伪。

（2）写出鉴别方法及正品的主要鉴别特征。

2. 中药真伪鉴别品种范围

中药真伪鉴别品种范围见表 8–1–2。

表 8–1–2　　中药真伪鉴别品种范围

中药材及中药饮片（共 40 种）	人参、红参、西洋参、三七（含三七粉）、川贝母、浙贝母、天麻、大黄、何首乌（含制何首乌）、黄连、黄芪、红景天、杜仲、秦皮、黄柏、沉香、大血藤、鸡血藤、红花、西红花、玫瑰花、金银花、苦杏仁、山茱萸、枸杞子、菟丝子、胖大海、车前子、砂仁、酸枣仁、石斛（含铁皮石斛）、冬虫夏草、茯苓、乳香、没药、青黛、珍珠、蛤蚧、鹿茸、阿胶

四、中药处方调配项目

（一）考试要求

在规定时间内，按照中药处方调配操作规程，调配一张中药处方（3 剂，单剂中药不超过 12 味）。要求需要单包的小包要放入大包内一起包扎。

（二）评分表

具体要求见表 8–1–3 中药处方调配评分表。

表 8–1–3　　中药处方调配评分表

姓名 ________ 组别 ________ 参赛号 ____________ 成绩 ________

<table>
<tr><th>项目</th><th colspan="4">评分标准</th><th>分值</th><th>得分</th></tr>
<tr><td>准备</td><td colspan="4">衣帽洁净，双手洁净不留长指甲。检查戥秤、冲筒等工具是否洁净，清洁调剂台。（每项 1 分）</td><td>5</td><td></td></tr>
<tr><td rowspan="7">调配</td><td colspan="4">收方，计时开始（以裁判口令为准）
校对戥秤（可在准备时完成，3 分）</td><td>3</td><td></td></tr>
<tr><td colspan="4">审方（审方过程明显 2 分）、审方后上包装纸（1 分）</td><td>3</td><td></td></tr>
<tr><td colspan="4">持戥姿势正确（3 分）。逐剂回戥（5 分）</td><td>8</td><td></td></tr>
<tr><td colspan="4">按序调配、单味分列、无混杂、无散落、无遗漏、无错配（不按序调配扣 5 分；称量排放顺序混乱扣 4 分；药物混杂扣 2 分；药物撒在台面上未拣回扣 2 分；药物撒在地上扣 2 分）</td><td>15</td><td></td></tr>
<tr><td colspan="4">正确处理“需特殊处理的中药”（特殊处理错误或未单包；未注明或标注错误，如果处方中有 2 种药，每种扣 5 分；如果处方中有 1 种药，扣 10 分）</td><td>10</td><td></td></tr>
<tr><td colspan="4">逐味复查：逐味看方对药，认真核对</td><td>4</td><td></td></tr>
<tr><td colspan="4">处方签名：签名正确</td><td>3</td><td></td></tr>
<tr><td>包装捆扎</td><td colspan="4">动作熟练，包扎牢固无漏药，包形美观，捆扎结实，患者姓名朝上将处方捆于包上（每项 2 分）。报告调配完毕，计时结束</td><td>10</td><td></td></tr>
<tr><td>发药交代</td><td colspan="4">核对患者姓名（1 分），双手递药，礼貌服务（2 分）；交代清楚（重点交代需特殊处理中药的煎煮方法，2 分）</td><td>5</td><td></td></tr>
<tr><td>清场</td><td colspan="4">清洁戥秤复原（戥砣放戥盘内），清洁冲筒，清洁调剂台，工具摆放整齐（每项 1 分）</td><td>4</td><td></td></tr>
<tr><td rowspan="3">3 剂总量误差率</td><td>≤ ± 1.0%</td><td>10 分</td><td>± 1.1% ~ 2.0%</td><td>8 分</td><td rowspan="3">10</td><td rowspan="3"></td></tr>
<tr><td>± 2.1% ~ 3.0%</td><td>6 分</td><td>± 3.1% ~ 4.0%</td><td>4 分</td></tr>
<tr><td>± 4.1% ~ 5.0%</td><td>2 分</td><td>> ± 5.0%</td><td>0 分</td></tr>
<tr><td rowspan="3">单剂最大误差率</td><td>≤ ± 1.0%</td><td>10 分</td><td>± 1.1% ~ 2.0%</td><td>8 分</td><td rowspan="3">10</td><td rowspan="3"></td></tr>
<tr><td>± 2.1% ~ 3.0%</td><td>6 分</td><td>± 3.1% ~ 4.0%</td><td>4 分</td></tr>
<tr><td>± 4.1% ~ 5.0%</td><td>2 分</td><td>> ± 5.0%</td><td>0 分</td></tr>
<tr><td rowspan="2">调配时间</td><td>≤13 min</td><td>10 分</td><td>13.1 ~ 14 min</td><td>6 分</td><td rowspan="2">10</td><td rowspan="2"></td></tr>
<tr><td>14.1 ~ 15 min</td><td>3 分</td><td>>15 min</td><td>0 分</td></tr>
<tr><td colspan="5">合计</td><td>100</td><td></td></tr>
<tr><td>否决项</td><td colspan="6">配错药、缺味或多配药，整个中药处方调配项目 0 分</td></tr>
</table>

五、中成药介绍项目

（一）考试要求

在规定时间内完成辨证荐药和用药咨询 2 项任务。每项任务都有若干个试题（病例、案例）。辨证荐药项目采用机考形式，用药咨询项目采用笔答形式。

（二）评分要点及品种范围

1. 评分要点

（1）辨证荐药

根据患者的症状，辨证论治，推荐合适的治疗中成药。

（2）用药咨询

回答患者的用药咨询，辨析用药对错，指导合理用药。

2. 品种范围

中成药介绍品种范围见表 8-1-4。

表 8-1-4　中成药介绍品种范围

感冒用药（11 种）	感冒清热颗粒、四季感冒片、川芎茶调丸、银翘解毒片、双黄连颗粒、感冒退热颗粒、感冒灵颗粒、连花清瘟胶囊、藿香正气口服液、六合定中丸、玉屏风口服液
咳嗽用药（7 种）	通宣理肺丸、桂龙咳喘宁胶囊、川贝枇杷糖浆、急支糖浆、百合固金丸、养阴清肺膏、苏子降气丸
胃脘痛用药（6 种）	左金丸、气滞胃痛颗粒、香砂养胃丸、三九胃泰、小建中合剂、越鞠丸
伤食用药（5 种）	枳术丸、大山楂丸、小儿化食丸、保和丸、香砂枳术丸
泄泻用药（3 种）	固本益肠片、复方黄连素片、保济口服液
便秘用药（3 种）	通便灵胶囊、麻仁丸、当归龙荟丸
实火证用药（6 种）	三黄片、黄连上清丸、牛黄解毒片、板蓝根颗粒、六应丸、安宫牛黄丸
不寐用药（3 种）	天王补心丸、归脾丸、柏子养心丸
胸痹用药（5 种）	复方丹参滴丸、麝香保心丸、速效救心丸、生脉饮、稳心颗粒
痹证用药（4 种）	再造丸、天麻丸、大活络丸、小活络丸

续表

淋证用药（3种）	三金片、癃闭舒胶囊、三清片
虚证用药（11种）	六味地黄丸、左归丸、大补阴丸、知柏地黄丸、二至丸、桂附地黄丸、补中益气丸、人参健脾丸、十全大补丸、首乌丸、八珍丸
妇科用药（7种）	乌鸡白凤丸、逍遥丸、香附丸、艾附暖宫丸、妇科千金片、妇炎康片、固经丸
儿科用药（6种）	小儿感冒颗粒、小儿豉翘清热颗粒、安儿宁颗粒、小儿热速清口服液、小儿清热止咳口服液、启脾丸
五官科用药（6种）	杞菊地黄丸、明目上清丸、明目地黄丸、龙胆泻肝丸、鼻窦炎口服液、清咽丸
其他（4种）	三黄膏、二妙丸、七厘散、云南白药

第2节　中药调剂员国家职业技能标准节选（2009年修订）

一、饮片检识

（一）中药识别

1. 技能要求

（1）能识别60种根及根茎类中药饮片。

（2）能识别20种皮类、茎木类中药饮片。

（3）能识别15种花、叶类中药饮片。

（4）能识别30种果实、种子类中药饮片。

（5）能识别25种全草类中药饮片。

（6）能识别30种树脂树胶、动物、矿物、藻菌类及其他类中药饮片。

2. 相关知识

180种常用中药饮片的性状鉴别。

（二）中药检测

1. 技能要求

能检识180种中药饮片的外观质量。

2. 相关知识

饮片走味、变色、油片及发霉的定义。

二、饮片调剂

（一）饮片计价

1. 技能要求

（1）能在 3 min 内计算 20 味药以内的一服中药处方的金额。
（2）能根据处方的剂数及煎药要求计算中药处方的总收费金额。

2. 相关知识

（1）饮片价格构成知识。
（2）饮片计价知识。
（3）计算器（算盘）使用方法。

鉴于时代发展，在药房中算盘的使用已日渐减少，前文章节介绍的计价方式主要以计算机计价为主。

（二）饮片调配

1. 技能要求

（1）能识别中药处方的前记、正文和后记。
（2）能调配不含毒、剧、麻醉中药的中药处方。
（3）能调配需要捣碎饮片的处方。

2. 相关知识

（1）需临方捣碎的饮片品种。
（2）捣碎饮片操作方法。

（三）饮片用法介绍

1. 技能要求

能指导顾客服用汤药的剂量、时间。

2. 相关知识

服用汤药的原则、注意事项。

三、中药煎药

（一）审核处方

1. 技能要求

能核对涉及常用 80 种饮片的处方与已调剂饮片是否相符。

2. 相关知识

中医治法知识。

（二）煎煮

1. 技能要求

能确定不同治法处方的熬药火候。

2. 相关知识

中医治法知识。